针灸推拿临床实用指导系列

总主编◎陆寿康　杜广中

中风病
针灸治疗和康复

孔尧其　陆寿康　编著

中国健康传媒集团
中国医药科技出版社 ·北京

U0741420

内容提要

本书系统论述了中风病的针灸治疗与康复。首先对中风病的中医发病及治疗进行梳理，并从现代临床角度详述了中风病的分类、诊断标准和分期标准。其次对常用的针灸治疗器具和操作方法进行汇总。在针灸治疗方面，强调中风"四大主症""后遗症"及"治未病"三个层面，详述各个层面的针灸治疗核心。最后强调中风病的居家康复要点。本书涵盖了"理""法""治""护"，细致全面，深入透彻，指导性强。

本书适合中医、针灸、康复相关医务人员及学生阅读使用，并可供相关从业者参阅。

图书在版编目（CIP）数据

中风病针灸治疗和康复 / 孔尧其，陆寿康编著.

北京：中国医药科技出版社，2025.6. --（针灸推拿临床实用指导系列）. -- ISBN 978-7-5214-5247-1

Ⅰ. R246.6；R255.2

中国国家版本馆 CIP 数据核字第 2025TF6230 号

美术编辑　陈君杞

版式设计　南博文化

出版　**中国健康传媒集团** | 中国医药科技出版社

地址　北京市海淀区文慧园北路甲 22 号

邮编　100082

电话　发行：010-62227427　邮购：010-62236938

网址　www.cmstp.com

规格　710×1000mm $^1/_{16}$

印张　24 $^1/_4$

字数　445 千字

版次　2025 年 6 月第 1 版

印次　2025 年 6 月第 1 次印刷

印刷　河北环京美印刷有限公司

经销　全国各地新华书店

书号　ISBN 978-7-5214-5247-1

定价　**79.00 元**

获取新书信息、投稿、为图书纠错，请扫码联系我们。

针灸学起源于我国古代，经秦汉乃至后世，由历代包括近现代的贤达之士不断传承而得发展。又经海外广泛交流传播，已经在世界196个国家和地区广泛应用，防病治病，为人类服务。目今，针灸临床治疗已达461个病种、972个病症，从而成为世界医学的重要组成部分，成为我国传统医学领域中具有自身医学理论体系和独特临床技术方法的最有生命力的学科。

近年以来，针灸临床和研究工作飞速发展。除了对疼痛干预即镇痛的优势以外，在癌症和并发症、消化系统疾病、精神障碍疾病、心血管疾病、妇女盆底疾病、泌尿生殖系疾病等多学科、多领域内取得令人可喜的临床疗效，并在养生保健和功能康复发挥其特有的作用。比较突出的方面是，在焦虑、抑郁类疾病治疗中，针灸能有效调节患者自主神经系统功能，显著改变患者心理状态，从而在改善抑郁性失眠、针刺干预美沙酮减量、防止神经外科患者术前焦虑等方面，显示针灸独特作用。在癌症治疗过程中，针灸能有效缓解化疗、放疗引起的不良反应，例如头颈癌的放疗辐射性口干、化疗药引起的认知障碍和周围神经症状等方面，针灸有显著防治作用，可以提高和改善癌症患者生活质量。如此种种，都为广大国内外患者提供更多而有效的治疗选择，受到世界五大洲各国人民的欢迎。

有鉴于此，我们拟组织编辑《针灸推拿临床实用指导系列》，并于2024年12月起分期先后出版。其内容主要有四个部分，一是现代临床各科病症的针灸治疗，包括儿、妇、精神、神经、皮肤等；二是针灸重要治疗方法的临床应用，如毫针、艾灸、头皮针、耳针等；三是相近临床技法如推拿、外治等的临床应用；四是与针灸临床密切相关的治则、治法、处方等方面著作。基本要求是简明扼要，临床实用，疗效可靠，以保证其应有的可读性、实用性、先进性。

相信《针灸推拿临床实用指导系列》的问世，将有助于针灸学术的弘扬和临床疗效的提高，会受到国内针灸学界人士的广泛欢迎。

陆寿康

2024年12月

前言

随着医学科学技术水平的提高，中风抢救的成功率越来越高，死亡率越来越低，这也意味着中风致残率越来越高，因此，大量的中风后遗症患者会选择居家康复，成为乡村和社区医疗卫生机构的服务对象。可是，面对多种多样的中风后遗症，临床医生常常会感到治疗手段缺乏，疗效不显，总有些力不从心、束手无策。针灸治疗中风病历史悠久，在急救、治疗、康复、防复发、治未病等方面，都是基层医疗卫生机构重要的医疗手段。

在诸多病种中，中风是给患者本人、家庭和社会带来很大负担和影响的一个病种。一方面，随着社会的进步，生活水平的提高，环境的改善，人的寿命不断延长，中风发病率也随之增加；另一方面，受到一些不良生活习惯和遗传等因素的影响，高血压、高脂血症、肥胖、糖尿病等中风的危险因素不断增加，使得中风的发病日趋年轻化，这也意味着中风后带残生活的人越来越多，带残生活的时间也越来越长。中风患者或多或少都会留下后遗症，而每一个细微的病变，都会给他们造成一定的生活困难和心理阴影，他们无时无刻不想着通过治疗改变自己。这种需求完全可以理解，只要能为他们改变一点点，对其而言，都是一种宽慰，对我们针灸医生而言，都是一种责任和担当。笔者从基层医院做起，接触了许许多多、各种情况的中风后遗症患者，积累了60多年的临床经验，并始终关注着针灸同行们对该病的研究成果，不断将其转化为自己的治疗手段，在医疗实践中加以运用和完善，取得了一定的疗效。因此，一直有把这方面的体会整理成册，与人共享的念头。无奈在临床之余，虽曾多次提笔，但终觉畏难。

2020年春节期间，一场意外的灾难降临人间。一场抗疫的"人民战争"打响，数万白衣战士逆行武汉，投入"战斗"。其间，"前线"不断传来包括针刺、耳压、艾灸、穴位贴敷、拔火罐等针灸疗法在内的中医学科，在这场"战疫"中所作出的重要贡献，再次提升了中医作为优秀传统文化的自信，也无疑给我增添了信心，于是，本书顺理成章，破茧而出。

全书共七章。旨在阐述中医针灸对中风的病变部位、病因病机、治则治法及针灸的康复优势，希冀能对服务于基层的乡村、社区医生在处理中风后遗症时有所帮助，使在居家康复的中风后遗症患者能减少痛苦，带来裨益。考虑到部分基层医生可能对运用针灸手法会比较陌生，故书中对针灸的一些常用方法作了介绍，并于附录中介绍了书中运用的腧穴，以便读者查对。对于第五章所列的中风后遗症，是作者从医半个多世纪来所经历过的，其中的针灸处方，则可根据读者自身的条件和病人的自身情况，单独或联合应用，只求疗效，不拘形式。治未病也是中风病防治的重要一环，基层尤显担当，本书对中风可干预的危险因素进行"逆针灸"的方法，和对居家康复的环境要求、针灸康复的手段和器材的运用及食疗等都一一作了介绍，以供读者参考选用。

本书在出版社的支持下，终于在2025年得以面世出版，需要说明的是，本书成书于2020年夏月，这五年来，有关中风病的诊疗标准、指南都有了更新，本着对读者负责的态度，我们更新了相关的诊疗标准，比如第二章中风病的分类和诊断、附录一中风常用临床评价量表，均采用目前较新的标准。但由于水平和经验有限，错误及不足之处在所难免，敬请读者批评指正。

编著者于2025年春月

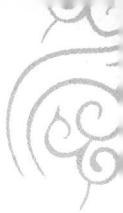

目录

第一章 中医学对中风病的论述 ………………………… 1

一、病名 …………………………………………………… 1

二、症状 …………………………………………………… 2

三、病变部位 ……………………………………………… 2

四、病因病机 ……………………………………………… 3

五、治则治法 ……………………………………………… 3

六、古代"康复医学" ……………………………………… 4

七、关于针灸治疗中风的机制和优势 ……………………… 4

第二章 中风病的分类和诊断 ………………………… 6

一、中风病的分类 ………………………………………… 6

二、中风病诊断标准 ……………………………………… 10

三、中风病的分期标准 …………………………………… 11

四、Brunnstrom 分期 …………………………………… 11

第三章 针灸治疗中风病的常用方法 ……………… 13

一、头皮针疗法 …………………………………………… 13

二、毫针刺法 ……………………………………………… 17

三、电针疗法 ……………………………………………… 19

四、艾灸疗法 ……………………………………………… 20

五、耳针疗法 ……………………………………………… 24

六、腕踝针疗法 …………………………………………… 32

七、舌针疗法 ……………………………………………… 34

八、三棱针疗法 …………………………………………… 35

　　九、皮肤针疗法 ·· 36

　　十、皮内针法 ·· 37

　　十一、穴位敷贴疗法 ··· 38

　　十二、穴位注射疗法 ··· 39

　　十三、腧穴埋线法 ·· 40

　　十四、穴位激光照射法 ·· 41

　　十五、拔罐法（附刺络拔罐法）··· 42

　　十六、浮针疗法 ·· 43

　　十七、刃针疗法 ·· 44

　　十八、眼针疗法 ·· 45

　　十九、腹针疗法 ·· 46

　　二十、芒针疗法 ·· 48

　　二十一、火针疗法 ·· 48

第四章　中风病四大主症的针灸治疗 ································ 49

　第一节　针灸治疗中风病的介入时机 ································· 49

　第二节　中风病四大主症的针灸治疗 ································· 50

　　一、半身不遂 ·· 51

　　二、语言不利（失语）·· 63

　　三、偏身感觉障碍 ·· 71

　　四、中枢性面瘫 ··· 74

　第三节　中风病的针灸急救 ··· 77

第五章　中风后遗症的针灸治疗 ······································· 81

　第一节　四肢症状 ·· 81

　　一、肩痛（中风后肩手综合征）··· 81

　　二、大拇指失用 ··· 88

　　三、上肢痉挛 ·· 90

　　四、下肢痉挛 ·· 99

　　五、上肢内旋 ··· 106

六、足内翻 …………………………………………… 107

七、足下垂 …………………………………………… 113

八、足趾屈曲 ………………………………………… 117

九、腿软无力 ………………………………………… 119

十、手指拘挛 ………………………………………… 121

十一、握力减退 ……………………………………… 124

十二、肢体疼痛 ……………………………………… 126

十三、肢体肿胀 ……………………………………… 129

十四、关节僵硬拘挛 ………………………………… 132

十五、肌肉萎缩 ……………………………………… 137

十六、腰脊酸软 ……………………………………… 140

第二节 语言不利（失语）…………………………… 141

第三节 神志症状 ……………………………………… 141

一、血管性痴呆 ……………………………………… 141

二、中风后抑郁 ……………………………………… 149

三、强哭强笑 ………………………………………… 156

四、烦躁易怒 ………………………………………… 159

五、头痛头晕 ………………………………………… 161

六、失眠多梦 ………………………………………… 163

七、癫痫 ……………………………………………… 169

八、心理性阳痿 ……………………………………… 173

第四节 二阴症状 ……………………………………… 178

一、小便失禁 ………………………………………… 178

二、小便癃闭 ………………………………………… 181

三、大便秘结 ………………………………………… 184

四、大便失禁 ………………………………………… 187

第五节 五官症状 ……………………………………… 189

一、舌强不伸 ………………………………………… 189

二、口角流涎 ………………………………………… 190

三、吞咽困难（假性延髓麻痹）…………………… 191

四、口干舌燥、口臭 …………………………………… 199

五、耳鸣、耳聋 …………………………………… 201

六、眼球震颤 …………………………………… 204

七、偏盲 …………………………………… 207

第六节　全身症状 …………………………………… 210

一、血压偏高 …………………………………… 210

二、胸闷痰壅 …………………………………… 213

三、顽固性呃逆 …………………………………… 214

四、形羸神疲 …………………………………… 217

第六章　中风病危险因素的针灸治疗 ………………………… 221

一、高血压 …………………………………… 222

二、高脂血症 …………………………………… 226

三、脑动脉硬化 …………………………………… 230

四、糖尿病 …………………………………… 233

五、低血压 …………………………………… 238

六、肥胖症 …………………………………… 240

七、嗜烟酗酒 …………………………………… 246

八、中风先兆病症 …………………………………… 250

九、偏头痛 …………………………………… 253

十、高尿酸血症 …………………………………… 257

十一、短暂性脑缺血发作 …………………………………… 260

第七章　中风病的居家康复 ………………………………… 265

一、改善居家环境，做好康复护理 …………………………… 265

二、中风后的情志康复 …………………………… 266

三、中风患者的家庭按摩治疗 …………………………… 268

四、居家后的家庭运动疗法 …………………………… 271

五、中风患者的居家食疗 …………………………… 274

六、肢体功能锻炼与社区健身器材的康复利用 …………………… 280

参考文献 ·· 283

附录 ·· 285

　　一、中风常用临床评价量表 ································· 285

　　二、治疗中风病的常用腧穴 ································· 295

　　三、董氏奇穴定位和主治（仅限本书引用的穴位）················ 370

|第一章|
中医学对中风病的论述

一、病名

中风一病，中医学对其早有认识，早有记载。"中风"之名，是因"病发如疾风骤雨、闪电雷击之势"而得，故又名"卒中"。同时，因其发病和临床表现如"风者，善行而数变"而谓之。在中医论述的诸多病名中，也自然谈及中风后遗症。如《素问·风论》："风之伤人也……或为偏枯"；"风中五脏六腑之俞，亦为脏腑之风，各入其门户所中，则为偏风"。《灵枢·刺节真邪论》："虚邪偏客于身半，其入深。内居营卫，营卫稍衰则真气去，邪气独留，发为偏枯。"《素问·通评虚实论》："凡治消瘅仆击、偏枯痿厥、气满发逆，甘肥贵人，则高粱之疾也。"《素问·脉解》篇："内夺而厥，则为喑痱。"这里的"偏枯""痿""喑痱"，即指中风后遗症。《灵枢·热病》云："偏枯，身偏不用而痛，言不变，志不乱，病在分腠之间。""偏枯"是指无意识障碍的中风中经络。"不用而痛"应属痉挛性瘫痪。又云："痱之为病也，身无痛者，四肢不收，智乱不甚，其言微知，可治；甚则不能言，不可治也。"痱，则是指有不同程度意识障碍的中风中脏腑，"无痛""不收"属弛缓性瘫痪。

《金匮要略·中风历节病》："夫风之为病，当半身不遂；或但臂不遂者，此为痹……中风使然。"仲景所提的"半身不遂"，即偏枯；"但臂不遂"之"痹"，即痿而不用的单瘫。

明代楼全善在《医学纲目》中说得更为明白："中风，世俗之称也……其卒然仆倒者，统称击仆，世又称为卒中，乃初中风时如此也。其口眼㖞斜、半身不遂者，经称为偏枯，世又称为左瘫右痪，及腲腿风，乃中倒之证，邪之浅者如此也。其舌强不言，唇吻不收，经称为痱病，世又称为风懿、风气，亦中倒后之病，邪之深者如此也。"这就明确提出了"偏枯""痱"皆为"中倒后"之病，也即中风后遗症。

二、症状

中风后遗症的症状，中医经典著作中也早有描述。《素问·阴阳别论》曰："三阳三阴发病为偏枯痿易，四肢不举。"《灵枢·热病》曰："偏枯，身偏不用而痛……痱之为病也，身无痛者，四肢不收。"《金匮要略·中风历节病》曰"夫风之为病，当半身不遂""正气引邪，喝僻不遂""肌肤不仁""即重不胜""舌即难言"等，都说明中风后遗症的主要症状有四，即半身不遂、口眼喝斜、偏身麻木、舌强语謇。其他尚有精神恍惚、肌肉疼痛、顽痹不知、筋脉拘急等变证。

三、病变部位

中医对中风的病变部位早有所认识。《素问·调经论》曰："血之与气并走于上，则为大厥。"这说明中风气血逆乱，上冲于脑，神明失司，则猝然昏仆。《素问·玉机真脏论》载："春脉如弦……其气来实而强，此谓太过……太过则令人善忘（王冰注曰：忘，当为怒字之误也），忽忽眩冒而巅疾。""巅"即人身最高处，巅疾可理解为脑部疾病。《灵枢·五乱》有："乱于头，则为厥逆，头重眩仆。"《金匮要略·中风历节病》曰："邪入于腑，即不识人"，"腑"即奇恒之腑的脑腑。"邪入于脏，舌即难言"。此处的"脏"即五脏之心。中医关于心的功能，与西医学脑的功能部分相似。这些"上""巅""头""腑""脏"，无不指出中风的病变部位是在脑部。《素问·五脏生成》说："诸髓者，皆属于脑。"说明脑为髓汇集之处。《灵枢·海论》也说："脑为髓之海。"《素问·脉要精微论》说："头者精明之府。"说明头为精髓神气聚集之处。《素问·刺禁论》说："刺头中脑户，入脑立死。"所有这些论述也无不都说明中医对脑已有一定的认识。

然而中风病位在脑，是与中医传统理论脏腑经络学说联系起来的，脑病反应于脏腑经络，脏腑经络病变也会损害到脑。张仲景在《金匮要略》中分中络、中经、中腑、中脏；朱丹溪有"湿土生痰"说，注重"脾"；刘河间主张"肾水虚衰，心火暴甚"，重在"心""肾"；叶天士认为"水不涵木，肝阳偏亢，内风时起"，重在"肝""肾"。认为中风的发生与心、肝、脾、肾四脏息息相关。这也与中医认为心主神明、肝主疏泄、肾生髓、脾主思这些脑的部分功能密切相关。近代医家张山雷则直接指出中风病位在脑："凡猝倒昏瞀，痰气上壅之中风，皆由肝火自旺，化风煽动，激其气血，并走于上，直冲犯脑，震扰神经。"

四、病因病机

对于中风的病因病机，中医各家学说纷呈，但认识逐步加深。《内经》成书至宋元诸家，专注于"外风"之说，金元开始以"内风、外风"立论，明代张景岳则创"是风非风"说，提出"内伤积损"的病因之说。以后历代医家对中风病理虽论说各异，但日趋完臻，或虚，或火，或风，或痰，或气，或血。虚为阴虚、气虚、阳虚，火为肝火、心火，风为肝风，痰为风痰、湿痰、热痰，气为气逆，血为血瘀、血溢。不外此六端，又称"六贼"，并视肝肾阴虚为其根本。

《素问·生气通天论》："汗出偏沮，使人偏枯。"指出经常半身出汗，乃阳气虚衰不能温煦全身致邪气外侵，可演变为中风。又说："大怒则形气绝，而血菀于上，使人薄厥。"指出人大怒而气上逆，血瘀积于上（脑）而致薄厥的发病机理。《素问·通评虚实论》所说"仆击、偏枯痿厥……甘肥贵人，则高粱之疾"，指出高粱厚味太过，戕伐脾胃，聚湿生痰，痰阻神明，以致变生中风偏瘫。清代姜天叙在《风劳膨膈四大证治》中提出："若气滞则血滞，气逆则血逆，得热则瘀浊，得寒则血凝泣，衰耗则顺行不固，渗透不遍，而外邪易侵矣。津液者，血之余，行乎外，流通一身，如天之清露。若血浊气滞，则凝聚而为痰。痰乃津液之变，遍身上下无处不到，津液生于脾胃，水谷所成，浊则为痰，故痰生于脾土也。"这里所说的"气滞血逆"，血"瘀浊""凝泣"，"衰耗则顺行不固，渗透不遍"，"血浊气滞"等等观点，与西医学高血压、高血脂和出血性中风、缺血性中风等提法已有暗合之处。至于中风后遗症的病因病机，则以"虚"和"郁"为辨证纲领。虚者，或阴虚，或气虚，或气阴两虚等等；郁者，或气郁逆乱，或痰郁闭阻，或血郁瘀滞等等。

五、治则治法

由于中医学确立中风后遗症以"虚"和"郁"为康复辨证纲领，因而"补虚"和"通郁"就相应地成了康复治疗的两大法门。《内经》制定"杂合以治，各得其所宜"的原则，提出应用针刺、气功、中药、体疗等多种康复疗法。唐《千金要方》《外台秘要》则载有针灸、按摩、磁疗、光疗、冷疗、热疗、泥疗、泉水疗、自尿疗、气疗、时序疗法、方向疗法、心理疗法以及药物蒸、熨、熏、洗、敷、贴、吹、摩、灌、擦等众多外治康复疗法，这些康复疗法，许多可应用于中风后遗症的康复治疗。

六、古代"康复医学"

早在春秋战国时期，就对康复理念有所述及。《内经》则奠定了中医康复的理论基础和治疗原则，并广泛应用了针刺、气功等多种康复方法。至两汉魏晋时，已兴办了康复性质的机构，三国时期华佗已创造了"五禽戏"的体育康复疗法。唐《备急千金要方》《外台秘要》，金代张子和则述及各种自然疗法、物理疗法、文娱疗法和以情胜情的康复疗法。至明清时期，郡县已有"养济院"的康复机构，《本草纲目》等书记载了许多康复痼疾的具体疗法。所以，康复疗法早被中医所认识，所重视。

七、关于针灸治疗中风的机制和优势

针灸的治疗作用是通过疏通经络、扶正祛邪、调和阴阳来实施的。中风的病变部位在脑，而头为脑府，十二经脉中上头的经络有足三阳经（足太阳膀胱经、足阳明胃经、足少阳胆经）和手三阳经（手阳明大肠经、手太阳小肠经、手少阳三焦经），及奇经八脉中的督脉、阳跷、阳维等，十二经脉和奇经八脉又互为阴阳表里，相互连贯，起到了运行气血、流注于脑的作用。更有头皮针十四条治疗线都在头皮有发部位，对中风病的治疗和康复尤为直接。从而通过针刺手法补泻兼施，扶正祛邪，使其达到新的阴阳平衡而康复的目的。

从西医学分析，针灸治疗中风的基本机制如下。

（1）针灸可促进脑血管侧支循环的建立。针刺后能促进脑血管侧支循环形成，促进脑血栓或凝血块软化，增加脑血流量，及时改善由突然缺血形成脑组织内微循环障碍或弥散性血管内凝血，从而促进瘫痪肢体功能的恢复。

（2）针刺有改善脑供血的作用。有研究表明，针刺能引起脑血流动力学改变，针刺后脑血流量增加，从而改善了病灶周围脑细胞的缺氧情况，起到活血化瘀的作用，加速症状和体征的好转。

（3）针刺促进血浆纤溶系统活性增强。如针刺风府、哑门穴可使脑出血偏瘫患者血浆纤维蛋白原含量减少，血浆纤溶系统活性增强，从而有利于脑出血部位的血块溶解吸收，帮助脑出血偏瘫患者肢体功能恢复。

（4）针刺改善血液的黏、聚、凝状态。针灸能使血管舒张、血流运行加速，能降低血液黏稠度和红细胞聚集作用，调节自主神经血管运动机能失衡状态，恢复和改善了血流的自动调节机能，同时也调节了凝血系统与抗纤维蛋白原降解系统、细胞聚集力与血流流变学的动态平衡。

（5）针刺可能使由于出血刺激和血肿压迫、兴奋性受抑制而处于休克或休眠状态的神经细胞觉醒，兴奋性迅速恢复。

2019年获国家科学技术进步二等奖的广州中医药大学许能贵团队认为，如果对百会和大椎穴进行针刺，可抑制缺血损伤部位钙超载，调节神经元的钙稳态。另一方面，针刺可有效调节神经元和神经胶质细胞间的信息传递，"虽然脑缺血后神经元损害不可逆，但可通过改善突触数密度、突触体密度和突触后致密物质从而调节脑结构可塑性，激活脑源性神经生长因子介导的大鼠海马的长时程增强，促进缺血性中风患者大脑皮层的兴奋性，从而调节脑功能可塑性，激活周围神经元的'潜力'，强化健康神经元的功能。"

针灸方法众多，目前在国内开展的方法约有45种，既有毫针、电针、头皮针、耳针、皮肤针、眼针、火针、艾灸、拔火罐、穴位贴敷等传统针灸方法，又有浮针、刃针、穴位注射、腧穴激光照射、腧穴红外线照射等现代针灸技术，既能对中风病人实现整体状况的康复，也能使中风病人局部的一些症状得到改善。

针灸是中国特有的医疗技术，具有简、便、廉、验、安全的特点。针灸技术好学易懂，易记好用，十分适宜于乡村社区医生在广大城乡广泛使用，服务好每家每户的中风病人。针灸技术以手工操作为主，使用的针具携带方便，无须大型器械设备；针灸收费低廉，医保和病人负担都轻，便于长期坚持康复治疗；针灸康复疗效明确可靠，能实际解决或缓解患者的病情和症状，帮助患者摆脱或减轻肉体和心灵上的痛苦；针灸安全，基本无痛，副作用少，没有次生伤害。

因此，针灸可谓是最具中国特色的中风康复疗法之一，而且是中西医的最佳结合点之一。

|第二章|
中风病的分类和诊断

一、中风病的分类

中风病又名卒中，临床以猝然昏仆、半身不遂、口舌歪斜、言语謇涩或不语、偏身麻木为主症，并具有起病急、变化快的特点，临床也可见以突发眩晕，或复视，或行走不稳，或饮水呛咳等为主要表现者。中风病分为缺血性中风和出血性中风，相当于西医学的急性脑血管病，脑梗死属于中医学"缺血性中风"范畴，脑出血属于中医学"出血性中风"范畴。

中医则将中风分为中经络和中脏腑两大类，且以神识清楚与否作为主要的划分界限。一般认为，中经络以缺血性改变为主，多见于腔隙性脑梗塞和脑血栓形成等，中脏腑则以出血性改变为主，多见于脑实质出血及出血性脑梗塞等。

（一）缺血性中风的临床表现和中医辨证

【概说】

缺血性中风又称脑梗塞，是指由于脑组织局部动脉血流灌注减少或突然血流完全中断，供血、供氧停止，引起该供血区的脑组织坏死、软化。该病多有动脉粥样硬化、糖尿病、高血压等病史。各种原因引起脑梗塞，都有相应部位的脑局部相应体征，如偏瘫、偏身感觉障碍、偏盲等，大面积脑梗塞还有颅内高压症状。严重时可发生昏迷和脑疝。

根据相关数据统计，我国每年有约1450万人患上脑梗塞，每年发病人数达320多万，脑梗塞发作死亡患者高达200万。大约每12秒就会有一个人罹患脑梗塞，每21秒就有一人因脑梗塞发作而死亡。脑梗塞是"发病率高、死亡率高、致残率高、复发率高，并发症多"的慢性疾病。目前我国脑梗塞复发率高达40%，且为频繁反复发作，往往复发一次，病情加重一次，甚至危及生命。秋冬季节是心血管疾病的高发期。气温下降，天气骤变，小动脉在外部刺激作用下收缩，进而使血压升高，触发一系列脑血管疾病。而脑血管病中以脑梗塞为最常见，约占56.6~80%。

中医学称该病为"偏枯""偏风""半身不遂"和"但臂不遂"等。

【临床表现】

参照国家卫生健康委2024年发布《脑血管病防治指南》，缺血性中风表现为偏瘫、偏身感觉障碍等症状，部分有头痛、呕吐等全脑症状。短暂性脑缺血发作（TIA）临床表现与缺血性卒中相似，但持续时间短暂，症状体征完全恢复，是缺血性卒中的预警信号。

不同部位梗塞，会出现相应的神经功能障碍症状：

（1）颈内动脉系统：①颈内动脉梗塞时，以出现偏瘫、偏身感觉障碍、偏盲等症状为主，可伴有失语、失用、失认等。②大脑前动脉梗塞时，可出现偏瘫、皮层性感觉障碍，下肢重于上肢，并伴有神经症状，小便障碍及强握等。

（2）椎基底动脉系统：①小脑后下动脉梗塞时，可出现眩晕、恶心、呕吐，吞咽困难、声音嘶哑。并伴有共济失调，肌张力低及霍纳氏征。②小脑前下动脉梗塞时，可出现眩晕、恶心、呕吐，眼球震颤、双眼向病灶对侧凝视，耳鸣、耳聋，霍纳氏征及小脑性共济失调。③基底动脉梗塞时，可出现高热、昏迷，针尖样瞳孔，四肢软瘫及延髓麻痹。

（3）大面积脑梗塞则有意识障碍，甚至脑疝形成等危重症状。

（4）急性期完全闭塞时，可迅速危及生命。

【中医辨证】

参照中国中西医结合学会、中华中医药学会、中华医学会2023年发布《脑梗死中西医结合诊疗指南》，分为急性期和恢复期，中医辨证如下。

1.急性期

（1）痰热证

主症：半身不遂，口舌歪斜，言语謇涩或不语，偏身麻木，或见神志昏蒙。兼症：眩晕、头痛，口苦或口干，咯痰或痰多。舌脉：舌质暗红，苔黄腻，脉弦滑或偏瘫侧脉弦滑而大。

（2）痰湿证

主症：半身不遂，口舌歪斜，言语謇涩或不语，偏身麻木，或见神志昏蒙。兼症：痰鸣漉漉，面白唇黯，静卧不烦，二便自遗，周身湿冷。舌脉：舌质紫暗，苔白腻，脉沉滑缓。

（3）气虚证

主症：半身不遂，口舌歪斜，言语謇涩或不语，偏身麻木，或见神志昏蒙。兼症：神疲乏力，少气懒言，心悸自汗，手足肿胀，肢体瘫软，二便自遗。病情危笃者，昏愦不知，目合口开，肢冷汗多。舌脉：舌淡暗，苔薄白，脉沉细无力等。

2.恢复期

（1）痰瘀阻络证

主症：半身不遂，口舌歪斜，言语謇涩或不语，偏身麻木。兼症：头晕目眩，痰多而黏。舌脉：舌质暗淡，舌苔薄白或白腻，脉弦滑。

（2）气虚血瘀证

主症：半身不遂，口舌歪斜，言语謇涩或不语，偏身麻木。兼症：面色白，气短乏力，口角流涎，自汗出，心悸便溏，手足肿胀。舌脉：舌质暗淡，有齿痕，舌苔白腻，脉沉细。

（3）阴虚风动证

主症：半身不遂，口舌歪斜，言语謇涩或不语，偏身麻木。兼症：眩晕耳鸣，手足心热，咽干口燥。舌脉：舌质红而体瘦，少苔或无苔，脉弦细数。

（二）出血性中风的临床表现和中医辨证

【概说】

出血性中风是指原发性脑实质内非创伤性出血，又称原发性或自发性出血，又称脑出血。系指脑内的血管病变、坏死、破裂而引起的出血，绝大部分是高血压伴发的小动脉病变在血压骤升时破裂所致，称为高血压性脑出血。常形成大小不等的脑内血肿，有时穿破脑实质形成继发性脑室内出血和蛛网膜下腔出血。大多发生在50~70岁之间。我国发病率为24人/10万人/年，占脑血管病总发病率的23.38~35.8%，高血压患者约有1/3的机会发生脑出血，而95%的脑出血患者有高血压病史。

【临床表现】

参照国家卫生健康委2024年发布《脑血管病防治指南》，脑出血多于情绪激动或剧烈活动时急性发病，发病前常无明显预兆，少数出现头痛、头晕、肢体麻木等前驱症状。发病表现为偏瘫、失语、偏身感觉障碍等局灶性神经功能缺损，可伴剧烈头痛、呕吐、血压升高、抽搐等，严重者可出现意识障碍，甚至昏迷。

根据出血部位的不同，有相应的局灶体征：

（1）基底节区出血：病灶对侧有不同程度的偏瘫，伴中枢性面瘫、舌瘫，偏身感觉减退和偏盲。并伴不同程度的失语、失用。

（2）脑叶出血：多为病灶对侧单瘫或轻偏瘫，或为局部肢体的抽搐和感觉障碍。部分病人可有精神症状、癫痫、偏盲。

（3）脑干出血：病灶侧周围性面瘫，对侧肢体瘫痪（交叉性麻痹）。若出血波及大脑两侧时，可出现双侧周围性面瘫和四肢瘫，少数可呈去大脑性强直。两侧瞳孔呈针尖样大小，两眼球向病灶对侧偏视。中枢性高热，重型可有意识障碍和呼吸功能障碍。

（4）小脑出血：一侧或两侧枕后部疼痛、眩晕、复视、恶心、呕吐、站立和行走不稳、眼球震颤，患者常急速进入昏迷。

（5）脑室出血：多为脑出血破入脑室所致。轻型仅有头痛、恶心、呕吐，脑膜刺激征阳性。重型可昏迷、高热、眼肌麻痹，去大脑强直，呼吸功能障碍。

【中医辨证】

参照中国中西医结合学会神经科专业委员会2006年制定的《脑梗死和脑出血中西医结合诊断标准》，脑出血有"中经络""中脏腑"之分。

中经络者多为肝肾阴虚，风阳上扰所致，症见头晕头痛、耳鸣目眩、口眼㖞斜、舌强语謇、半身不遂，舌质红苔黄，脉弦细而数或弦滑。

（1）风痰阻络证：突然偏身麻木，肌肤不仁，口舌歪斜，言语不利，甚则半身不遂，舌强言謇或不语，头晕目眩，痰多而黏，舌质黯淡，舌苔白腻，脉弦滑等。多见于脑梗死的急性期。

（2）风火上扰证：半身不遂，偏身麻木，舌强言謇或不语，或口舌歪斜，眩晕头痛，面红目赤，口苦咽干，心烦易怒，尿赤便干，舌质红或红绛，舌苔黄腻，脉弦有力或弦数等。多见于急性期。

（3）气虚血瘀证：半身不遂，口舌歪斜，舌强言謇或不语，偏身麻木，面色无华，气短乏力，自汗，心悸，手肿胀，便溏，舌质黯淡，舌苔薄白或白腻，脉沉细。多见于恢复期，也可见于急性期。

（4）阴虚风动证：平素头晕头痛，耳鸣目眩，手足心热，口燥咽干，少眠多梦，腰膝酸软，突然一侧手足沉重麻木，口舌歪斜，半身不遂，舌强语謇，舌质红绛或黯红，少苔或无苔，脉细弦或细弦数等。多见于恢复期，亦可以见于急性期。

（5）肝肾亏虚证：半身不遂，患肢僵硬，拘挛变形，舌强不语，肢体肌肉萎缩，舌红或淡红，脉沉细。多见于恢复后期或后遗症期。

中脏腑又有"闭证""脱证"之别。

（1）痰湿蒙神证：神志昏蒙，痰涎壅盛，面白唇黯，半身不遂，静卧不烦，肢体松懈，四肢不温，或周身湿冷，二便自遗，舌苔白腻，脉沉滑。多见于急性期。

（2）痰热内闭证：神识昏蒙，鼻鼾痰鸣，半身不遂，或肢体强痉拘急，面赤身热，气粗口臭，躁扰不宁，大小便闭，甚则抽搐、呕血，舌质红降，舌苔黄腻或褐黄干腻，脉弦滑而数等。多见于急性期。

（3）元气败脱证：昏愦不知，目合口张，四肢松懈软瘫，鼻鼾息微，肢冷，汗多，二便自遗，舌质紫暗，舌苔白腻，脉微欲绝。多见于急性期之危重证，病情危笃临终之时，属于中风危候，多难救治。

二、中风病诊断标准

（一）中医诊断

参照2015年国家药品食品监督管理局发布的《中药新药治疗中风临床研究技术指导原则》的《中风中医诊断与分类标准》。

1.以突然昏仆、不醒人事、半身不遂、口舌歪斜、言语蹇涩或不语、偏身麻木，或不经昏仆而仅以半身不遂、口舌歪斜、言语不利为主症；

2.急性起病，发展迅速，与自然界的"风"的特点相似；

3.症状和体征持续24小时以上；

4.多发于年龄在40岁以上者。

MRI或CT显示有脑缺血或脑出血责任病灶以及脑脊液、眼底检查有助于本病的诊断。

（二）病类诊断

中经络：符合中医中风诊断标准，但无神智障碍者；

中脏腑：符合中医中风诊断标准，但有神智障碍者；

（三）西医诊断

参照2019年中华医学会神经病学分会，中华医学会神经病学分会脑血管病学组发布的《中国各类主要脑血管病诊断要点》。

1.短暂性脑缺血发作（TIA）

症状：突发局灶性脑或视网膜功能障碍，通常在24小时内完全恢复。

影像学：头颅MRI的弥散加权成像（DWI）未发现急性脑梗死证据，或头颅CT/MRI常规序列未发现相应梗死灶。

排除：排除非缺血性病因。

2.缺血性脑卒中（脑梗死）

症状：急性发病的局灶性神经功能缺失，可能为全面性神经功能缺失。

影像学：头颅CT/MRI证实脑部相应梗死灶，或症状体征持续24小时以上。

排除：排除非缺血性病因。

3.蛛网膜下腔出血

症状：突发剧烈头痛，可能伴恶心、呕吐、肢体抽搐或意识障碍。

影像学：头颅CT/MRI或腰椎穿刺证实蛛网膜下腔有血性脑脊液。

4.脑出血

症状：突发局灶性神经功能缺失或头痛、呕吐、不同程度意识障碍。

影像学：头颅CT/MRI显示脑内出血病灶。

5.其他颅内出血

类型：包括硬膜下出血和硬膜外出血。

症状：急性或亚急性起病的局灶性或全面性神经功能缺失。

影像学：头颅CT/MRI显示硬膜下血肿或硬膜外出血。

三、中风病的分期标准

参照2015年国家药品食品监督管理局发布的《中药新药治疗中风临床研究技术指导原则》的疾病分期，根据病程长短分为急性期、恢复期和后遗症期。急性期指发病后2周以内，中脏腑可至1个月；恢复期指发病2周至半年以内；后遗症期指发病半年以上。

四、Brunnstrom分期

Brunnstrom技术是由70年代的瑞典物理治疗师SigneBrunnstrom创立的一套中枢神经系统损伤后针对运动障碍的治疗方法。Brunnstrom对大量的偏瘫患者进行了观察，注意到偏瘫的恢复几乎是一个定型的连续过程，针对脑卒中后偏瘫的恢复过程，提出了著名的恢复六阶段理论，并以此理论为基础设计了 Brunnstrom六期评价法。即偏瘫患者其肢体的恢复经历了弛缓（无反射）（Ⅰ期）、轻度痉挛并出现联合反应（Ⅱ期）、痉挛加剧并可随意引起协同动作（Ⅲ期）、痉挛减弱及出现分离性运动（Ⅳ期）、自主性运动建立（Ⅴ期）、运动接近正常（Ⅵ期）的6个阶段，即弛缓期、痉挛期、联合反应期、部分分离运动期、分离运动期、正常运动期。

|第三章|
针灸治疗中风病的常用方法

一、头皮针疗法

头皮针疗法是在传统的针灸学及解剖学、生理学的基础上融合而产生的一种治疗方法。中枢神经系统疾病为头皮针的主要适应证。其疗效主要表现在运动、智力和语言功能障碍的康复，能不同程度地缓解症状，改善体征、缩短病程，达到治疗目的。

头皮针疗法学术流派众多，较有代表性的一是山西焦顺发根据大脑皮层功能定位在头皮的投影，在头皮上确定的十六个刺激区（后被广泛采纳的为十三个区）；二是陕西方云鹏提出的"伏像伏脏"学说，其根据大脑的生理、解剖、将头部分成7个穴区和21个穴位。根据世界卫生组织西太平洋区的建议和要求，中国针灸学会于1983年主持召开了从事头皮针工作的专家会议，共同拟定了《头皮针穴名国际标准化方案》，并于1984年6月在日本东京召开的世界卫生组织西太平洋区会议上正式通过，使头皮针疗法走入了规范化与标准化的发展轨道。

1.针具
采用毫针治疗，多用28~32号，1~1.5寸的毫针。

2.操作方法
（1）捻转法：临床最多用的手法，其中快速捻转法要求每分钟使毫针左右捻转达200次左右，持续2~3分钟。

（2）抽提法：头皮针抽提法是一种行针手法，采用《头皮针穴名国际标准化方案》的治疗线，是在长期针灸临床实践中总结提炼出来的。头皮针抽提法源于汪机的《针灸问对》，由抽添法演化而成。"抽添即提按出纳之状，抽者提而数拔也；添者按而数推也。"抽提法是以向外抽提，"一抽数抽"的手法动作为主要特点，以紧提慢按为主。属小幅度提插手法范畴，是为泻法。抽提法的操作要领有：一是力度，必须将全身的力量集中于手指，然后形成爆发力向外抽提；二是速度，即瞬间速度要快，但最好针体又不动，每次至多抽出1分（2.5mm）许，而不能将针体大幅度抽出。这样才能保持较大的刺激量，又减少疼痛，有利于反复抽提和长时间留针，维持刺激量。有研究认为，刺激量与疗效关系密切，针刺间隔时间过长，疗程过短，刺激量过小，都可影响疗效。而头皮针抽提法，不仅有较大的刺激量，而且还有利于配合肢体运动，通过边行针、边运动、长留针、常运动，从而产生较强的针刺效应，是一种省时、省力、痛微、效捷的运针手法。也是编著者常用的手法。

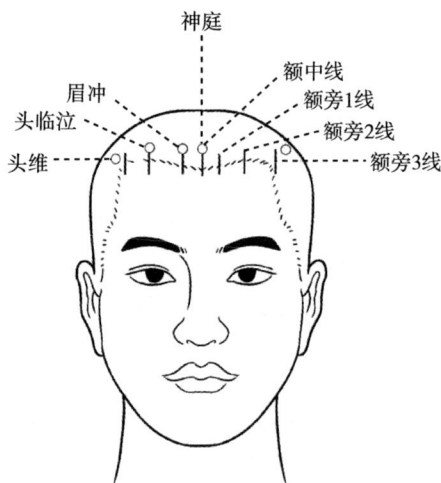

图3-1　头皮针前面图

（3）电针法：为加强刺激，将头皮针连接G6805电针仪通电20~30分钟，可产生持续的针刺效应。

3.头穴国际标准线的定位及主治

（1）额区（图3-1）

①MS1 Ezhongxian　额中线　Middle Line of Forehead

【定位】在额部正中发际内，自发际上0.5寸，即神庭穴（GV24）起，沿经向下1寸的直线。属督脉。

【功能】醒神开窍，祛风止痛。

【主治】神志病，头、鼻、舌、咽喉病等。

②MS2 Epangxian Ⅰ　额旁1线　Line 1 Lateral to Forehead

【定位】在额部额中线的外侧，直对眼内角，自发际上0.5寸，即眉冲穴（BL3）起，沿经向下1寸的直线。属足太阳膀胱经。

【功能】宣肺平喘，化痰止咳，宁心安神。

【主治】肺、支气管、心等上焦病证。

③MS3 Epangxian Ⅱ　额旁2线　Line 2 Lateral to Forehead

【定位】在额部额旁1线的外侧，直对瞳孔，自发际上0.5寸，即头临泣穴（GB15）起，沿经向下1寸的直线。属足少阳胆经。

【功能】健脾和胃，疏肝理气。

【主治】脾、胃、肝、胆、胰等中焦病证。

⑤MS4 Epangxian Ⅲ　额旁3线　Line 3 Lateral to Forehead

【定位】在额部额旁2线的外侧，直对眼外角，即在本神穴（GB13）与头维穴（ST8）之间，头维穴内侧0.75寸、发际上0.5寸的点起，向下1寸的直线。属足少阳胆经和足阳明胃经。

【功能】补肾固精，清理湿热。

【主治】肾、膀胱、泌尿生殖系统等下焦病证。

（2）顶区（图3-2）

①MS5 Dingzhongxian　顶中线　Middle Line of Vertex

【定位】在头顶部正中线，自百会穴（GV20）至前顶穴（GV21）。属督脉。

【功能】疏经通络，升阳益气，平肝息风。

【主治】腰、腿、足病，如瘫痪、麻木、疼痛，以及皮层性多尿、脱肛、小儿遗尿、高血压、头顶痛等。

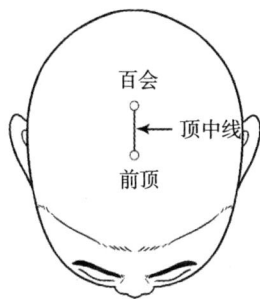

图3-2　头皮针头顶图

②MS6 Dingnie Qianxiexian　顶颞前斜线　Anterior Oblique Line of Vertex-Temporal

【定位】在头部侧面，即自头顶部前神聪穴（百会穴前1寸）至颞部悬厘穴（GB6）的斜线。此线斜穿督脉、足太阳膀胱经、足少阳胆经。

【功能】疏经通络。

【主治】可将全线分为5等份，上1/5治疗对侧下肢和躯干瘫痪，中2/5治疗上肢瘫痪，下2/5治中枢性面瘫、运动性失语、流涎、脑动脉粥样硬化等。

③MS7 Dingnie Houxiexian　顶颞后斜线　Posterior Oblique Line of Vertex-Temporal

【定位】在头部侧面，即自头顶部百会穴（GV20）至颞部曲鬓穴（GB7）的斜线。此线斜穿督脉、足太阳膀胱经、足少阳胆经。

【功能】疏经通络。

【主治】可将全线分为5等份，上1/5治疗对侧下肢和躯干感觉异常，中2/5治疗上肢感觉异常，下2/5治疗头面部感觉异常。

④MS8 Dingpangxian Ⅰ　顶旁1线　Line 1 Lateral to Vertex

【定位】在头顶部，顶中线外侧，两线相距1.5寸，即自通天（BL7）起沿经往后引一直线，长1.5寸。属足太阳膀胱经。

【功能】疏经通络。

【主治】腰、腿、足病证，如下肢瘫痪、麻木、疼痛等。

⑤MS9 Dingpangxian Ⅱ　顶旁2线　Line 2 Lateral to Vertex

【定位】在头顶部，顶旁1线外侧，两线相距0.75寸，即自正营穴（GB17）起沿经往后引一直线，长1.5寸。属足少阳胆经。

【功能】疏经通络。

【主治】肩、臂、手病证，如上肢瘫痪、麻木、疼痛等。

（3）颞区（图3-3a、b）

①MS10 Nieqianxian　颞前线　Anterior Temporal Line

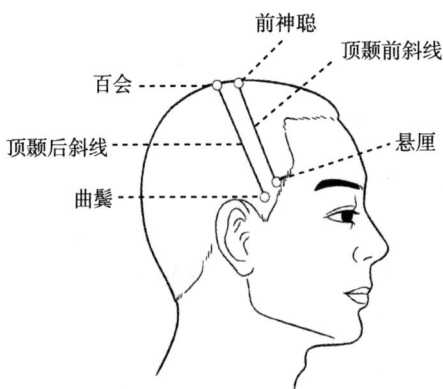

前神聪
顶颞前斜线
百会
顶颞后斜线
悬厘
曲鬓

通天
正营
顶旁1线
承灵
颔厌
率谷
顶旁2线
颞前线
颞后线
悬厘
曲鬓

图3-3a　头皮针侧面图1　　　　　图3-3b　头皮针侧面图2

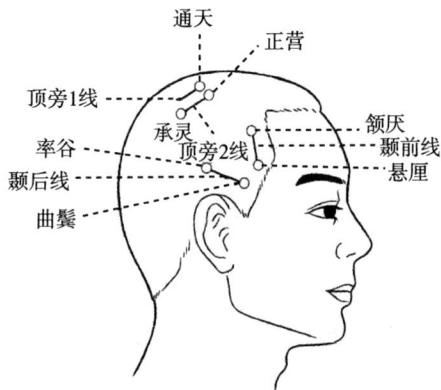

【定位】在头部侧面，颞部两鬓内，即自颔厌穴（GB4）至悬厘穴（GB6）连一直线。属足少阳胆经。

【功能】疏经通络。

【主治】偏头痛、运动性失语、周围性面神经麻痹和口腔疾病等。

②MS11 Niehouxian　颞后线　Posterior Temporal Line

【定位】在头部侧面，颞部耳尖直上方，即自率谷穴（GB8）至曲鬓穴（GB7）连一直线。属足少阳胆经。

【功能】疏经通络。

【主治】偏头痛、眩晕、耳聋、耳鸣等。

（4）枕区（图3-4）

①MS12 Zhenshang Zhengzhongxian　枕上正中线　Upper-Middle Line of Occiput

【定位】在枕部，为枕外粗隆上方正中的垂直线，即自强间穴（GV18）至脑户穴（GV17）。属督脉。

【功能】明目，健腰。

【主治】眼病、腰脊痛等。

②MS13 Zhenshang Pangxian 枕上旁线 Upper-lateral Line of Occiput

【定位】在枕部，与枕上正中线平行，往外旁开0.5寸。属足太阳膀胱经。

【功能】明目，健腰。

【主治】皮层性视力障碍、白内障、近视等眼病，腰肌劳损等。

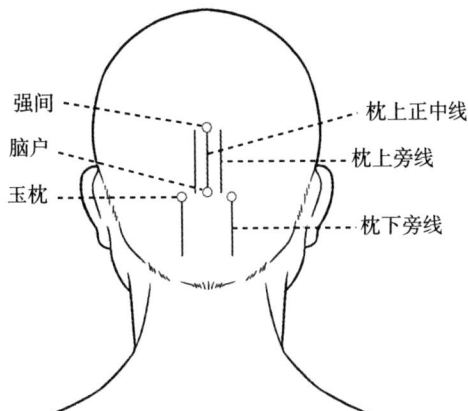

图3-4　头皮针后面图

③MS14 Zhenxia Pangxian 枕下旁线 Lower-lateral Line of Occiput

【定位】在枕部。为枕外粗隆下方两侧各2寸长的垂直线，即自玉枕穴（BL9）向下引一直线，止于天柱穴（BL10）。属足太阳膀胱经。

【功能】疏经通络，息风。

【主治】小脑疾病引起的平衡障碍症状，后头痛等。

二、毫针刺法

毫针是临床应用最为广泛的一种针具，适用于全身任何穴位。毫针刺法，是泛指持针、进针、行针、留针、出针等完整的针刺流程。

1.针具　现今的毫针多选用不锈钢为制针的原料，它具有较高的强度、韧性，能耐高热、防锈，不易被化学物品腐蚀的特点，被临床广泛采用。临床上以粗细为28~32号（直径0.28~0.38mm）、长短为1~3寸（25~75mm）的毫针最为常用。短针多用于耳针和浅刺；中长针多用于肌肉丰厚部位的深刺（图3-5）。

2.操作方法　毫针刺法的操作，讲究进针、运针及出针。

（1）进针法：进针法是指毫针在两手的密切配合下，运用各种手法将针刺入腧

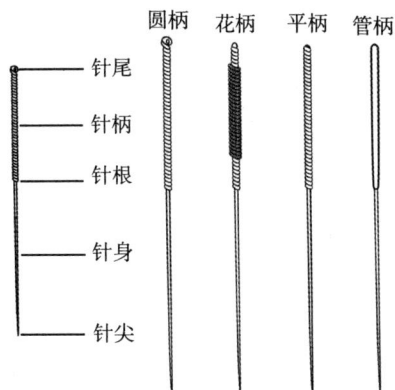

图3-5　一次性针灸针

穴的方法。比如较短的毫针多用单手进针或指切进针法，3寸以上的长针进针用挟持进针法，皮肉浅薄部位的穴位用提捏进针法，皮肤松弛部位的腧穴用舒张进针法。临床上一般将医者持针的右手称为"刺手"，按压局部的左手称为"押手"（或"压手"）。

1）单手进针法：用刺手的拇食指持针，中指端紧靠穴位，指腹抵住针身下段，当拇食指向下用力按压时，中指随之屈曲，将针刺入，直刺至要求的深度。此法多用于较短的毫针。

2）双手进针法

①指切进针法：又称爪切进针法。用左手拇指或食指端切按在腧穴位置的旁边，右手持针，针尖紧靠左手指甲缘而将针迅速刺入腧穴。

②夹持进针法：又称骈指进针法。用左手拇、食二指持捏消毒干棉球，夹住针身下段，将针尖固定在要刺腧穴表面，双手配合，迅速将针刺入皮下，直至所要求的深度。

③舒张进针法：用左手拇指、食指将所刺腧穴部位的皮肤向两侧撑开，使皮肤绷紧，右手持针，使针从左手拇、食二指之间刺入。此法主要用于皮肤松弛部位或有皱纹处的腧穴，如腹部穴位的进针。

④提捏进针法：用左手拇、食二指将针刺腧穴部位的皮肤捏起，右手持针，从捏起的上端将针刺入。此法适于皮肉浅薄处，如面部穴位的进针。

（2）运针法：针刺的基本手法，是指毫针刺入腧穴后，使针体在穴位中运动的最简单的手法。古今临床最常用的针刺手法有提插法和捻转法，两种基本手法既可单独使用，又可配合使用。

①提插法：将针刺入腧穴一定深度后，施上提下插动作的操作方法。提插的幅度、频率，需视病情和腧穴而定，但不宜过大、过快。针刺得气后，以针下得气处小幅度上下提插，慢提急按为补；针刺得气后，以针下得气处小幅度上下提插，急提慢按为泻。提插法又称提按法。

②捻转法：将毫针刺入腧穴一定深度后，施向前向后捻转动作的操作方法，即为捻转法。捻转的角度、频率也需视病情和腧穴而定。捻转角度大、频率快，刺激量就大，反之则小。针刺得气后，以针下得气处小幅度捻转，拇指向前左转时用力重，指力沉重向下；拇指向后右转还原时用力轻，反复操作为补；针刺得气后，以针下得气处小幅度捻转，拇指向后右转时用力重，指力浮起向上；拇指向前左转还原时用力轻，反复操作为泻。

③平补平泻：进针至穴位一定深度，用缓慢的速度，均匀平和用力，边捻转、边提插，上提与下插、左转与右转的用力、幅度、频率相等，并注意捻转角度要在90°~180°之间，提插幅度尽量要小，从而使针下得气，留针20~30分钟，再缓慢平和地将针渐渐退出。

（3）针刺角度

①直刺法：将针体垂直刺入皮肤，针体与皮肤呈90°角，适用于大多数穴位，浅刺和深刺均可。

②斜刺法：将针体与皮肤呈45°角左右，倾斜刺入皮肤。适用于骨骼边缘和不宜深刺者，如需避开血管、肌腱也可用此法。

③横刺法：又称沿皮刺、平刺或卧针法。沿皮下进针，横刺腧穴，使针体与皮肤呈15°角左右，针体几乎贴近皮肤。适用于头面、胸背及皮肉浅薄处。

三、电针疗法

电针法是用电针仪输出脉冲电流，通过毫针等作用于人体经络腧穴，以治疗疾病的一种方法。电针是毫针与电生理效应的结合，可以提高治疗效果，减轻手法捻针的工作量，在针灸临床治疗中普遍使用。

1.电针仪器　常用的是G6805Ⅱ型电疗仪，可输出连续波、疏密波、断续波。连续波波形规律连续不变，频率为1~100Hz；疏密波电脉冲的频率其疏波为4Hz，密波频率为20Hz；断续波呈周期性间断的连续波，频率为1~100Hz。正脉冲幅度（峰值）为50V，负脉冲幅度（峰值）为35V。正脉冲波宽为500μs，负脉冲波宽为250μs。

2.操作方法

（1）使用方法：使用前应首先检查各部位旋钮是否都处于关闭状态，然后将电源插头插入220V交流电插座内。治疗时，将输出导线夹夹于毫针上，通常选择2个穴位为一对，形成电流回路。一般持续通电15~20分钟，5~10天为1个疗程，每日或隔日1次，急症可每日2次，疗程间隔3~5天。治疗完毕，各个旋钮重新转至零位。

（2）波型选择：

①密波：一般频率高于30Hz的连续波称为密波。密波能降低神经应激功能，常用于止痛、镇静、缓解肌肉和血管痉挛，也用于针刺麻醉等。

②疏波：一般频率低于30Hz的连续波称为疏波。疏波刺激作用较强，能引

起肌肉收缩，提高肌肉韧带张力。常用于治疗痿证，各种肌肉、关节、韧带的损伤。

③疏密波：是疏波和密波交替出现的一种波形，疏密交替持续时间各约1.5秒。该波能克服单一波形产生电适应的特点。并能促进代谢、血液循环，改善组织营养，消除炎症水肿等。常用于外伤、关节炎、痛症、面瘫、肌肉无力等。

④断续波：是有节律地时断时续自动出现的组合波。其刺激作用较强，能提高肌肉组织的兴奋性，对横纹肌有良好的刺激收缩作用。常用于治疗痿证、瘫痪。

3.注意事项

（1）电针仪使用前必须检查其性能是否良好，并选择好波形。

（2）调节输出量应缓慢，开机时输出强度应逐渐从小到大，切勿突然增大，以免发生意外。

（3）靠近延脑、脊髓等部位使用电针时，电流量宜小，不可过强刺激。孕妇慎用电针。

（4）年老、体弱、醉酒、饥饿、过饱、过劳等，不宜使用电针。狂躁、多动型的精神疾病患者使用电针时，必须有人看护。

四、艾灸疗法

艾灸疗法是针灸疗法的重要内容之一。是用艾绒或药物为主要灸材，点燃后放置腧穴或病变部位，进行烧灼和熏熨，借其温热刺激及药物作用，温通气血、扶正祛邪，以防治疾病的一种外治方法。据文献考察，早在三千年以前，我国医家已有针灸经验总结。1972年长沙马王堆汉墓出土的周代医书，即记载有"足臂十一脉灸经"和"阴阳十一脉灸经"两篇《帛书》。《帛书》除载有经脉循行路线上的各种疼痛、痉挛、麻木、肿胀等局部症状及眼、耳、口、鼻等器官症状外，还有一些全身症状，如烦心、嗜卧、恶寒等。当时对这些病症，都是用灸法治疗的。如《灵枢·官能》曰："针所不为，灸之所宜"；《素问·异法方宜论》曰："脏寒生满病，其治宜灸焫。"

1.材料 灸法的主要材料是艾，艾叶经加工制成的艾绒最为常用，艾叶气味芳香，味辛、微苦，性温热，俱纯阳之性。艾绒便于搓捏成大小不同的艾炷，容易燃烧，艾火热力温和，能窜透皮肤，直达体表深部，故为施灸佳料。由于新制艾绒内含挥发油较多，灸时火力过猛，有失温和之性，故临证又以陈久的艾绒为佳品。

2.操作方法

（1）艾炷灸：古代针灸著作中的灸法大多是指艾炷灸。所谓艾炷灸就是将艾绒制成大小不等的圆锥艾炷，置于穴位上点燃施灸。制作艾炷的方法，一般用手捻，将艾绒搓紧，捻成上尖下大的圆锥状。如搓成如蚕豆大者为大艾炷，常用于隔物灸；如黄豆大或杏核大者为中炷，常用于无瘢痕灸；如麦粒大者为小炷，常用于瘢痕灸（麦粒灸）。

临床上以是否形成灸疮（遗留永久性瘢痕）为度，分为无瘢痕灸和瘢痕灸。瘢痕灸亦称化脓灸，具体操作方法是：摆正体位，选好穴位，以75%酒精消毒，而后于穴位上涂敷大蒜液或凡士林，将艾炷粘附于皮肤之上，用线香从艾炷顶部轻轻接触点燃，使之均匀向下燃烧，直到艾炷全部烧尽，艾火自熄，除去艾灰，再易炷施灸，直至预定壮数灸完。一般每灸完一次，即涂蒜液一次，施灸时艾火烧灼皮肤，病人感到灼痛时，医者可用手在穴位四周轻轻拍打，以缓解疼痛。灸后施灸部位往往被烧坏，甚至呈焦黑色，可用一般药膏贴于创面，嘱患者多食营养较丰富的食物，促使灸疮的正常透发，有利于提高疗效。一般一周左右疮面即可出现无菌性化脓现象，有少量分泌物，可每天更换膏药一次，灸疮30~40天愈合，灸疮结痂脱落，局部遗留永久性瘢痕。

如果病人体质虚弱，可以将艾炷做成麦粒大小，病人灼痛时间很短，病人易于接受，艾炷灸一般灸3~7壮。

如果当病人感到烫时即用镊子将未燃尽的艾炷夹去或压灭，再施第2壮。以局部发生红晕不起泡的则为无瘢痕灸，亦称非化脓灸。一般可施3~7壮，若灸处皮肤呈黄褐色，可涂一点冰片油以防起泡。

（2）隔物灸：又称间接灸、间隔灸。是在艾炷与皮肤之间衬垫某些药物而施灸的一种方法。具有艾灸与药物的双重作用，火力温和，患者易于接受。常用的药物有生姜、大蒜、葱、附子、盐等。在居家康复中常用隔姜灸（图3-6）和隔盐灸。

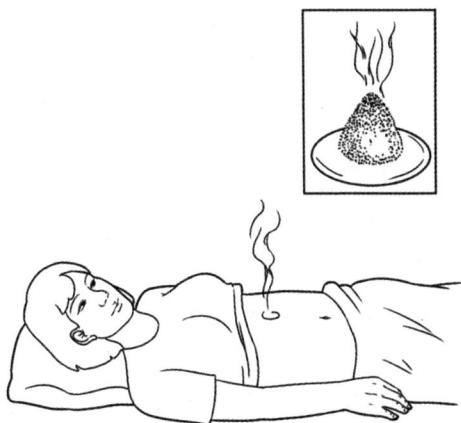

图3-6 隔姜灸

施隔姜灸时，可将老姜切成约0.3cm厚的生姜片，用针扎孔数个，置施灸穴位上，用大、中艾炷点燃放在姜片中心施灸。若病人有灼痛感可将姜片提起，使之离开皮肤片刻，旋即放下，再行灸治，反复进行。以局部皮肤潮红湿润为度。一般每次5~10壮。常用于温中、祛寒、止呕、解表。

施隔盐灸时，将干燥的食盐纳入脐中，填平脐孔，上置大艾炷施灸。患者有灼痛即更换艾炷。也可在盐上放置姜片施灸。一般3~7壮。常用于回阳、救逆、固脱。

（3）艾条灸：关于艾条的制作，取纯净细软的艾绒24g，平铺在长26cm、宽20cm的细纹纸上，卷成直径为1.5cm的圆柱形艾卷，越紧越好，外裹以质地柔软疏松而又坚韧的桑皮纸，用胶水或糨糊封口而成（图3-7）。也可在艾绒中掺入肉桂、丁香、独活、细辛、白芷、雄黄、苍术、没药、乳香、川椒各等份的细末6g，则成为药艾条。艾条灸的操作方法分温和灸、回旋灸、雀啄灸三种。

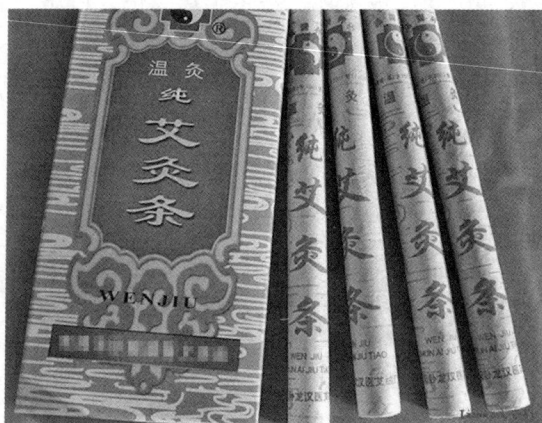

图3-7 艾条

1）温和灸：将艾条一端点燃，对准施灸部位，距皮肤2~3cm，进行熏烤，使患者局部有温热感而无灼痛，至皮肤稍呈红晕为度。对于昏厥或局部知觉减退的患者，医者可将食、中两指，置于施灸部位两侧，这样可以通过医生手指的感觉来测知患者局部受热程度，以便随时调节施灸距离，掌握施灸时间，防止烫伤。此法适宜于一切灸法主治病症。

2）回旋灸：点燃艾条，悬于施灸部位上方约3cm高处，艾条在施灸部位上左右往返移动或反复旋转，使皮肤有温热感而不致于灼痛。一般每穴灸10~15

分钟，移动范围在3cm左右。适宜于瘫痪和风寒湿痹。

3）雀啄灸：施灸时，置点燃的艾条与施灸部位的穴位上约3cm高处，艾条一起一落，忽近忽远上下移动，像鸟雀啄食一样，一般每穴灸5分钟。多用于昏厥急救等（图3-8）。

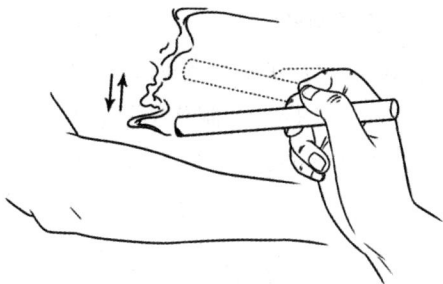

图3-8 雀啄灸

（4）温针灸：温针灸是针刺与艾灸相结合的一种方法，适用于既需要留针而又适宜用艾灸的病症。在《备急千金要方》中称为烧针尾（图3-9）。

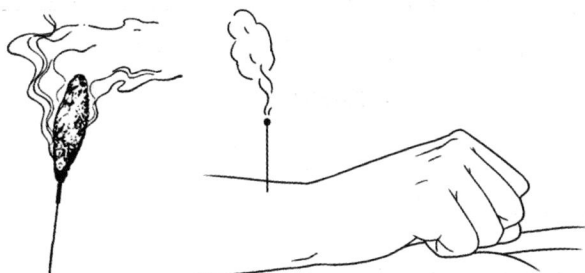

图3-9 温针灸

灸具制备：艾绒或艾条。

操作方法：在针刺得气后，给予适当的补泻手法，然后将毫针留在适当的深度，在针柄上捏一小团艾绒在针尾上点燃施灸，或在针柄上穿置一段长1~2cm的艾条施灸，使热力通过针身传入体内，达到治疗目的。如此直到艾绒或艾条烧完后除去灰烬，将针取出。

（5）温盒灸：温盒灸是应用特制的温盒作为灸器，内装艾条，固定在一个部位进行治疗的一种方法。此法适用于背部和腹部穴位，具有多经多穴同治、火力足、施灸面广、作用强、安全方便等优点，可用于居家康复（图3-10）。

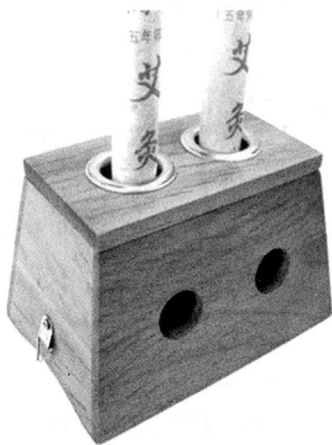

图3-10 温盒灸

灸具制备：温盒为一种特制木制盒形灸具。分大、中、小三种规格（大号：长20cm、宽14cm、高8cm；中号：长15cm、宽10cm、高8cm；小号：长11cm、宽9cm、高8cm）。制作方法：取规格不同的木板（厚约0.5cm）制成长方形木盒，下面不安装底部，上面制作一个可随时取下的盖，并在盒内中下部安置铁窗纱一块，距底边3~4cm。

操作方法：在所选区域放置温盒。点燃3~5cm长的艾条段2~3段或艾团（须预先捏紧）3~5团，对准穴位放在铁窗纱上，盖好封盖，要留有缝隙，以使空气流通，艾段燃烧充分。封盖用于调节火力、温度大小。一般而言，移开封盖，可使火力增大、温度升高；闭紧封盖，使火力变小，温度降低。以保持温热而无灼痛为宜。如盒盖闭紧，患者仍感觉灼痛时，可将盒盖适当移开，以调节热度。待艾条燃尽后将盒子取走即可。灸材除用艾条外，尚可在艾绒中掺入药物进行灸治；亦可先在穴区贴敷膏药或涂敷药糊等，行隔物灸法。温盒灸，每次治疗20~30分钟，每日1~2次。一般7~10日为1个疗程。

五、耳针疗法

1.耳穴的定位和主治（仅限本书引用的穴位）（图3-11）

（1）耳轮穴位

①耳尖

【部位】在耳郭向前对折的上部尖端处。

【主治】发热、高血压、神经衰弱、头痛、失眠、麦粒肿、急性结膜炎、风疹等。

②直肠

【部位】在耳轮脚棘前上方的耳轮处。

【主治】便秘、腹泻、脱肛、痔疮等。

③结节（曾用名：肝阳1、肝阳2、枕小神经达尔文结节）

【部位】在耳轮结节处。

【主治】头晕、头痛、高血压。

④尿道

【部位】在直肠上方的耳轮处。

【主治】尿频、尿急、尿痛、尿潴留。

（2）耳舟穴位

①指

【部位】在耳舟上方处。

【主治】手指疼痛、麻木。

②腕

【部位】在指区的下方处。

【主治】腕部疼痛。

③风溪

【部位】在耳轮结节前方，指区与腕区之间。

【主治】荨麻疹、皮肤瘙痒、过敏性鼻炎、哮喘。

④肘

【部位】在腕区的下方处。

【主治】肘部疼痛、肱骨外上髁炎。

⑤肩

【部位】在肘区的下方处。

【主治】肩部疼痛、肩关节周围炎。

（3）对耳轮穴位

①跟

【部位】在对耳轮上脚前上部。

【主治】足跟痛。

②踝

【部位】在对耳轮上脚的内上角。

【主治】踝关节扭伤。

③膝

【部位】在对耳轮上脚中1/3处。

【主治】膝关节肿痛。

④髋

【部位】在对耳轮上脚下1/3处。

【主治】髋关节疼痛、坐骨神经痛、腰骶部疼痛。

⑤交感

【部位】在对耳轮下脚末端与耳轮内缘相交处。

【主治】消化、循环系统功能失调，自主神经功能紊乱，心绞痛、胆绞痛、肾绞痛、心悸、多汗、失眠。

⑥腹

【部位】在对耳轮体前部上 2/5 处。

【主治】腹痛、腹胀、腹泻、急性腰扭伤。

⑦腰骶椎

【部位】在对耳轮的耳腔缘上 1/3 段。

【主治】腰骶部疼痛。

⑧颈

【部位】在对耳轮体前部下 1/5 处。

【主治】落枕、颈项强痛。

（4）三角窝穴位

①神门

【部位】在三角窝内，对耳轮上脚的下、中 1/3 交界处。

【主治】失眠、多梦，各种痛证，咳嗽、哮喘，眩晕、戒断综合征，过敏性疾病、神经衰弱，高血压等。

②内生殖器

【部位】在三角窝前 1/3 的下部。

【主治】遗精，阳痿、早泄，痛经，月经不调，白带过多，功能性子宫出血。

③便秘点

【部位】与坐骨神经、交感呈等边三角形的对耳轮下角的上缘处。

【主治】便秘。

（5）耳屏穴位

①肾上腺

【部位】耳屏前方有 2 个隆起的尖端，下面一个即是。如耳屏呈单峰状，则在其下缘稍偏外侧。

【主治】低血压、风湿性关节炎、各种炎症、腮腺炎、间日疟、昏厥、过敏性休克、过敏性皮肤病、咳嗽、哮喘、咽炎、急性结膜炎等。

②内鼻

【部位】在耳屏内侧面下 1/2 处，肾上腺穴的内侧。

【主治】鼻炎、鼻衄、感冒等。

③外鼻

【部位】在耳屏外侧面中部。

【主治】鼻疖、鼻部痤疮、鼻炎等。

④屏尖

【部位】在耳屏游离缘上部尖端。

【主治】发热、牙痛、腮腺炎、咽炎、扁桃体炎、结膜炎。

⑤咽喉

【部位】在耳屏内侧面上1/2处。

【主治】咽喉肿痛、声音嘶哑、失语、慢支哮喘等。

⑥屏间前

【部位】在屏间切迹前方，耳屏最下部。

【主治】眼病。

⑦饥点

【部位】外鼻与肾上腺连线中点。

【主治】肥胖症、甲状腺功能亢进、神经性多食。

⑧渴点

【部位】外鼻与屏尖连线中点。

【主治】糖尿病、尿崩症、神经性多饮。

（6）对耳屏穴位

①脑干

【部位】在轮屏切迹正中处。

【主治】头痛、眩晕、假性近视、脑膜刺激征、癫痫、精神分裂症及低热等。

②缘中（曾用名：脑点）

【部位】在对耳屏游离缘上，对屏尖与轮屏切迹之中点处。

【主治】遗尿、烦躁不安、智能发育不全、角弓反张、内耳眩晕症、功能性子宫出血等。

③枕

【部位】在对耳屏外侧面的后上方，缘中穴前下方，对耳屏软骨边缘处。

【主治】头痛、眩晕、哮喘、癫痫、面肌抽搐、神经衰弱、屈光不正等。

④额（曾用名：晕点）

【部位】在对耳屏外侧面的前下方，对耳屏软骨边缘，同皮质下穴相对。

【主治】额窦炎、头痛、头晕、失眠、多梦等。

⑤皮质下（曾用名：兴奋点、卵巢、睾丸）

【部位】在对耳屏内侧面。

【主治】痛症、间日疟、神经衰弱、假性近视、胃溃疡、腹泻、高血压病、冠心病、心律失常、精神分裂症、癔症、失眠、多梦、炎症等。

⑥屏间后

【部位】在屏间切迹后方，对耳屏前下部。

【主治】眼病。

⑦对屏尖

【部位】在对耳屏游离缘的尖端。

【主治】哮喘、腮腺炎、皮肤瘙痒、睾丸炎等。

⑧癫痫点

【部位】在对耳屏内侧下1/2处。

【主治】癫痫病。

（7）耳甲穴位

①口

【部位】在耳轮脚下缘前1/3处，外耳道口的外上方。

【主治】面瘫、口腔溃疡、胆囊炎、胆石症、牙周炎、舌炎、戒断综合征等。

②食道

【部位】在耳轮脚下方中1/3处。

【主治】食道炎、食道痉挛。

③贲门

【部位】在耳轮脚下方后1/3处。

【主治】贲门痉挛、神经性呕吐。

④胃（曾用名：幽门、下垂点）

【部位】在耳轮脚消失处。若耳轮脚延伸至对耳轮不消失，则取从外耳道口上方之耳轮脚部位至对耳轮内缘之间的外2/3处。

【主治】胃痛、食欲不振、消化不良、恶心呕吐、前额痛、癫痫、癔症、精神分裂症、失眠等。

⑤十二指肠

【部位】在耳轮脚上方后部。

【主治】十二指肠球部溃疡、胆囊炎、胆石症、幽门痉挛、腹胀、腹泻、腹痛等。

⑥小肠

【部位】在耳轮脚上方中部。

【主治】消化不良、腹痛、心动过速、心律不齐等。

⑦大肠

【部位】在耳轮脚上方前部。

【主治】腹泻、便秘、痢疾、咳嗽、痤疮。

⑧膀胱

【部位】在耳轮下脚下方中部。

【主治】膀胱炎、遗尿、尿潴留、腰痛、坐骨神经痛、后头痛。

⑨肾

【部位】在对耳轮上、下脚分叉处下方的耳甲艇部。

【主治】腰痛、慢性虚弱性疾病、水肿、哮喘、遗尿症、月经不调、遗精、阳痿、早泄、眼病、五更泻、头昏、头痛、失眠多梦、耳聋耳鸣、神经衰弱等。

⑩胰胆

【部位】在耳甲艇后上部，肝和肾区之间。

【主治】胆囊炎、胆石症、胆道蛔虫症、偏头痛、带状疱疹、中耳炎、耳鸣、听力减退、胰腺炎、口苦、胁痛。

⑪肝

【部位】在胃穴的外上方，耳甲艇后下方。

【主治】胁痛、眩晕、经前期紧张症、月经不调、更年期综合征、高血压病、神经官能症、抽搐、多动、癫狂、肝病、眼疾等。

⑫脾

【部位】在耳甲腔的后上方。

【主治】食欲不振、腹胀、腹泻、便秘、癫狂、功能性子宫出血、白带过多、内耳眩晕症、水肿、痿证、内脏下垂、失眠等。

⑬心

【部位】在耳甲腔正中凹陷处。

【主治】心动过速、心律不齐、心绞痛、无脉症、神经衰弱、癫、狂、癔症、失眠、多梦、健忘、自汗盗汗、心悸怔忡等。

⑭气管

【部位】在心区与外耳门之间。

【主治】咳嗽、气喘、急慢性咽喉炎。

⑮肺

【部位】在心、气管处的周围。

【主治】咳喘、胸闷、声音嘶哑、痤疮、皮肤瘙痒、荨麻疹、扁平疣、便秘、戒断综合征、自汗盗汗、鼻炎。

⑯三焦

【部位】在外耳门后下方，肺与内分泌区之间。

【主治】便秘、腹胀、水肿、耳鸣、耳聋、糖尿病。

内分泌

【部位】在屏间切迹内，耳甲腔的前下部。

【主治】痛经、月经不调、更年期综合征、过敏性疾病、痤疮、疟疾、糖尿病等。

（8）耳垂穴位

①眼

【部位】在耳垂正面中央部。

【主治】假性近视、目赤肿痛、迎风流泪。

②扁桃体

【部位】在耳垂正面下部，即耳垂7、8、9区。

【主治】扁桃体炎、咽炎。

③舌

【部位】在耳垂正面前上部，即耳垂1区。

【主治】舌炎、舌痛、舌部溃疡等舌部病症。

④内耳

【部位】在耳垂正面后中部，即耳垂6区。

【主治】内耳眩晕症、耳鸣、听力减退。

⑤面颊

【部位】在耳垂正面，眼区与内耳之间。

【主治】周围性面瘫、三叉神经痛、痤疮、扁平疣。

⑥垂前

【部位】在耳垂正面前中部，耳前下颌骨外缘凹陷中。

【主治】神经衰弱、牙痛。

（9）耳背穴位

耳背沟（曾用名：降压沟）

【部位】在对耳轮沟和对耳轮上、下脚沟处。

【主治】高血压、皮肤瘙痒。

（10）耳根穴位

①耳迷根

【部位】在耳轮脚后沟的耳根处。

【主治】心动过速、腹痛、腹泻、鼻炎、胆囊炎、胆石症、胆道蛔虫病。

②下耳根

【部位】在耳根最下处。

【主治】低血压、下肢瘫痪。

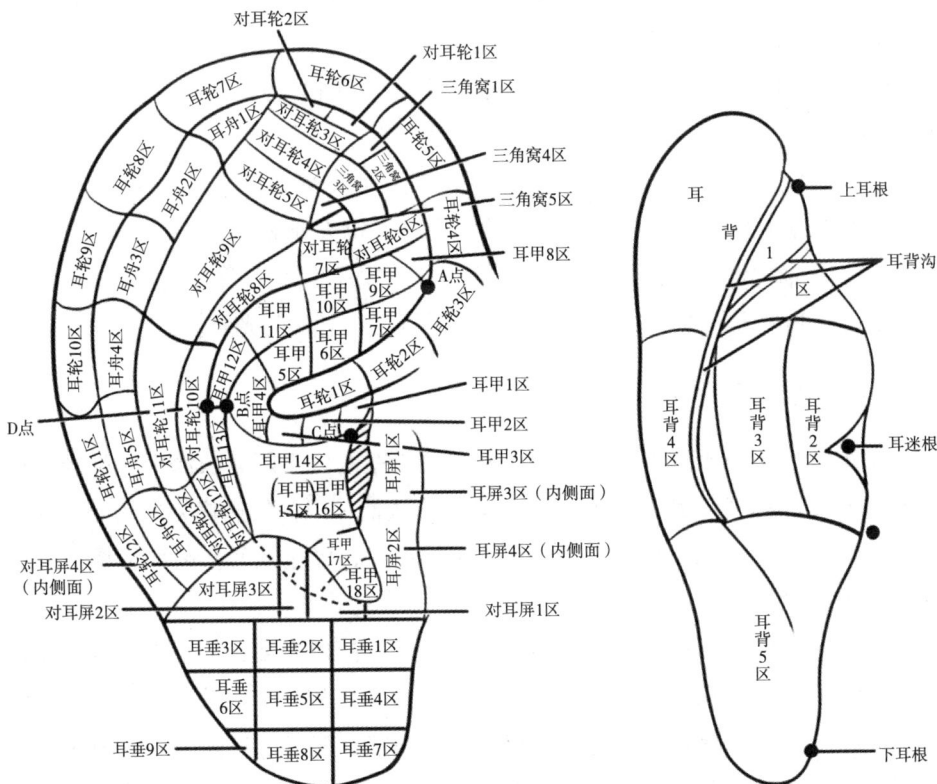

图 3-11　耳穴图

2.操作方法

（1）耳穴毫针刺法：即用毫针针刺耳穴治疗疾病，一般采用坐位或仰卧位，针具选用28~30号粗细的0.5~1寸长的毫针。局部常规消毒。进针时，术者用左手拇食两指固定耳郭，中指托着针刺部的耳背，然后用右手拇食指持针，在所选耳穴处速刺进针，进针可用速刺法。刺激强度和手法应视患者的病情、体质和耐受度等综合决定。针刺的深度也应根据患者耳郭局部的厚薄而灵活掌握，一般刺入皮肤1~3分即可，以小幅度捻转为主，留针时间一般为20~30分钟，体衰中风后遗症患者不宜多留。

（2）耳穴压丸法：又称压籽法，是在耳穴表面贴敷小颗粒药物，以刺激耳穴的一种简易方法。临床上以王不留行子为常用，方法为将医用胶布或麝香镇痛膏剪成小方块（规格0.5cm×0.5cm），用镊子取大小适宜的王不留行子贴于小胶布中央，备用（亦有制作好的贴剂市售）。选准耳穴，皮肤消毒后，对准穴位贴好，用手指按压固定，一般可有胀痛感。嘱患者或家属每天按压3~5次，每次按压以耳郭发红、自觉耳郭轻微发烫为度，3~5天更换1次。少数患者对胶布过敏，可选用防过敏的胶布。一旦发现患者耳部红肿，立即停止使用耳穴，避免加重感染。一般每次贴敷一侧耳穴，交替使用。

（3）耳穴点刺放血法：按摩耳郭，使之充血，局部消毒，用三棱针在选定耳穴上点刺放血数滴，然后用酒精棉球按压消毒，每天或隔日1次，每次1~2穴。

（4）耳穴埋针疗法：尚有耳穴电针法、耳穴梅花针法、耳穴注射法、耳穴磁疗法、耳穴割治敷药法、耳穴贴膏法、耳穴按摩法、耳穴激光照射法等。

六、腕踝针疗法

腕踝针疗法属于皮下针刺疗法，是由第二军医大学附属长海医院神经内科张心曙教授自1966年到1975年，在电刺激疗法治疗以神经病症为主的经验基础上，受传统经络学说和耳针、穴位针刺法的启发，经过反复实践而形成的一种新的针刺疗法。

1.取穴（仅限本书引用的穴位） 腕踝针共有12个刺激点，其中6个在腕部，6个在踝部。腕部上1~上6位于腕横纹上2寸（相当于内关穴与外关穴）位置上，环绕腕部一圈处，从腕部掌侧面的尺侧转到腕背部尺侧。内侧面从尺骨到桡骨方向依次划分为1区、2区、3区；外侧面从桡骨到尺骨方向依次划分为4区、5区、6区（图3-12）。

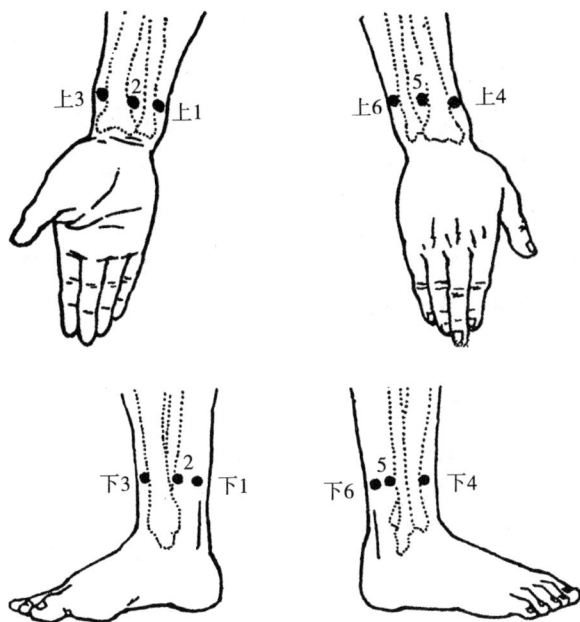

图3-12　腕踝针穴位图

上1：在小指侧的尺骨缘与尺侧腕屈肌腱之间。主治前额部头痛、眼病、鼻病、三叉神经痛、面肿、前牙痛、流涎、咽炎、气管炎、恶心、呕吐、心脏病、高血压；眩晕、盗汗、寒战、失眠、癔症、荨麻疹、皮肤瘙痒症等。

上2：在腕掌侧面的中央，掌长肌腱与桡侧腕屈肌腱之间。即内关穴部位。主治颞前部痛、后牙痛、腮腺炎、颌下肿痛、胸痛、胸闷、回乳、哮喘、手掌心痛、指端麻木等。

上3：在桡动脉与桡骨缘之间，主治面颊、侧胸及左上肢、右上肢3区内的病症。如偏头痛、牙痛、耳鸣、肩关节疼痛、高血压、侧胸痛、拇指和食指扭挫伤等。

上4：手心向内，在拇指侧的桡骨内外缘之间。主治头顶痛、耳痛、耳鸣、耳聋、下颌关节功能紊乱、肩周炎（肩关节前部痛）、胸痛。

上5：腕背面的中央，即外关穴的部位。主治颞后部痛、落枕、肩痛、肩周炎（肩关节外侧部痛）、上肢感觉障碍（麻木、过敏）、上肢运动障碍（瘫痪、肢颤、指颤、舞蹈症）、肘关节痛、腕和指关节痛、手部冻疮等。

上6：在距小指侧尺骨缘1cm处。主治后头部、脊柱颈胸段及左上肢、右上肢6区内的病症。如后头痛、颈项强痛、落枕、胸背痛、腕关节肿痛、小指麻木不仁等。

踝部下1~下6等6个刺激点位于内、外踝最高处上3寸（相当于悬钟穴与三阴交穴）位置上，环绕踝部一圈处，从跟腱内侧起向前转到外侧跟腱。内侧面从足跟到足趾方向依次划分为1区、2区、3区；外侧面从足趾到足跟方向依次划分为4区、5区、6区。

下1：靠跟腱内缘。主治上腹部胀痛，脐周围痛、急性肠炎、痛经、白带多、遗尿、阴部瘙痒症、足跟痛等。

下2：在内侧面中央，靠胫骨后缘。主治肝区痛、少腹痛、过敏性肠炎等。

下3：胫骨前嵴向内1cm处，主治膝关节（内缘）痛等。

下4：胫骨前缘与腓骨前缘的中点，主治股四头肌酸痛、膝关节痛、下肢感觉障碍（麻木、过敏）、下肢运动障碍（瘫痪、肢颤、舞蹈病）、趾关节痛等。

下5：在外侧面中央，靠腓骨后缘。主治腰痛、坐骨神经痛、膝关节痛、踝关节扭伤等。

下6：靠跟腱外缘。主治急性腰扭伤、腰肌劳损、痔疮、骶髂关节痛、坐骨神经痛、腓肠肌痛、脚前掌痛等。

2.操作方法 选定进针点后，皮肤常规消毒，用28号或30号1.5寸针，医生左手固定进针点上部（拇指拉紧皮肤），右手拇指在下，食、中指在上夹持针柄，针与皮肤呈15°~30°角，快速刺入皮下，然后将针放平，使针身呈水平位沿真皮下进入约1.2~1.4寸，以针下有松软感为宜，不做捻转提插。若病人有酸、麻、胀、沉感觉，说明针体深入筋膜下层，进针过深，须要调针至皮下浅表层。针刺方向一般朝上，如病变在四肢末端则针刺方向朝下。针刺沿皮下浅表层进达一定深度后留针20~30分钟。一般隔日1次，10次为1个疗程。急症可每日一次。选进针点时，对局部病症，选病症所在的同侧分区的进针点，对全身性病症，如失眠、盗汗等可选两侧相应进针点。

七、舌针疗法

舌针疗法是针刺舌体上的一些特定穴位，以治疗疾病的一种针刺方法。

1.取穴（仅限本书引用的穴位） 舌针分为舌面穴、舌下穴。舌面穴包括舌根，属肾，称肾穴（下焦），舌尖属心，称心穴（上焦），中央属脾胃，称脾胃穴（中焦），四畔属肝胆，称肝胆穴。舌下穴位于舌与下腭交界处，包括金津玉液穴。

心穴：位于舌尖部。主治心经相应疾病。

胃穴：位于舌面中央，心穴后1寸处。主治胃经相应疾病。

脾穴：位于胃穴旁开4分处。主治脾经相应疾病。

胆穴：位于胃穴旁开8分处。主治胆经相应疾病。

肝穴：位于胆穴后5分处。主治肝经相应疾病。

小肠穴：位于胃穴后3分处。主治小肠经相应疾病。

膀胱穴：位于小肠穴后3分处。主治膀胱经相应疾病。

肾穴：位于膀胱穴旁开4分处。主治肾经相应疾病。

金津玉液：将舌尖向上反卷，上下门齿夹住舌，使舌固定，舌下系带两侧静脉上，左名金津，右名玉液。

2.操作方法　舌针疗法一般采用直径28~30号1~1.5寸的毫针；舌针刺血选用直径26号1.5的毫针。

舌针治疗前，一般给予患者3%过氧化氢或1：5000高锰酸钾液漱口，以清洁口腔。

针刺舌面穴位，患者自然伸舌于口外。针舌底穴位，患者将舌卷起，舌尖抵住上门齿，将舌固定或将舌尖向上反卷，用上下门齿夹住舌，使舌固定；或由术者左手垫纱布敷料，将患者舌体固定于舌外，进行针刺。

针刺时采用快速进针，斜刺1寸左右，采用捻转与提插相结合的手法留针5分钟或不留针。其补泻体现在：①轻刺为补，重刺为泻。②顺刺为补，逆刺为泻。③不出血为补，出血为泻。④出血量少，1~5滴为补；出血量多，10滴~1ml为泻。⑤金津、玉液以点刺出血，以泻为主。舌下穴以针刺为主，以补为主，可速刺疾出，不可久留针，湿热刺全舌面，即满刺。

舌穴刺血法，即在选定的穴位上施快速浅刺放血。

八、三棱针疗法

三棱针疗法，俗称刺络疗法、刺血疗法、放血疗法。三棱针即古代"九针"中的"锋针"，是一种点刺放血的针具。用三棱针刺破患者身体上的一定穴位或浅表血络，放出少量血液治疗疾病的方法叫三棱针疗法，又称为"刺血络"，或"刺络"，或"络刺"。这种方法是从砭石刺血法发展而来的。近代又称为"放血疗法"。三棱针疗法具有行气活血、消肿止痛、开窍泻热、调和全血的作用，临床主要用于气滞证、血瘀证、实热证所致，以疼痛、发热、肿胀等症状为主要表现的疾病和急症的治疗。有时对疑难杂症有特殊的疗效。

1.针具

（1）三棱针：三棱针古称"锋针"，为不锈钢制成，针长约6cm，针柄转粗呈圆柱形，针身呈三棱形，尖端三面有刃，针尖锋利（图3-13）。

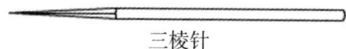

三棱针

图3-13 三棱针

（2）小眉刀：是古代九针中"铍针"的发展。形状为柄粗而圆，针身扁平，口如刀刃，锋刃锐利。多用于割划皮肤浅表络脉，使之出血以治疗疾病。

2.操作方法 用三棱针一般分为点刺、散刺、刺络、挑刺等方法进行操作。本书常用点刺法。点刺法又分速刺法和缓刺法。

（1）速刺法：以左手夹持应刺部位的肌肤，右手持针对准刺血部位，迅速刺入1~2分，随即迅速退出，直入直出，以出血为度，或出针后挤压局部，出血数滴。

（2）缓刺法：使浅层络（静）脉中等量出血。针前推按皮肤，使络（静）脉明显暴露，然后持三棱针对准施术部位直针刺或斜刺1~2分，以刺破络（静）脉管壁为度，再将针缓缓退出，或边退边摇大针孔，使之出血。

九、皮肤针疗法

皮肤针是针灸学中的一种多针浅刺疗法，以多支短针集成一束浅刺人体一定部位（腧穴）的一种治疗方法。是从《内经》"毛刺""扬刺""半刺"等刺法发展而来。因为它刺得浅，"刺皮不刺肉"，所以称皮肤针。皮肤针的治病原理是"病之于内，形之于外"。认为内脏病变，可以在经脉所通过的部位或相应体表发生症状或出现阳性物，而通过皮肤针叩打这些体表部位、穴位或阳性反应区，便可以通过皮部孙脉络脉和经脉，起到调整脏腑虚实、调和气血、通经活络、平衡阴阳的治疗疾病作用。多用于半身不遂、面瘫、偏身麻木、失眠、痴呆、阳痿、高血压、肢体痉挛等中风后遗症。

1.针具 皮肤针，是一种形如小锤的针，结构分针柄、针锤、针盘和针尖等几个部分，针柄坚固而富有弹性，针尖呈松针形，尖中带秃，排列整齐。针具名因针数、式样等不同而异。五根针捆成一束、形似梅花，叫梅花针；将七根针捆在一起，叫七星针；将十八根针嵌在竹签上的，叫罗汉针。现代还有通电以加强刺激的叫电梅花针（图3-14）。

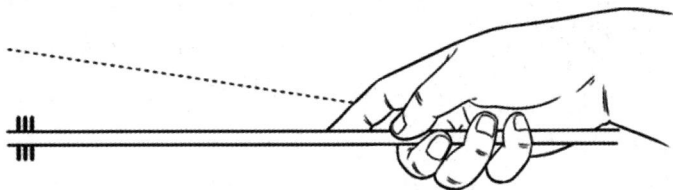

图3-14　皮肤针

2.治疗部位　皮肤针治疗的部位通常有以下：①循经叩刺，即沿着与疾病有关的经脉循行路线叩刺，主要用于项、背、腰骶的督脉和膀胱经，其次是四肢肘、膝以下的三阳经、三阴经。可治疗相应脏腑经络病变。②穴位叩刺，主要用于背俞穴、夹脊穴、某些特定穴和阳性反应点。③局部叩刺，指在病变部位叩刺，如头面五官疾病、关节疾病及其他局部病变。

3.操作方法　用右手握持针柄，以无名指、小指将针柄末端固定于小鱼际处，以拇、中型指夹持针柄，食指置于针柄中段上面，使用腕部弹力进行叩刺，叩刺时要求落点正确，速度一致，用力均匀，避免针尖斜向刺入和向后拖拉提起，而引起疼痛。

皮肤针刺激强度分轻、中、重三种，是补泻手法的具体应用。①轻度刺激：叩打时使用腕力较轻，患者稍有疼痛感，皮肤局部略有潮红，具有补的性质。②中度刺激：叩打时使用腕力稍大，介于轻、重度之间，患者有轻度疼痛感，皮肤局部有潮红、丘疹，但不出血，具有平补平泻的性质。③重度刺激：叩打时使用腕力较重，冲力大，患者有较明显痛感，但能忍受。叩打局部皮肤明显发红，并可有轻微出血，属于泻的手法。

十、皮内针法

皮内针是以特制的小型针具固定于腧穴的皮内或皮下，进行较长时间埋藏的一种方法，又称为埋针法。《素问·离合真邪论》有"静以久留"的记载，适用于需要持续留针的慢性疾病以及经常发作的疼痛性疾病。

1.针具　皮内针是用不锈钢丝特制的小型针具，有颗粒型、揿针型两种。颗粒型又称麦粒型，一般长约1cm，针柄形似麦粒或呈环形，针身与针柄成一直线。揿针型又称图钉型，针身长0.2~0.3cm，针柄呈环形，针身与针柄呈垂直

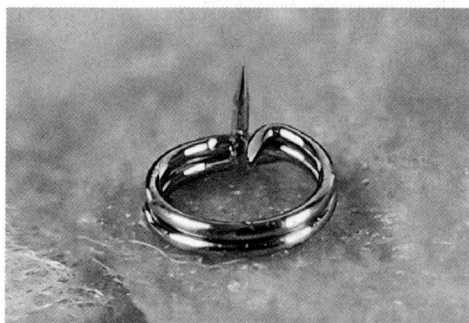

图3-15 皮内针

状（图3-15）。

2.操作方法

（1）颗粒型皮内针的操作：针刺前针具和皮肤进行常规消毒。针刺时先用左手拇食指按压穴位上下皮肤，稍用力将针刺部皮肤撑开固定，右手用小镊子夹住针柄，横向将针刺入皮内，针身可沿皮下平行埋入0.5~1cm。在露出皮外部的针身和针柄下的皮肤表面粘贴一小块方形胶布，然后再用一条较前稍大的胶布覆盖在针上。这样可以保护针身固定在皮内，不致因活动使针具移动或丢失。

（2）揿针型皮内针的操作：针刺前针具和皮肤进行常规消毒。施术时以小镊子或持针钳夹住针柄，将针尖对准所选的穴位轻轻刺入，然后以小方块胶布粘贴固定。另外，也可用小镊子夹针，将针柄放在预先剪好的小方块胶布上粘住，手执胶布将其连针贴刺在选定的穴位上。此法多用于面部及耳穴等须垂直浅刺的部位。

埋针时间的长短可根据季节及病情而定，热天一般留针1~2天，冷天可留置3~7天。慢性疼痛性疾病留针时间可较长。留针期间可经常按压埋针处，一般每天可按压3~4次，每次1~2分钟，以加强刺激，增加疗效。

十一、穴位敷贴疗法

穴位敷贴疗法是指在某些穴位上敷贴药物，通过药物和腧穴的共同作用以治疗疾病的一种疗法（图3-16）。

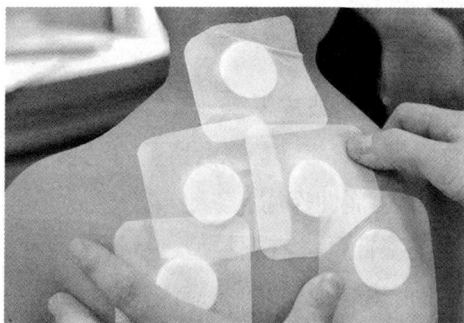

图3-16 穴位贴敷

穴位敷贴疗法既有穴位刺激作用，又通过皮肤组织对药物有效成分的吸收，发挥明显的药物效应，起到双重治疗作用。同时又可避免内服药物时肝脏及各种消化酶、消化液对药物成分的分解破坏，从而保持更多的有效成分，更好的发挥治疗作用，也可避免药物对胃肠的刺激而产生的一些不良反应。

1.穴位选取 根据疾病病因、病机，采用辨证取穴、循经取穴及经验取穴，选取相应穴位。常用腧穴有神阙、涌泉、阿是穴及病变局部腧穴等。选穴宜少而精，若选穴得当，可收药效、穴效之功。

2.药物的选择 吴师机在《理瀹骈文》中指出："外治之理即内治之理，外治之药即内治之药，所异者，法耳。"故凡临床有效的汤剂、丸剂，一般都可熬膏或研末用作腧穴敷贴。但在具体操作上，一是应有通经走窜、开窍活络之品，如姜、葱、蒜、白芥子、肉桂、细辛、冰片、麝香、丁香、花椒、皂角、穿山甲等。二是多选气味俱厚之品，有时甚至选用力猛有毒的药物，如斑蝥、生南星、生半夏、川乌、草乌等。三是选择适当溶剂调和敷贴药物或熬膏，以达效力专、吸收快、收效速的目的。常用溶剂有水、白酒、醋、姜汁、蒜汁、蜂蜜、凡士林等，有利于充分发挥药效。油类的优点在于柔软、滑润、保润时间长，易于被皮肤吸收；醋可起解毒、化瘀、收敛和缓解烈之药性的作用；酒起行气、通络、消肿、止痛及激起缓药的药性之功。临床上应根据病情，用药情况适当选用溶剂和赋形剂，以便更好地发挥药效。

3.操作方法 敷贴前将所选穴位局部皮肤擦拭干净，或用酒精消毒，把药敷上后用胶布固定，目前有专供敷贴穴位的特制敷料，使用固定都非常方便。换药时间：刺激性小的敷料每隔1~3天换药1次，不需溶剂调和的药物，可5~7天换药1次，刺激性大的，应视患者反应和发泡程度确定，数分钟至数小时不等。

十二、穴位注射疗法

穴位注射疗法又称为"水针"，是选用某些中西医药物注射液注入人体有关穴位、压痛点或反应点以防治疾病的一种治疗方法。它是根据经络理论和药物治疗原理发展起来的一种治疗方法，它将针刺与药物对穴位的双重刺激作用有机地结合起来，发挥其综合效能，以提高疗效。具有操作简便、用药量小、适应证广、作用迅速等优点（图3-17）。

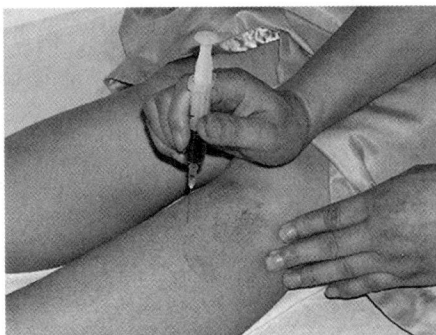

图3-17 穴位注射

1.用具及常用药液

（1）用具：使用消毒的注射器和

针头，现在临床使用一次性注射器。根据使用药物和剂量大小及针刺的深度，选用不同的注射器和针头。常用的注射器为1ml（用于耳穴和眼区穴位）、2ml、5ml、10ml、20ml；常用针头为5~7号的普通注射针头、牙科用5号长针头以及封闭用的长针头。

（2）穴位注射常用药物有以下几类：①中药草制剂如丹参注射液、川芎嗪注射液、银黄注射液、复方当归注射液、柴胡注射液、鱼腥草注射液、威灵仙注射液、徐长卿注射液、清开灵注射液等。②维生素类制剂如维生素B_1注射液，维生素B_6注射液，维生素B_{12}注射液、甲钴胺注射液及维生素C注射液，维丁胶性钙注射液等。③其他药物制剂如5%~10%葡萄糖注射液、生理盐水、注射用水、三磷酸腺苷、辅酶A、神经生长因子、胎盘组织液、硫酸阿托品、山莨菪碱、泼尼松、盐酸普鲁卡因、利多卡因、氯丙嗪、加兰他敏等。

2.操作方法　选择合适的消毒注射器和针头，抽取适量的药液，在穴位局部消毒后右手持注射器对准穴位或阳性反应点，快速刺入皮下，然后将针缓慢推进，达一定深度后，进行缓慢的提插，获得得气感，回抽无血后，再将药液注入。选穴宜少而精，以1~2个腧穴为妥，最多不超过4个腧穴。每次用量多为常规的1/10~1/3，中药注射液穴位注射常规剂量为1~4ml。每天或隔天1次，注射后反应强烈的也可间隔2~3天注射1次。10次为1个疗程，疗程间隔5~7天。

十三、腧穴埋线法

腧穴埋线法是将羊肠线埋入穴位，利用羊肠线对穴位的持续刺激作用以治疗疾病的一种方法。

1.针具及其他用品　皮肤消毒用品、洞巾、注射器、镊子、埋线针或经改制的18号腰椎穿刺针（将针芯前端磨平）、持针器、0~1号铬羊肠线，普鲁卡因或利多卡因、注射用水、剪刀、消毒纱布及敷料等。

2.操作方法　医者双手、埋线部位、器械均常规消毒；局部麻醉（每穴用0.5%~1%的盐酸普鲁卡因或利多卡因作皮内麻醉）；将羊肠线剪成2~3cm的线段，用镊子挟持从穿刺针尖部装入套管；推动针心，验证线段出针是否顺利；将线段全部装入，针尖斜面不宜有线外露。医者左手握固埋线部位，右手持穿刺针斜面向下，用力钻捻刺入皮下，然后转动穿刺针使斜面向上，再用力刺进，达到预定深度，左手固定针心，右手外拉套管，直至针头的凸凹对严，说明羊肠线已全部出管而置于穴位，再外拉针心，用酒精棉球按紧埋线部位，右手将穿刺针全部拔出。如无出血，随用含碘酒棉球敷于针眼，用方形胶布粘敷。如有出血，用碘酒棉球按压片刻，出血即止，然后用胶布粘敷。若需第二次埋置，须20天后，并要错开原来针眼，一般可连续埋线三次。

3.注意事项

（1）局部麻醉不可过深，以免降低疗效。

（2）严格无菌操作，防止感染。

（3）一次埋线，取穴一般以5个穴位为上限。

（4）如果术后1~5天内局部出现红肿热痛等无菌性炎症反应，或有少量白色液体自创口流出，属正常现象，一般不需处理，若渗出液较多突出于皮肤表面，可将白色液体挤出，用75%酒精棉球擦去，覆盖消毒纱布，施术后患肢局部温度升高，少数病人可有全身反应，体温升高，要注意观察，如果高热不退，全身瘙痒等异常反应明显，则应到医院就治。

十四、穴位激光照射法

穴位激光照射法又称激光针、激光针灸、光针。系利用低功率激光束直接照射穴位以治疗疾病的方法。激光具有单色性好、相干性强、方向性优和能量密度高等特点。医学上常用的有氦氖激光（He-Ne）、二氧化碳激光（CO_2）、半导体激光（砷化镓）等。目前，穴位激光照射法已被广泛应用于临床，治疗内外妇儿各科几十种病症，中风后遗症的治疗和康复也有很多应用。

1.激光器具　主要有He-Ne激光腧穴治疗仪、CO_2激光腧穴治疗仪、掺钕钇铝石榴激光腧穴治疗仪等。

（1）He-Ne激光腧穴治疗仪发射波长6328Å，功率从1毫瓦到几十毫瓦，光斑直径为1~2mm。这种小功率的He-Ne激光束能部分到达生物组织10~15mm深处，故可替代针刺而对穴位起刺激作用。

（2）CO_2激光腧穴治疗仪照射穴位时，既有热作用，又有类似毫针的刺激作用。目前，多用20~30W的CO_2激光束散光，使它通过石棉板小孔，照射病人穴位。发射波长为106000Å，属长波红外线波段，输出形式为连续发射或脉冲发射。

（3）掺钕钇铝石榴石激光腧穴治疗仪发出近红外激光，可进入皮下深部组织，并引起深部的强刺激反应。输出方式为连续发射。

2.操作方法　根据患者病情辨证选好腧穴，开启激光器，选择合适的激光波长、输出功率、光照直径，并确定光照时间，按预定疗程进行照射。光源至皮肤的距离为8~100cm，每次每穴照射5~10分钟，共计照射时间一般不超过20分钟，每日照射1次，10次为1个疗程。

十五、拔罐法（附刺络拔罐法）

拔罐法，古称角法或角吸法，又称吸筒法、火罐气。民间俗称拔火罐。这是一种以罐作工具，利用燃烧、抽吸、挤压等方法排出罐内空气，造成负压，使罐吸附于体表腧穴或患处，进而产生刺激，使局部皮肤充血、瘀血，以达到防治疾病的方法。

1.器具 目前临床上常用的有玻璃罐、竹罐、陶瓷罐和透明塑料抽气罐等（图3-18、图3-19）。

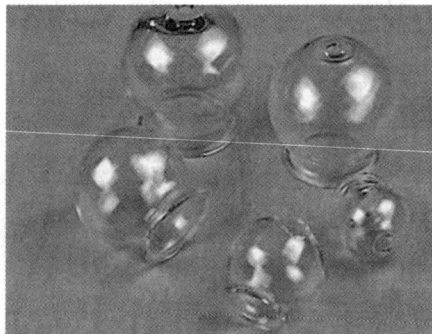

图3-18 玻璃罐

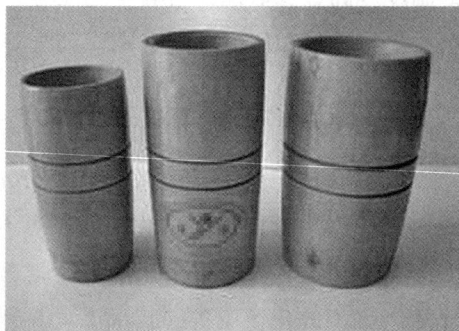

图3-19 竹罐

2.操作方法

（1）闪火法：用镊子夹住略蘸95%酒精的棉球，或手持闪火器，一手握罐体，将棉球点燃后立即伸入罐内，闪火即退出，迅速将罐扣在应拔的部位上即可吸住。这种方法比较安全，是常用的拔罐方法，适合留罐、闪罐、走罐等。

（2）投火法：将蘸酒精的棉球或软质纸片点燃后投入罐内，迅速将罐扣于应拔部位。适宜于侧面横拔。

（3）贴棉法：将直径1~2cm的薄脱脂棉片略蘸酒精后贴于罐体内侧壁，点燃后迅速将罐扣于应拔部位。

以上拔罐一般留罐10~15分钟，待拔罐部位的皮肤充血，出现瘀血时，将罐取下，时间不宜过长，以免起泡。同时注意酒精不宜蘸得过多或沾于罐口以免烫伤皮肤。现在临床上为了方便，又用透明塑料罐制成，上面加置活塞，便于抽气，使之吸拔在穴位或疼痛部位。

附：刺络拔罐法

一种将针刺和拔罐相结合的方法。即在应拔罐部位的皮肤消毒后，先用三棱针点刺出血或用皮肤针叩刺，然后将点燃的火罐吸拔于点刺的部位上，使之出血，以加强刺血（刺络）治疗的作用。一般针后拔罐留置10~15分钟，亦可稍长，然后将罐起下，擦净血迹。

十六、浮针疗法

由符仲华博士发明的浮针疗法，是来源于《灵枢·官针》篇的刺法、皮部理论以及现代腕踝针理论和针灸研究的成果，再结合符仲华博士发明的扫散手法、再灌注和患肌理论等所创立的一种针刺治疗方法。浮针疗法主要治疗局限性疼痛，也可以治疗部分非疼痛性局限性疾病。

1.针具 浮针疗法所用的针具，是由符仲华博士具有发明专利的一次性浮针针具。它是一种复式结构，由针芯、软套管及针座、保护套管3部分组成。主要部分是特制软套管和不锈钢针芯组成（图3-20）。进针用浮针专用进针器（图3-21）。

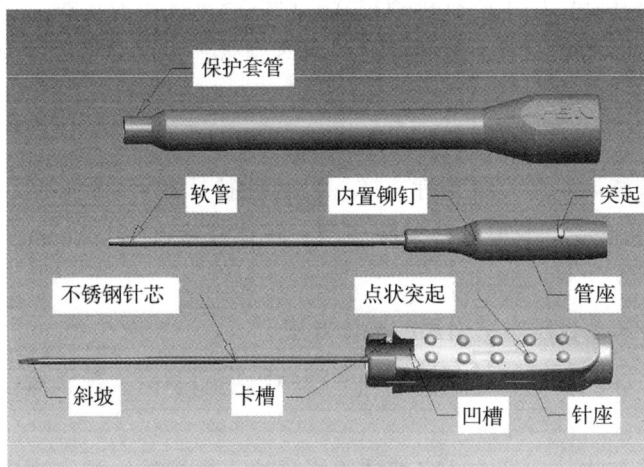

图3-20 浮针

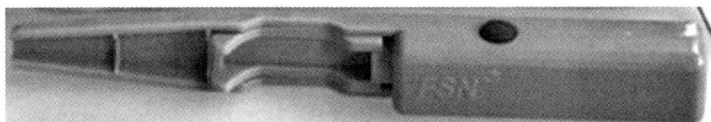

图3-21 浮针进针器

2.操作方法

（1）以患肌理论（在运动中枢正常情况下，放松状态时，目标肌肉的全部或一部分处于紧张状态，该肌肉就叫患肌）选择合适的进针点。

（2）采用浮针专用进针器进针。

（3）在皮下组织层操作。

（4）针进皮下组织后，针体左右摇摆如扇形的扫散运针。

（5）配合再灌注活动，即让患者主动或被动地活动患处肌肉或关节，使其收缩时缺血，舒张时充血，如此反复操作使得局部得到血液再灌注而改善其缺血状态。

（6）抽出不锈钢针芯，将软套管仍留置皮下24小时，胶布固定露出皮外的与软套管紧密连接的管柄。留置于体内的软套管柔软，不影响病人作息，留针期间病人继续配合再灌注活动。

十七、刃针疗法

刃针疗法是由田纪钧教授发明的、用刃针行软组织微创术以治疗疾病的方法。它源于古九针，以中医理论为指导，以西医学理论为框架，结合现代诊疗理念，强调产生信息调节、解除过大应力及热效应三种功效，是传统与现代相结合的一种特色疗法。

1.针具

刃针的整体形状与传统毫针一样，只是粗细、长短有所不同，但根本的区别是刃针的端部是扁平刃，型号分三型，针体长度在1.0~9.0cm，针体直径为0.35~0.7mm。

2.操作方法（仅限本书引用的操作方法）

（1）施针部位：病灶处，即损伤变性软组织的瘢痕、粘连处，或无菌性炎症的部位。

（2）进针方法：爪切法、夹持法、舒张法、提捏法、弹击法（市售有带针管的刃针）和单手进针法。

（3）进针层次：诊断是哪个层次的病变，逐层进针，针达病灶。

（4）针法

①纵行切割：在与刃针针刃方向一致的线上，分次间断地穿过病变组织层。

②横行切割：在与刃针针刃方向垂直的线上，分次间断地穿过病变组织层。

③纵行斜切：切割一针后，将刀刃退至皮下组织层，将刃针与针刃方向一致地倾斜，与刃针针刃方向一致地斜行穿过病变组织层。

④横行斜切：切割一针后，将刀刃退至皮下组织层，将刃针与针刃方向垂直地倾斜，与刃针针刃方向垂直地斜行穿过病变组织层。

⑤十字切割：切割一针后，略提起刃针，旋转90°后再切割一针，此时呈纵横十字形切口。若依次斜行再切数次，则称"连续十字切割"。

⑥米字切割：切割一针后，略提起刃针，旋转45°后再切割一针，依次连续两次，此时呈米字形切口。若斜行再切数次，则称"连续米字切割"。

3.注意事项

（1）熟悉主要神经、动脉、内脏的体表投影，以防在治疗中误伤。

（2）逐层进针。

（3）密切注意患者在治疗中的感觉及变化。如患者放射样或电击样麻木疼痛、不自主地弹起抬动、有酸沉胀等感觉等，是触到了神经根、神经干或血管、神经末梢，应作稍提起并略改变方向的操作。

（4）对胸背部、腹部内脏部位、孕妇等不可深刺或应禁针。

十八、眼针疗法

眼针疗法是由彭静山教授以《易经》的阴阳八卦，眼科的五轮八廓和脏腑经络学说为理论依据所首创的一种针灸疗法。它通过针刺眼球周围、眼眶边缘的穴位，以治疗全身疾病。晋代皇甫谧的《针灸甲乙经》就有针刺睛明、攒竹等眼周穴位治疗疾病的记载。

1.针具

30号0.5寸不绣钢针。

2.操作方法

（1）用30号0.5寸不锈钢针，先以左手压住眼球严密保护，并使眼眶内皮肤绷紧，右手持针轻轻刺入。

（2）找出针刺点，可斜刺；按经区分布，可以横刺，但不可超越所刺的经区。手法：一般不用手法。如针后没有得气，可把针稍微提出一点，重新调整后刺入。得气有多种感觉，如触电样，或酥酥地上下窜动，或酸、麻、胀、重，或发热、发凉等。针刺后如得气，效果必好；无任何感觉的，叫作"不得气"，则效果不佳。需补泻时，顺眼针经穴分布顺序进针为补；逆眼针经穴分布顺序进针，则为泻。

3.眼球经区的划分方法　两眼向前平视，经瞳孔中心做一水平线，并延伸过内外眦，再经瞳孔中心做该水平线的垂直线，并延伸过上、下眼眶，将眼区分成四个象限，然后再将每个象限划分成两个相等区，即四个象限，共分八个相等区（图3-22）。

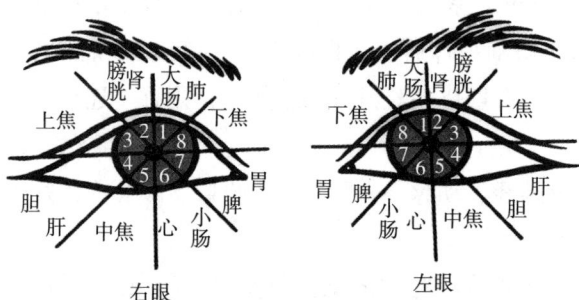

图3-22　眼区穴位分布图

左眼八区排列顺序是顺时针方向的，右眼八区排列顺序是逆时针方向的。但各经区所代表的脏腑左右皆同。口诀如下：一区肺大肠，二区肾膀胱，三区属上焦，四区肝胆藏，五区中焦居，六区心小肠，七区脾和胃，八区下焦乡。每区所占的范围，以钟表为例，用时针计算为90分钟。例如，左眼一区由10时30分钟至12时，右眼逆行，右一区7时30分钟至6时。其他依此类推八区十三穴，1、2、4、6、7这五个区，每区一脏一腑，即肺与大肠、肾与膀胱、肝与胆、心与小肠、脾与胃，各占二分之一；3、5、8为上焦、中焦、下焦，各占整个经区。

4.注意事项

（1）针刺时要避开血管，防止眼周皮下出血。

（2）进针时，按找好的穴位向皮内快速进针，留针时间要短，最长应不超过15分钟，以防止因留针时间长而引起皮下出血。

（3）起针时，左手持干棉球，轻轻放在针穴上，待拔出针后，轻轻按压穴位片刻，以防出血。

十九、腹针疗法

腹针是通过刺激腹部穴位调节脏腑失衡来治疗全身疾病，以神阙布气假说为核心形成的微针系统。其适应证是内因引起的疾病或久病及里的慢性病。

1.针具 长度为40~60mm的一次性不锈钢毫针。

2.腹针常用穴位（图3-23）

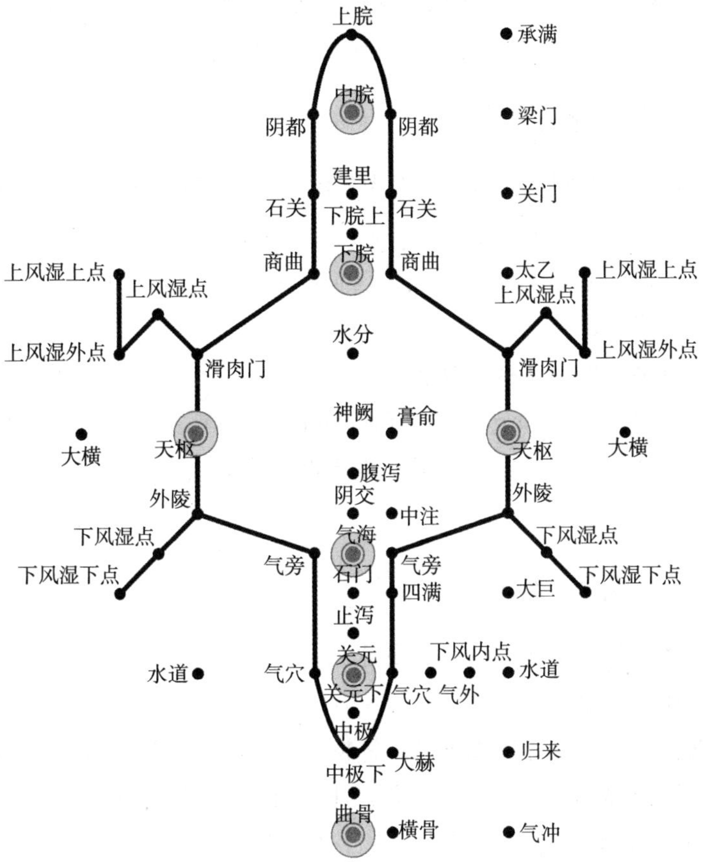

图3-23 腹针穴位图

天地针：中脘、关元。

引气归元：中脘、下脘、气海、关元。

腹四关：滑肉门、外陵左右两侧共四穴。

大横：调脾气。

上风湿点：滑肉门穴的外0.5寸、上0.5寸。

下风湿点：外陵穴的外0.5寸、下0.5寸。

滑肉门三角：以滑肉门为顶点的三角形。

3.操作方法 腹针进针深度分为天、地、人三部。病程较短者针刺天部（即浅刺）；病程虽长、未及脏腑或其邪在腠理的病，针刺人部（即中刺）；病程较长，累及脏腑或其邪在里的病，针刺地部（即深刺）。施术手法分三部：候气、行气、催气。进针后停留3~5分钟为候气，3~5分钟后再捻转使局部产生针感为行气，再隔5分钟行针1次加强针感，使之向四周或远处扩散谓之催气。留针30分钟。以弱刺激为补，强刺激为泻。补时可施灸。

二十、芒针疗法

芒针用不锈钢丝制成，常用长度为5~8寸，因其针身细长如麦芒而得名，由九针之一的长针发展而来。用芒针针刺穴位以治疗疾病的方法，称为芒针疗法。

1.针具 芒针采用不锈钢制成，以长度5~8寸，26~28号的针具最为常用。用前必须严格消毒。

2.操作方法 采用夹持进针法，双手配合，压捻结合，迅速破皮，缓慢将针刺至所需深度。多用捻转手法，角度在180°~360°之间，不宜过大。出针时动作宜轻柔、缓慢，提捻结合，退至皮下再轻轻地抽出，迅速按压干棉球，以防出血。

二十一、火针疗法

火针是将特制的金属针烧红，迅速刺入一定部位，并快速退出以治疗疾病的方法。古称"燔针"。

1.针具 以高温下针体硬度高，针柄不易导热的材料制作，针体多用钨合金，针柄多用耐热的非金属材料制作。细火针针头直径为0.5mm，粗火针针头直径为1.2mm。也有用止血钳钳住大头针来替代的。

2.操作方法 局部皮肤严格消毒。

（1）烧针：先针身，后针头，将针烧红。若针四肢、腰腹较深部位（2~5分），则烧至白亮；若针刺胸背较浅部位，可烧至通红；若针刺表浅，烧至微红即可。

（2）针刺：烧针后对准穴位垂直点刺，速进速退，用无菌棉球按压针孔，以减少疼痛并防止出血。

3.注意事项 有大血管、神经干的部位禁用火针；有出血倾向者禁用火针；针后避免洗浴，局部发痒，不宜搔抓。

| 第四章 |
中风病四大主症的针灸治疗

中风急性期和恢复期的治疗一脉相承。根据国家中医药管理局脑病急症科研协作组起草制订的《中风病诊断疗效评定标准》（试行）疾病分期标准，中风恢复期为中风后6个月以内。这个时期，半身不遂、语言不利、偏身感觉障碍和面瘫四大主症，诊断已明确，此时危险期基本渡过，进入了针灸治疗的关键期。

随着科技的发展，医学水平的提高和普及，中风患者发病后，往往都需要去二级以上有条件的医院做CT或MRI等检查确诊，故中风急性期以西医留观住院抢救居多，如果这时候能及早介入针灸治疗效果当然会更好，但待患者生命指征稳定，病情进入恢复期后，患者一般都会出院返乡回社区康复，针灸治疗也就渐渐变为主角。

第一节　针灸治疗中风病的介入时机

中风在不同病程、不同病期所选择的针灸时机和方法有所不同，脑梗死和脑出血及短暂性脑缺血发作在不同病期和病程所选择的时机也有所区别。一般而言，针刺治疗中风，介入越早，效果越好。这在缺血性中风和小中风争议较少，急性期针刺治疗的疗效要优于恢复期和后遗症期，恢复期治疗要优于后遗症期。而针刺治疗出血性中风，其治疗时机则历来争议较大。西医学强调出血性中风急性期要绝对卧床4~6周，避免包括针灸在内的一切刺激，否则，容易引起再度出血而加重病情。那么，问题的关键在于脑出血急性期针刺到底是否会引起再度出血以及脑出血急性期针刺到底能不能提高疗效。

要回答这个问题，首先要看看有没有在急性期脑出血针刺治疗的相关研究？其疗效如何？据文献报道，东贵荣等用头穴透刺法治疗56例急性高血压性脑出血，在发病1天内针刺，1个月后观察，针疗组疗效显著优于常规西药治疗组（70例）和血肿吸术组（13例），其职业功能、生活功能、自理功能、活动功能和生命功能等5项指标亦优于药物组和碎吸组。颅脑CT复查，针刺组的脑内血肿吸收率明显高于单纯药物组。石学敏用重刺激的醒脑开窍法治疗脑出血601例，10天之内组（216例）与稳定期组（161例）、恢复期组（210例）、后遗症期组（14例）等三组对照比较治愈率，差别有显著性或极显著性。这样的研究不胜枚举，说明针灸治疗急性期中风，不仅不会引起再次出血，而是会提高疗效。回答了这个问题后，针灸急性期脑出血会不会引起再度出血的问题已经迎刃而解。事实上，脑血管专家还追踪观察过1500多名高血压脑出血患者，在二十年的时间内只有30例发生再出血，再出血距首次出血的时间以三个月至两年最多，其中最早的一例为首次出血后两个月。在1500名患者中，无一例在住院期间发生再出血。尸体解剖证实，再出血的部位均不在原处，因首次出血时已经机化结疤，疤痕对易出血的小血管起着支持与保护作用，同时该处的血流量低，压力小，不易再出血。由此可以说明，早期介入针灸治疗、早期离床进行功能锻炼，能使残废的锥体束与锥体外束充分发挥其高度的代偿能力。笔者在大量的中风急性期临床治疗中观察到，缺血性中风最早是当天进行头皮针配合导引的治疗，出血性中风是第五天进行头皮针配合导引的治疗，疗效均明显优于恢复期和后遗症期，且全都安全，未见再出血。

有研究表明，中风后瘫痪的康复和开始康复治疗的时间呈正相关，其结果是半个月以内即行康复治疗者，基本治愈率高达76.6%；半个月至三个月内进行康复治疗者，基本治愈率为55.9%；三个月至六个月内进行康复治疗者，基本治愈率为20.2%；而半年以上进行康复治疗者，基本治愈率则为0。

当然，进行急性期中风的早期针灸治疗和功能锻炼，应以临床判断病灶出血静止、生命指征稳定为标准，治疗中应注意血压变化和并发症的处理等等。

第二节　中风病四大主症的针灸治疗

中风后6个月内的急性期和恢复期，是针灸治疗的黄金期。主要以半身不遂、语言不利、偏身感觉障碍和面肌瘫痪为患者的第一诉求。首诊可能会在就近的乡镇和社区，故作为乡村、社区医生，首先要明确诊断，分清是缺血性中风还是出血性中风，是中经络还是中脏腑，然后对症治疗、辨证施术。

一、半身不遂

【概说】

半身不遂即偏瘫，是急性脑血管病的主要症状之一。指左侧或右侧上下肢体，因中风引起肌肉活动能力丧失或减低，出现肢体完全不能随意运动或随意运动微弱与运动量不足。肢体瘫痪部位在病灶对侧，肢体瘫痪的表现视病变部位不同而异，但均属于上运动神经元性瘫痪范畴，而具有肌张力增高、腱反射增强、病理反射存在、肌肉萎缩不明显等锥体束受损的特点。偏瘫可见于高血压性脑出血（如基底节区出血较常见到偏瘫）、短暂性脑缺血发作的病程中，更常见于动脉硬化性脑梗死。

中医典籍有"夫风之为病，当半身不遂"（《金匮要略》）等记载，临床上，半身不遂常分为肝阳化风、湿痰内闭、痰火内闭、气虚血瘀、肝肾亏损等证型。

【临床表现】

（1）瘫痪的部位：常见的是一侧上下肢瘫痪，即偏瘫。多由瘫痪肢体的对侧大脑半球（皮质、皮质下及内囊）病变（出血或梗死）引起。也可以是单瘫、三肢瘫和四肢瘫（即双侧偏瘫），多由不同部位脑血管多发性梗死或出血所致。

（2）瘫痪的程度：分为完全性和不完全性瘫痪两种。①完全性瘫痪：肌力完全丧失，肢体处于完全不能随意运动状态。②不完全性瘫痪：肢体肌力呈某种程度减低，随意运动微弱或运动量不足。

根据瘫痪的肌张力状态，可分弛缓性瘫痪和痉挛性瘫痪两种。①弛缓性瘫痪：瘫痪肢体肌张力明显低下，被动运动时阻抗力小，腱反射减低或丧失。②痉挛性瘫痪：瘫痪肢体肌张力显著增高，肢体被动运动时抵抗力大并有僵硬感，腱反射亢进。

（3）瘫痪的特点：上肢瘫痪，一般伸肌群比屈肌群的瘫痪程度重，外旋肌群比内收肌群重，故出现上肢内旋等症状，但手部的屈肌群却比伸肌群要重，故出现手指不能伸展等症状。而下肢瘫痪与上肢瘫痪正好相反，屈肌群比伸肌群的瘫痪程度要重，故出现足下垂、足内翻等症状。而瘫痪肢体恢复起来，一般都先下肢，后上肢；先近端，后远端。

中风后瘫痪可伴随瘫痪同侧或对侧面瘫、语言障碍、吞咽困难、意识障碍或感觉障碍等临床症状。检查时，则可出现腱反射减低、消失或亢进，巴氏征、克氏征、布氏征阳性，踝阵挛阳性等。

【针灸处方】

[**头皮针疗法**]

取穴：采用《头皮针穴名国际标准化方案》，取顶中线、顶颞前斜线。

操作：

①体位：坐位。确不能坐者，可采用仰卧位。针刺部位：病灶侧（即偏瘫肢体的对侧）头部。

②针具：采用30~34号（直径0.23~0.30mm）、1~1.5寸（25~40mm）一次性不锈钢毫针。

③皮肤消毒：采用2%的碘酒擦拭施术部位，再用75%的酒精棉球将碘酒拭净，或单用75%的酒精棉球擦拭针刺部位的皮肤。

④进针：采用指切进针法。先用左手拇指切按在治疗线旁边，右手持针，紧靠指甲快速将针刺入，针尖至帽状腱膜下层。

⑤针尖方向：顶中线由前顶刺向百会；顶颞前斜线由前顶刺向悬厘的上2/3节段，用两根毫针接力刺法。

⑥手法：在针尖刺入帽状腱膜下层后，使毫针与头皮呈15°~30°角，在腱膜下层进入皮肤1寸（25mm）左右，指下有不紧不松的感觉和一种吸针感，然后进行行针操作，即用爆发力向外速提3次（约5秒钟），每次至多提出1分（2.5mm）许，再缓插至1寸，如此反复运针10遍，共计约5分钟。

⑦留针：间歇动留针2个小时，每隔30分钟运针5遍（约2分30秒）。

⑧行针和留针期间，须配合导引：先把注意力集中在头皮针所治的病侧肢体，当术者行针时，同时提示患者做意念运动并由意念运动带动患肢的主动运动，如不能做主动运动的，要做患者的意念运动结合旁人帮助下的被动运动。行针穴线、意念运动和肢体运动必须部位一致。

⑨出针：出针时，应先以左手拇指按住针孔周围皮肤，右手持针慢慢提至皮下，然后将针迅速拔出。出针后若有出血，应迅速用消毒棉球压迫止血。

⑩疗程：每日针刺1次，动留针2~12小时，间歇行针，12次为1个疗程。

[**毫针刺法**]

方1

取穴：①主穴：哑门、风府。②配穴：曲池、内关、合谷、极泉、外关、肩髃；风市、阳陵泉、三阴交、解溪、委中、隐白。

操作：皮肤常规消毒。主穴哑门、风府，可交替针刺。切指进针法，术者以左手拇指按住患者第2颈椎棘突处，右手持针，快速破皮，缓慢进针至3.5cm左右，得气后退针，不留针。配穴每次选6~10个，针刺得气后可通电20分钟。

针刺主穴哑门、风府要严格遵守操作规程，随时注意观察，进针以得气为准，不得片面追求针刺深度。昏迷者的进针深度为颈围的12%~14%。（深度计算公式：患者的颈围为x，进针深度为y，风府穴进针深度y（cm）=$2.6475 \pm 0.0778x$，哑门穴进针深度y（cm）=$2.7183 \pm 0.07x$。）

疗程：每日1次，12次为1个疗程，疗程间隔3天，一般治疗3~4个疗程。

方2

取穴：①上肢：肩髃、曲池、手三里、阳溪、阳池、外关、合谷。②下肢：环跳、秩边、委中、阳陵泉、足三里、承山。③头颈：神庭、本神、四神聪、大椎、风池。

操作：皮肤常规消毒。针刺过程中，患者保持坐位或侧卧位（患侧在上），风池穴，进针方向朝喉结，深1~1.5寸；亦可刺向对侧眼眶，直刺0.5~1.0寸。以捻转手法，不提插，大幅度持续运针2分钟。哑门穴，宜对准口部与耳垂水平进针，直刺，缓缓送针至得气（病人似有触电样感觉）即起针，不提插，不捻转。人中，行重雀啄手法，以眼球湿润或流泪为度。金津、玉液，用小号三棱针点刺，出血2~5ml。配穴采取提插结合捻转平补平泻之法。针刺大椎、风府穴，快速进针不留针。头穴外加电轻刺激。

疗程：急性期每日针2次，稳定后可每日针1次，留针30分钟，7天为1个疗程。

方3 分类针刺法

取穴：①弛缓性瘫痪：肩髃、曲池、合谷、外关、后溪、环跳、阳陵泉、足三里、悬钟、解溪等阳经穴为主，配1~2个表里经的阴经穴，如尺泽、阴陵泉等。②痉挛性瘫痪：曲泽、尺泽、间使、内关、大陵、太渊、神门、曲泉、阴谷、阴陵泉、三阴交、中封、太溪、太冲等阴经穴为主，配1~2个表里经的阳经穴，如曲池、阳陵泉等。

操作：皮肤常规消毒。按常规针刺操作，用针刺泻法或平补平泻法。得气后留针30分钟，其间行针1~2次。

疗程：每日或隔日1次，10次为1个疗程，疗程间隔5~7日。

方4 三步针刺法

取穴：肩髃、曲池、手三里、合谷、环跳、阳陵泉、足三里、解溪。

操作：皮肤常规消毒后，分三步针：①第一步取健侧穴，针刺泻法，行针2分钟后，令患者活动患肢，如不效，每间隔10分钟重复行针1次，如仍无反应，则于24小时后再行治疗，待患肢稍能活动，进入第二步治疗。②第二步以取健侧穴针刺泻法为主，患侧穴针刺补法为辅，待患肢活动明显改善后，进入第三步治疗。③第三步，以患肢穴补法为主，健侧穴针刺泻法为辅。

疗程：隔日1次，10次为1个疗程，疗程间隔5~7日。

方5 透刺法

取穴：①肩髃透臂臑、肩髎透臑会、曲池透少海、四渎透臂中、环跳、殷门、阳陵泉透阴陵泉、昆仑透太溪。②颈臂、曲池透支沟、合谷透后溪、梁丘透伏兔、血海透箕门、足三里透承山、三阴交透悬钟。两组交替，并可对症配合其他腧穴。

操作：皮肤常规消毒。用28号2.5~5寸毫针，进针得气后，用捻转提插手法结合，行针1~3分钟，间隔5分钟再次行针，共3~4次。刺激量以患者能接受为度。当其有强烈针感时，即可停止行针。

疗程：每日1次，每周6次为1个疗程。

方6 夹脊针刺法

取穴：第4、5、6颈夹脊，第5、7、9、11胸夹脊，第2、4腰夹脊。天柱、风池、四神聪。

操作：俯卧或侧卧位。皮肤常规消毒，针颈夹脊时，进针不捻转，当麻电感传至手端即停止进针，不留针。针胸夹脊时，斜刺1寸左右，行提插补泻手法，使针感沿肋间或脊椎传导，留针30分钟。针腰夹脊时，直刺3寸，不捻转或微捻转，使麻电感传至足部或下肢，不留针，如无此针感者，可将针大部退出，调整方向后再缓缓进针，直至得气。

疗程：每周2~3次，10次为1个疗程，疗程间隔5~7日。

方7 分型取穴法

取穴：①肝阳上亢型。主穴：合谷、太冲、足三里、三阴交；配穴：肩髃、曲池、手三里、环跳、阳陵泉、秩边、委中、飞扬、悬钟。②气虚血瘀型。主穴：气海、关元、足三里、肾俞；配穴：肩髃、手三里、合谷、环跳、风市、阳陵泉、飞扬、悬钟。③肝肾阴虚型。主穴：肾俞、命门、太溪、照海；配穴：曲池、外关、阳陵泉、悬钟、跗阳。④脾虚痰阻型。主穴：尺泽、太渊、丰隆、伏兔、梁丘、阴陵泉；配穴：肩髃、曲池、合谷、环跳、阳陵泉、悬钟。

操作：皮肤常规消毒。肝阳偏亢型用针刺泻法；气虚血瘀型用针刺补法，出针后加艾条温和灸；肝肾阴虚型阳经穴用针刺泻法，阴经穴用针刺补法；脾虚痰阻型尺泽、太渊、阴陵泉穴用针刺补法，余穴用针刺泻法。得气后留针30~45分钟，期间行针1~3次。

疗程：隔日1次，10次为1个疗程，疗程间隔5~7日。

[**电针疗法**]

方1

取穴：①上肢：肩髃、曲池、外关、合谷，配肩髎、手三里、阳池、中渚。②下肢：环跳、阳陵泉、足三里、解溪，配风市、委中、昆仑、太溪。

操作：皮肤常规消毒。进针得气后接G6805电针仪，取连续波，强度以肌肉明显收缩为度，通电20分钟。

疗程：每日1次，10次为1个疗程。

方2

取穴：①上肢：肩髃、曲池、外关、合谷。②下肢：环跳、风市、阳陵泉、悬钟。

操作：皮肤常规消毒。刺入后进行提插手法，使针感向远处扩散然后接G6805电针仪，连续波刺激量应逐步加强，稍停后继续通电半分钟，如此重复3~4次。使病人局部产生酸胀、麻电或热烫样感觉，并使有关肌群出现节律性收缩。

疗程：每日或隔日1次，10次为1个疗程。

[**耳针疗法**]

取穴：①耳尖、降压沟、肾上腺、神门、肾、脾、心、肝、胆、脑点。②瘫痪肢体相应部位：肩、肘、腕、髋、膝、踝等。

操作：施穴部位消毒后，用5分毫针快速进针，捻转、中等度刺激，以针后1分钟内耳郭血管开始充盈，皮色变红，局部皮温升高，患者感到局部及头面部发热为得气，得气后全身轻松或温热，留针30分钟。或用耳穴压丸，每次选用3~5穴，耳尖和降压沟刺络放血。

疗程：每天1次，两耳交替，12次为1个疗程。

[**皮肤针疗法**]

方1

取穴：肝俞、肾俞、华佗夹脊、曲池、太渊、阳陵泉、风市、悬钟、大敦。

操作：皮肤常规消毒。自上而下，自内而外进行轻中度叩刺，重点为背部夹脊及瘫痪肢体穴，以皮肤充血但不出血为度。

疗程：每日1次，10次为1个疗程。

方2

取穴：①上肢：颈椎4、胸椎4两侧。②下肢：腰部、骶部、臀部。③阳性物处。

操作：皮肤常规消毒。轻度或中度刺激。

疗程：每日1次，10次为1个疗程。

[**艾灸疗法**]

方1

取穴：天窗、百会。

操作：艾条灸。先灸健侧的天窗，后灸百会，以患者局部温热舒适为度，每穴灸15分钟。

疗程：每日1~2次，30日为1疗程，疗程间隔3~5天。

方2

取穴：百会、耳前发际、肩井、风池、曲池、足三里、悬钟、昆仑。

操作：每次选4~6穴，每穴用艾炷灸3~5壮。

疗程：隔日1次，10次为1个疗程。

方3

取穴：百会、听会、颊车、地仓、曲鬓、风池、大椎、肩髃、曲池、风市、足三里、悬钟。

操作：交替选穴，施以艾条温和灸，每穴灸5~15分钟。

疗程：每日1次，10次为1疗程。

方4

取穴：百会、承灵、曲鬓、正营。

操作：百会、承灵、曲鬓用艾条灸，置灸火距头皮1cm左右，自百会开始施灸，当温热达到患者不能忍受时，迅速移至承灵穴，再到曲鬓穴，重复灸3穴，共30分钟。然后再取病灶侧正营穴，以灸架熏灸，每次90~120分钟。

疗程：隔日1次，10次为1个疗程。

方5

取穴：神庭。

操作：艾炷灸。取艾炷于神庭作无瘢痕直接灸，连灸7壮，约10分钟。

疗程：隔日1次，10次为1个疗程。

[**穴位注射疗法**]

方1

取穴：百会、上星。

药物：川芎嗪注射液。

操作：穴位常规消毒。用2ml注射器6号注射针头，取川芎嗪注射液1ml沿皮刺，由百会向上星穴或上星向百会穴透深1寸，采用提插手法取得针感后，回抽无血时将药液缓缓注入。

疗程：每日1次，10次为1个疗程。

方2

取穴：①肩中俞、内关、风市、承山。②曲池、外关、阴陵泉、昆仑。两组交替。

药物：丹参注射液。

操作：穴位常规消毒，进针得气回抽无血后，每穴注射丹参注射液0.5ml。

疗程：每日1次，15次为1个疗程。

方3

取穴：风池。

药物：5%γ-氨酪酸或三磷腺苷。

操作：穴位常规消毒，用5%γ-氨酪酸1.5ml或三磷酸腺苷10~20ml注入穴内，针刺深度以得气为准，不宜过深。

疗程：每日或隔日1次，10次为1个疗程。

方4

取穴：①上肢曲池、内关。②下肢梁丘、足三里穴。均患侧。

药物：加兰他敏注射液。

操作：穴位常规消毒，进针得气回抽无血后，上肢每个穴位注射加兰他敏0.3mg，下肢每个穴位注射加兰他敏0.5mg。

疗程：每天1次，14次为1个疗程。

方5

取穴：曲池、外关、足三里、绝骨。

药物：鼠神经生长因子30ug+灭菌注射用水2ml。

操作：每次两穴，常规消毒，进针得气回抽无血后，每穴注射1ml。

疗程：隔日1次，每周3次，4周为1个疗程。

方6

取穴：肝俞、脾俞、肾俞、肩髃、曲池、环跳、阳陵泉、上廉泉、风池。

药物：复方当归注射液。

操作：常规消毒后，用复方当归注射液，按穴位注射常规每穴注射0.5~1ml，每次3~4穴。

疗程：每日或隔日1次，10次为1个疗程。

[**穴位埋线疗法**]

取穴：手三里、曲池、足三里、阳陵泉、三阴交。

操作：每次取1~3穴。术者双手、患者局部皮肤、医疗器械均经常规消毒，每穴用0.5%~1%盐酸普鲁卡因或利多卡因局部麻醉后，将羊肠线剪成2~3cm长的线段，用镊子夹持，从穿刺针尖部装入套管（针尖斜面不宜有线头外露），然后左手握固埋线部位，右手持穿刺针（斜面向下）用力钻捻刺入皮下，转动穿刺针使斜面向上，再用力刺进，达到预定深度，继而左手固定针心，右手外拉套管，直至针头的凸凹对齐，羊肠线已全部出管，置于穴内后再外拉针心，用酒精棉球按紧埋线部位，右手将穿刺针全部拔出。如无出血，即用含碘棉球敷于针孔，方形胶布贴敷。

注：本法用于恢复期后期，局麻不宜过深。术后注意体温变化，若有局部感染、疼痛，应予以抗感染和止痛治疗。对异物有过敏史者，不宜用本法。

[**穴位激光照射疗法**]

取穴：肩髃、外关、曲池、合谷、环跳、阳陵泉、委中、足三里。

操作：用功率10毫瓦氦氖激光器，光斑直径2mm，距离皮肤50cm，每次4穴，每穴照射4~8分钟。

疗程：隔日1次，10次为1个疗程。疗程间隔为1周。

[**火针疗法**]

取穴：百会、四神聪、风池、阳陵泉。

操作：穴位皮肤常规消毒。用血管钳夹持大头针在点燃的酒精灯上烧红，对准穴位垂直刺入1mm左右。每穴点刺3次。

疗程：隔日1次，10次为1个疗程。

［眼针疗法］

取穴：下肢瘫痪取下焦区，上肢瘫痪取上焦区，气虚血瘀者配脾胃区；肝肾阴虚，肝阳上亢者配肝胆区、肾区；脱证配脾胃区、肾区；闭证配肝胆区、心区。

操作：仰卧位。常规消毒后，采用29号直径0.5寸不锈钢针。以左手指压住眼球，使眼眶皮肤绷紧，右手持5分毫针在上述定位区选定穴位，距眼眶2mm处沿皮刺入，可刺入真皮层达到皮下组织处，不可再深。进针后，不施手法。以患肢酸、麻、热、凉和舒适感，以及触电样、上下窜动等感觉为得气。若不得气时，可将针体稍提出些许，重新调整刺入。得气后，留针5~10分钟。出针时，用干棉球压迫针孔，以免出血。留针期间，可作患肢主动运动，或配合按摩。

疗程：每日1次，10次为1个疗程。疗程间隔3~5天。两个疗程后，改为隔日1次。

［腹针刺法］

取穴：引气归元、滑肉门（患侧）、上风湿点（患侧）、外陵（患侧）、下风湿点（患侧）。

操作：常规消毒。引气归元刺地部，余刺人部。留针30分钟。

疗程：隔日1次，10次为1个疗程。

［刺络疗法］

方1

取穴：头部风池、风府、百会、前顶以及阿是穴等；胸部膺窗、璇玑、紫宫等；背部大椎、膏肓、命门以及阿是穴等。

操作：皮肤常规消毒处理，先应用三棱针散刺刺络，然后采用抽气式拔罐器拔罐出血。

疗程：每日1次，30天为1个疗程。

方2

取穴：①上肢：尺泽（患侧）、手指井穴。②下肢：委中、足部井穴。痰涎壅盛加人中、中脘、丰隆。

操作：点刺尺泽、委中出血各1~2ml，井穴各出血10滴。

疗程：以上均隔日1次，每周3次，10次为1个疗程。

［两天四段针灸综合康复法］

将治疗时间以两天为1个单元进行划分，上、下午4个时段分别进行，治疗内容包括体针、头针导引法和康复锻炼等，适宜于住院病人和有条件的门诊病人、居家康复病人。具体介绍于下。

（1）第1天上午（第1段）：头皮针疗法

取穴：额中线、额旁1线（右）、额旁2线（左）、顶中线、顶颞前斜线（病灶侧）。不能坐者加枕上正中线，平衡失调者加枕下旁线（双），偏盲者加枕上旁线（对侧），小便失禁或尿潴留者加额旁3线（双），有精神障碍者加四神聪，面瘫者加颞前线（瘫侧），有感觉障碍者加顶颞后斜线、顶旁1线、顶旁2线（均病灶侧），血压偏低、精神萎靡者加百会。

操作：常规消毒。患者采用坐位，不能坐者加枕上正中线，抽提法。额区三针自上而下，进1寸，行抽提法。然后针顶中线，行抽提法，配合导引：先做意念运动，气沉丹田，浑身放松，平肝潜阳；若血压偏低、气息低微、精神萎靡者，用添气补法，并用艾卷点燃灸百会穴，提振阳气。再针顶颞前斜线和顶旁1、2线配合导引，在抽提上1/3和顶旁1线时，将意念集中在患侧下肢，配合做下肢运动，如反复做站坐、站坐动作和抬腿、踢腿、收腿等，在坐得牢、站得稳的基础上，开步行走。在针顶颞前斜线中1/3和顶旁2线时，将意念集中在患侧上肢，并配合上肢肩、肘、腕、指关节活动。针额旁3线时，配合意念集中于小腹部，并做小腹向下加压动作。针颞前线时配合瘫侧面部的按摩动作。

（2）第1天下午（第2段）：醒脑开窍合电针法

1）醒脑开窍法

取穴：内关、水沟、三阴交为主穴，极泉、尺泽、委中为辅穴。吞咽障碍加风池、翳风、完骨；手指握固加合谷；语言不利加上廉泉，金津、玉液；足内翻加丘墟透照海。

操作：患者仰卧位，施针穴位皮肤常规消毒。①内关：针刺双侧，直刺1~1.5寸，提插捻转泻法行针1分钟。②水沟：向鼻中隔下斜刺5分，重用雀啄泻法，至眼球湿润或流泪为度。③再刺三阴交，沿胫骨内侧缘与皮肤呈45°角斜刺，进针1~1.5寸，用提插泻法，使患侧下肢抽动3次；实施针刺操作手法后，非立即留针，而是要求患者先活动患肢。各穴手法实施后，除三阴交留针外，其余各穴均不留针。针刺三阴交使患肢抽动后将针提至皮下，不出针，让患者活动，留针时再针刺至深度得气。④极泉：原穴沿经下移1寸，避开腋毛，直刺1~1.5寸，用提插泻法，使患侧上肢抽动3次。尺泽：屈肘呈120°角，直刺1寸，用提插泻法，使患者前臂、手指抽动3次。委中：仰卧，直腿抬高取穴，直刺0.5~1寸，施提插泻法，使患侧下肢抽动3次。风池：针尖微下，向鼻尖斜刺0.8~1.2寸。翳风：针向喉结，进针2~2.5寸，采用小幅度高频率捻转补法。完骨：平刺0.5~0.8寸，每穴施手法1分钟。合谷：向三间进针1~1.5寸，采用提插泻法，使患者第二手指抽动或五指自然伸展。金津、玉液用三棱针点刺放血，出血1~2ml；或用毫针散刺。上廉泉：针向舌根1.5~2寸，用提插泻法。丘墟透照海：1.5~2寸，局部酸胀为度。

2）电针疗法加拔火罐疗法

取穴：①下肢瘫痪：主穴取环跳、阳陵泉、足三里、悬钟，配穴取髀关、伏兔、风市、委阳、阴陵泉、下巨虚、三阴交、解溪、昆仑、太冲。②上肢瘫痪：主穴取肩峰下、曲池、尺泽、外关、合谷，配穴取颈臂、天泉、中渚、手三里。

操作：以上常规针刺，得气后加G6805电针仪，连续波，通电15~20分钟。出针后拔罐5分钟。

（3）第2天上午（第3段）：康复锻炼

详见中风后遗症的康复治疗。

（4）第2天下午（第4段）：疏通督脉夹脊法

俯卧位：疏通督脉法结合患肢肌力恢复的体针。

取穴：①哑门、风府。②华佗夹脊穴。

操作：哑门、风府进针3.5cm，不留针。取颈3夹脊穴，用32号针，与颈部皮肤呈90°角直刺，深度可达6cm，有触电样针感即停针，无针感可作提插刺激，但不捻转，留针30~60分钟。每日1次，15次为1个疗程。上肢瘫痪：取颈6夹脊穴，即第6颈椎旁开0.5寸，向棘突斜刺，得麻胀感，平补平泻。下肢瘫痪：取腰5夹脊穴，即第5腰椎旁开0.5寸，针法同上。以上可酌加G6805电针仪，连续波，通电15~20分钟。出针后拔罐5分钟。

【评述】

（1）头针对中风偏瘫急性期有显著疗效，可提高患肢肌力，改善肌张力，不同程度地恢复肢体的运动功能和感觉功能。文中介绍的头皮针疗法系由笔者为第一完成人的国家中医药管理局中医临床诊疗技术整理与研究项目，被列入国家中医药管理局第一批中医适宜技术推广项目，曾获浙江省科技进步奖三等奖。该手法动作主要是以向外抽提"一抽数抽"为特点，属小幅度提插手法范畴，以紧提慢按为主，是为泻法。抽提法的操作要领有二：一是力度，必须将全身的力量集中于手指，然后形成爆发力向外抽提；二是速度，即瞬间速度要快，但最好针体又不动，每次至多抽出1分（2.5mm）许，不能将针体大幅度抽出。其得气见效的关键有三，即取线正确、行针得法、配合导引。导引既可使患者的注意力集中在"动"的患部，有利于激发经气，较快地导引"气至病所"，导邪外出，又可以疏通经脉，运行气血，提高疗效，使患侧肢体及早恢复运动，提高患肢的生活自理能力，减少并发症和后遗症。笔者课题组应用该法治疗180例（对照组60例）脑血栓形成后偏瘫患者，愈显率86.67%，总有效率98.33%。

（2）治疗急性期中风偏瘫，笔者以头皮针为主，其他针灸疗法配合应用。在针灸治疗的同时，也可配合中药的辨证治疗，以扶正祛邪、疏通经络，提高肢体活动能力。

（3）根据《中国脑血管病防治指南》，半身不遂急性期要求患者保持呼吸道的通畅、清除呼吸道内的分泌物、预防和处理吸入性肺炎；监护和处理心律失常及缺血性心脏病；调控血压等。对于血压在200/120mmHg以上者，必须注意手法不要过于强烈，切不可麻痹大意或交替针刺曲池、太冲、风池、足三里等穴及耳尖放血、耳穴埋丸等降低和稳定血压。

（4）良肢位的设计对中风的治疗和康复十分重要。良肢位是从治疗的角度出发而设计的一种临时性体位，为偏瘫急性期康复治疗所设计的仰卧位，为患侧在上方与患侧在下方的侧卧位姿势，对抑制痉挛模式、预防肩关节半脱位、早期诱发分离运动等均起到良好的作用。具体做法：①仰卧位：头部放在枕头上，面部朝向患侧，枕头高度要适当，胸椎不得出现屈曲。患侧臀部下方垫一个枕头，使患侧骨盆向前突，防止髋关节屈曲、外旋，患侧肩关节下方垫一个枕头，使肩胛骨向前突。上肢肘关节伸展，置于枕头上，腕关节背伸，手指伸展。下肢大腿及小腿中部各放一沙袋，防止髋关节外展、外旋。②患侧在下方的侧卧位：患侧肩胛带向前伸、肩关节屈曲，肘关节伸展，前臂旋后，腕关节背伸，手指伸展，患侧下肢伸展，膝关节轻度屈曲，健侧下肢髋关节、膝关节屈曲，下面垫一个枕头，背部挤放一个枕头，躯干可依靠其上，取放松体位。③患侧在上方的侧卧位：患侧上肢向前方伸出，肩关节屈曲约90°，下面用枕头支持，健侧上肢可自由摆放，患侧下肢髋关节、膝关节屈曲，置于枕头上，健侧下肢髋关节伸展，膝关节轻度屈曲，背后挤放一个枕头，使躯体呈放松状态。

（5）中风恢复期是半身不遂针灸治疗的关键期。越早介入，疗效越好。文中介绍的"两天四段综合针灸康复法"，为笔者在临床中的实际做法，适用于病房或家庭病床康复治疗，取得了满意的疗效，仅供读者参考。

（6）针灸治疗中风半身不遂方法众多，应根据患者不同体质、不同病程、不同证型分别采用，既可单独使用，也可联合使用。上、下肢也可视症状、病情分别取穴，并采用不同的针灸方法治疗，不必拘泥。

在中医经络学说中，头为诸阳之会，为人体经气汇聚的重要部位，也是头皮针的施术部位，故头皮针应为针灸首选。顶颞前斜线相当于西医学中大脑皮质中央前回在头皮的投影。刺激该区域可以调节经气运行，促进该区域大脑血液循环，使相应的肢体运动功能得到改善，结合其他针灸方法的运用，可达到振奋经气、疏通经络的作用，从而进一步改善肢体的运动功能。

在针灸治疗中必须配合康复运动，目的是恢复生活自理能力、重新走向社会。康复运动分主动运动和被动运动。主动运动时，指导患者借助直立架站立，从有依靠至无依靠循序渐进，直至可独立站立；若患肢可支撑3/4身体重量或站立平衡为3级时，则可指导其平衡杠内步行训练及室内、活动平板上、室外的步行训练，每次以30~45分钟为宜，每天1次；并指导患者进行生活训练，利用患肢完成穿衣、穿鞋、吃饭等日常活动，每次30~45分钟为宜，每天1次；同时，可根据患者恢复情况，辅助指导其进行上下楼梯训练，训练强度以不出现疲劳感为宜。被动运动时，辅助患者坐、卧位良肢摆放，自远端至近端（或自近至远）全方位按摩患肢，缓慢牵伸其患肢实施抗痉挛治疗（运动幅度以患者未出现疼痛感为宜）；辅助患者行坐位，并在其前方放置一面镜子纠正其坐姿，自有依靠至无依靠循序渐进进行训练，并指导其左右抬臀训练，挤压肌腹，轻扣肌腱，上下肢联动诱导患肢运动；若患者患肢功能有所改善，可指导其用健肢辅助患肢运动。

二、语言不利（失语）

【概述】

失语症，系由单侧局限性大脑器质性疾病所产生。是指言语信号的认识与表达障碍，丧失理解和运用语言的能力。言语是听话、口语、阅读和书写四个方面紧密联系的复杂的生理过程，其解剖基础是大脑皮质言语区及其连接纤维。一般优势侧（主半球）在左侧大脑半球（故失语以右侧偏瘫者为多）。失语症多见于急性脑血管病的过程中，是主要临床表现和后遗症之一，包括有感觉性失语、运动性失语、命名性失语、失读症和失写症等类型。

我国每年新发中风220~250万人，约20%患者发生语言障碍。中风失语急性期患者的失语症状多不稳定，对自己突然出现与他人的言语交流障碍毫无思想准备，产生的心理障碍对失语的诊断造成一定的困难，求医心切，进而会产生焦躁、抑压的情绪。

中医学所言中风失语，以失语（不能言语），语涩（语言不利）和舌强为基本特征，也即类似于运动性失语居多，很少指其他一些失语症。文献中"舌强不能言""暴喑""语涩""忽言不出""失音不语"即是。

中风失语中医可分三型，一为风痰交阻，上犯舌窍；二为气滞血阻，壅上不语；三为肾水亏损，津液不能上承，舌窍失养。

【临床表现】

运动性失语，又称表达性失语。临床特点为说话少，讲话慢，不流利，词汇少，用错词汇，说错字音。轻者仅为表达障碍，病人有自知力。病变位于左侧半球第3额回后部及中央前回下部。属口语障碍范畴。

命名性失语，也属于口语障碍的范畴，是运动性失语的进一步病情发展。表现为能讲述该物的用途，但不能称呼该物的名称。病变多在顶下叶的角回。

感觉性失语，为听语的理解障碍。这种失语症的特点，是自发性说话多，言语快而流利，语言杂乱难以听懂，答非所问，阅读与书写障碍，病人无自知力。轻者能听懂语句，但对较快而复杂的提问则不能理解，较重者对一般问话均不能理解，执行时也困难。定位在左侧额顶部。

失读症，即阅读障碍。是指看到文字符号的形象读不出音（有阅读能力者）、不解其义而言。病轻者阅读书报信件时，可有少数数字不认识或认错，尚能领会整句整段的意思，要求读出文中每个字则易失读。病情重时，熟字多不识，不能理解书信内容，对同音或形象类似的文字难以识别。病变在左侧角回。

失写症，属书写障碍，是不能用文字书写表达意思的一种言语障碍。常伴有失读、口语和听语受损等。最轻者表现为书写缓慢、偶有错字，但难完成较复杂的写作（指正常时能完成者），轻者仍能写书信，但错字漏字较多，病重时则完全丧失书写表达能力，很常见的事物也不能写记，但抄写、听写尚可。产生失写症的部位在左侧角回及第2额回后部。

【针灸处方】

［头皮针疗法］

方1

取穴：额中线、额旁1线（右）、顶颞前斜线下2/5、颞前线（均为病灶侧）。

操作：常规消毒。先针额中线和额旁1线，令患者屏气后进针，行抽提法，当患者憋不住气时，令其大口呼吸，然后边行针边教患者念一、二、三……姓名、村名等最容易读的字音。无论患者发音与否，要反复教念。同时，不断纠正其不准确的发音。抽提时也可以与额旁1线（右）两线用拇、食指并针抽提，如此5分钟后再针其他治疗线。各治疗线留针2~12小时，留针期间行抽提法配合语言训练数次。

疗程：每日或隔日1次，10次为1个疗程。

方2

取穴：使用焦氏头针，运动性失语取运动区下2/5（又名言语1区），命名性失语取言语2区；感觉性失语取言语3区。

操作：常规消毒。取双侧言语1区、言语2区、言语3区，均行透刺针法，针体分别从三区的上下点，与皮肤呈30°左右夹角快速将针刺入头皮下，使针体推进至帽状腱膜下层后，双手施以快速捻转手法，每分钟200次左右，每穴施手法2~3分钟，接G6805-2型电针仪。将每对输出的两个电极分别接在左右相应言语区上下点处，如：言语1区，电针输出负极接上点，正极接下点，采用疏密波，电流强度一般为0.5~1.5mA，以患者能够耐受为度。

疗程：每日1次，10次为1个疗程。

[**毫针刺法**]

方1

取穴：内关、水沟、三阴交；配穴：极泉、尺泽、委中。

操作：常规消毒，强刺激，不留针。

疗程：每日1次或隔日1次，10次为1个疗程。

方2

取穴：百会、廉泉、大迎；金津、玉液、通里（患侧）、神门（患侧）。

操作：常规消毒。百会平刺，强刺激；廉泉用3寸毫针向喉结方向进针2~2.5寸，提插强刺激；大迎避开动脉直刺；金津、玉液点刺出血；通里透神门，强刺激。均不留针。

疗程：隔日1次，10次为1个疗程。

方3

取穴：风池、通里、哑门、金津、玉液。

操作：常规消毒。风池针尖向舌根部，金津、玉液刺络放血，余用泻法，中强刺激。得气后即出针。

疗程：每日1次，10次为1个疗程。

方4

取穴：涌泉、水沟、廉泉、金津、玉液。

操作：常规消毒。先针水沟，针尖向鼻中隔方向斜刺5分，行泻法最好能喊出"啊"音，再刺涌泉、廉泉或上廉泉穴，深刺、强刺激。然后用20号圆利针点刺金津、玉液。

疗程：隔日1次，10次为1个疗程。

方5

取穴：聚泉、上廉泉。

操作：常规消毒。针刺聚泉穴时，令患者张口，将舌头伸出唇外，左手用消毒纱布或面巾纸迅即抓住舌尖（不能主动伸者，令患者张口将舌尖拽住牵出），再用右手持0.35mm×75mm的一次性不锈钢毫针，沿瘫侧舌体肌层顺舌下静脉走行，由舌头向舌根方向平刺50mm左右，进行强刺激手法，于患者拽舌或喊出"啊"字时起针。针刺上廉泉时，穴位皮肤常规消毒，采用合谷刺手法，用0.35mm×75mm的一次性不锈钢毫针，向喉结方向直刺50mm左右，然后将针提至皮下，往左、右方向各深刺一针，强刺激，舌头、咽喉有麻胀感后快速出针。

疗程：每日1次，10次为1个疗程。

方6

取穴：舌下大腺、脑血栓点（舌下大腺内侧舌下动脉处，左右各1穴）、脑出血点（舌面后3mm处中点，向后5mm处）、语言点（舌尖端部）。百会、哑门、廉泉、通里（双）、照海（双）。

操作：毫针刺。口腔内各穴令患者张口伸舌，左手拽住舌头，右手持毫针行强刺激。余穴常规消毒，常规刺法。

疗程：每日1次，10次为1个疗程。疗程间隔2天。

方7

取穴：巨阙。

操作：常规消毒。吸气时进针，呼气时出针。针尖逆任脉循行方向，深度2~3寸，吸气时食指向前捻转并用力上提，行针1分钟出针。

疗程：隔日1次，10次为1个疗程。

以上可单独或组合进行。

[**刺络疗法**]

方1

取穴：阿是穴，聚泉。

操作：舌强侧舌下均作为阿是穴，用三棱针快速点刺出血，并嘱患者将瘀血吸吮吐出。聚泉穴用0.35mm×75mm的一次性不锈钢毫针，向内下方斜刺0.2~0.5寸，捻转手法，轻刺激，或用三棱针点刺出血。

疗程：每日1次，10次为个1疗程。

方2

取穴：舌下静脉。

操作：将患者舌头外拽，舌下面朝上，用三棱针快速在患侧点刺数次，嘱患者吸吮出血吐出。

疗程：每周1~2次。本法适合舌强患者。

方3

取穴：①主穴：金津、玉液。②配穴：偏瘫上肢：肩髃、曲池、合谷；偏瘫下肢：髀关、足三里、三阴交。

操作：点刺出血。配穴皮肤常规消毒，常规刺法。

疗程：每日1次，15次为1个疗程。

[**电针疗法**]

方1

取穴：廉泉、通里、照海。

操作：穴位皮肤常规消毒。行针得气后接G6805电针仪，每次2个穴位，连续波，以患处抽动为度，通电20分钟。

疗程：隔日1次，10次为1个疗程。

方2

取穴：廉泉、哑门。

操作：穴位皮肤常规消毒。廉泉用齐刺法，针一傍二，接通G6805电针仪，连续波，通电20分钟；哑门针尖向下颌方向，齐刺法。

疗程：每日1次，10次为1个疗程。

[**穴位注射疗法**]

方1

取穴：上廉泉、心俞（双）。

药物：复方甲钴胺注射液（甲钴胺注射液0.5mg加当归注射液2ml）。

操作：皮肤常规消毒。注射器吸入复方甲钴胺注射液后，用6号针头刺入穴位，出现针感，回抽无血后每穴注入混合液1ml，局部有酸困感。

疗程：每3日1次。5次为1个疗程。

方2

取穴：廉泉、三阴交、心俞和膈俞。

药物：维生素B_1注射液（规格2ml∶50mg）。口水过多者可于廉泉穴换用阿托品注射液0.5mg，其他穴位用药不变，经常恶心呕吐者可选用维生素B_6注射液（规格2ml∶100mg）。

操作：穴位皮肤常规消毒。穴位注射常规操作，每次取4个穴位，每穴注射0.5ml。

疗程：每日1次，廉泉穴阿托品注射隔日1次。15天为1个疗程。

[**眼针疗法**]

取穴：心区、肝区、脾区、肾区、上焦区、下焦区。

操作：眼针穴位局部常规消毒后，采用0.25mm×25mm毫针沿皮刺入，得气后不施用提插捻转等手法，留针30分钟。

疗程：每日1次，7次为1个疗程。疗程间休息1天。

[**舌针疗法**]

取穴：舌根与下腭之间由舌系带向两侧依次取穴。每侧3~4穴，各穴连线与舌系带垂直。

操作：呈扇形向喉咙方向斜刺，深度为6.6cm左右，行捻转手法，强刺激，当患者用力拽舌或喊出"啊"字时出针。出针后，以棉球按压穴位片刻，出血较多时，以冷水漱口止血。

疗程：每日1次，12次为1个疗程。疗程间隔1天。

【评述】

1.中风后失语症多与半身不遂诸症同时出现，也可单独出现。随着中风后半身不遂等症状的逐渐恢复，失语症也可逐渐恢复。一般说，只要引起失语症的原发疾病不是进行性的失语症，就有自然恢复的可能。主要是因病灶周围

"半暗带"内水肿消退，或病灶周围低灌注区血流恢复引起。但可根据年龄、利手（左利为益）、病灶部位（病灶离中央沟越远，预后越好）、失语症的类型和失语程度，其自然恢复各异。以1个月内自然恢复最为明显，但也有不能完全恢复而留下后遗症的。

2.语言不利是中风诸症中最为痛苦的症状之一，针灸治疗中风失语疗效显著，报告总有效率均在90%以上。可用于语言不利康复的腧穴很多，如通里、内关、百会、风池、哑门、语门等，可根据辨证取穴原则合理用穴。同时，舌针、体针、头皮针等方法，也可视失语、舌强等症状和中医分型，分别采用或联合应用，以提高疗效。

3.无论采用何种针灸疗法治疗，在治疗过程中和治疗后，都必须加强语言训练，以提高疗效。语言训练包括口语、听语、阅读、书写的训练。训练过程应先简后繁、先易后难，从单音节到双音节再到多音节，从单字到词、句，从教读最熟悉的数字、名字到朗读报纸、文件、文章，循序渐进，但训练时必须出声，不能默吟，因大脑有其代偿功能，左右两半球当一侧功能丧失后，另一侧将迅速起作用，而听觉刺激对大脑半球的另一侧功能的出现是有利的。

4.这里提供一个语言不利康复训练法，供乡村社区医生临床运用。

（1）语言训练

①口腔动作：病人照镜子看自己的口腔动作是否与治疗者所做的各种口腔动作一致，并反复模仿。

②口腔动作加发音：病人模仿治疗者发音，包括汉语的声母、韵母和四声。

（2）听理解训练

①语词听觉辨认：首先让病人认识所听说的词，治疗者边向病人展示图片或实物，边讲解某词。然后在病人面前放置一定量的图片或实物，治疗者说出其中的名称，让病人指认。

②执行命令：把一定数量的物品放在病人面前，让其完成简单的动作。当病人能够完成后，逐渐加大信息成分，使指令逐渐复杂。

③记忆训练：治疗者出示一幅图片，针对图片上的内容对病人进行讲解、说明，然后向病人提出问题，让病人回答对或不对；向病人讲故事，根据故事的重点，对病人进行口头提问。

（3）阅读理解及朗读训练

①视觉认知：同时摆出3张画面，并将相应的文字卡片向病人展示，让病

人进行组合练习,逐渐增加画面数量。

②听觉认知:摆出一组文字卡片,治疗者读出,让病人指出相应的字卡。

③文字朗读:出示一组文字卡,反复读给病人听,然后鼓励病人一起朗读,直至病人能自己朗读为止。

④句子、短文理解和朗读:病人阅读一句话或一篇短文后,提供一些备选答案,让病人去选一正确答案;鼓励病人进行句子、短文朗读,注意开始时语速要慢,要求病人反复练习,并逐渐增加难度。

(4)书写训练

①自发书写:让病人看物品图片后,写出单词;看动作片,写出短语。

②抄写训练:出示一定数量的词或句子,让病人进行抄写。

③默写训练:将字卡让病人看几秒或几分钟后,根据病人的记忆,让病人默写出来。

④听写训练:让病人进行单字、短语和句子的听写。

(5)口语表达训练

①从最简单的数字、诗词、歌曲或儿歌表达开始,让病人机械地、自动地从嘴里发出。然后让病人做完成句子训练,如治疗者出示书包,说"这是一个",病人说"书包"等,要反复训练。

②旋律吟诵法:让病人随着明快、自然的旋律和节奏诵读诗句。随着病人诵读的不断进步,逐渐减弱旋律和节奏,以增加病人的独立言语。

③阅读训练:先出示简繁不一的字卡,引导病人读出该字,最后读出报纸标题和小段文字。注意纠正病人的错误语言,改善其流畅度。

[训练方法]

(1)一对一训练:即一名治疗者对一名病人的训练方式,要求具有一个安静、稳定的环境,训练要有针对性,可由简到繁,从单音到双音到句子,从熟悉的内容(如家人名字、地名等)到陌生的语句。并要严格要求,及时校正。

(2)自主训练:在病人充分理解语言训练的方法和要求后,可进行自主训练。自主训练可选择图片或文字卡片进行呼名练习或书写练习,也可用录音机进行复述、听理解和听写练习。

(3)组对训练:由两人以上集体训练,目的是通过日常交流,互相接触,减少孤独感,相互学习,相互激励,共同进步。

(4)家庭训练:治疗者将治疗计划介绍和示范给家庭,教会家属康复训练方法，布置康复训练作业，逐步过渡到回家进行训练，并及时巡视、检查、督促和指导。

（5）语言康复必须与情志康复相结合。患者要防范急躁、恼怒、害怕、怨恨、灰心等不良情绪，配合医生做好治疗。

（6）饮食清淡，戒烟戒酒，忌生冷刺激性食物，按时作息，劳逸结合，保持大便畅通。

三、偏身感觉障碍

【概说】

中风后感觉障碍和运动障碍并存，但由于运动障碍对患者功能的影响更为突出，故感觉障碍常常得不到应有的重视。

人的大脑皮层感觉区是产生感觉的最高中枢。在感觉传导路中，从脊髓到大脑皮层这一段的纤维束位置比较集中，是传导中比较重要的部分。当皮层感觉区损伤时，上、下联系中断，可出现各种各样的感觉缺失、感觉减退、感觉过敏、疼痛和感觉异常等，这种现象叫感觉障碍。感觉障碍主要表现在痛觉、温觉、压觉、本体觉和视觉障碍。一般以偏身感觉障碍和同向偏盲多见。患肢多有沉重、酸、麻木和胀痛感，少数患者有感觉缺失。感觉障碍绝大部分发生在大脑损伤部位的对侧，但也有发生在同侧。

当大脑顶叶发生病变、大脑皮层感觉中枢受损时，可引起对侧肢体和躯干痛觉与温觉消失，皮层顶部的病变以对侧下肢为重，而皮层中间的病变以对侧上肢为重。当内囊发生病变、神经传导束受损时，因损伤程度不同，而使对侧肢体的痛觉与温度觉丧失或减退（胀痛、肢体发凉），或感觉过敏（轻微刺激患肢就会产生强烈的反应而使疼痛加重）。当丘脑及其附近发生病变、引起丘脑功能障碍时，会产生丘脑性疼痛，表现为大面积的烧灼性疼痛。当大脑顶叶、内囊发生病变时，可引起病变对侧肢体的触压觉丧失或减退，产生位置的感觉缺失或减退以及关节位置觉和运动觉障碍，导致感觉性共济失调，出现动作不准确，静态或动态的平衡失调以及姿势异常。当大脑枕叶皮层、内囊发生病变时，由于视觉中枢或视辐射或视束受损可引起双眼对侧同向偏盲或对侧同向象限偏盲，产生视野缺损。当视交叉正中处损伤时，可产生双颞侧偏盲。

据报道，约有65%的脑卒中患者有不同程度和不同类型的感觉障碍，约有50%的偏瘫患者有某种程度的感觉障碍。

中风后偏身感觉障碍，中医可分为肝风上扰、风痰阻络、血虚风乘、气虚血瘀、阴虚络阻等证型。

【临床表现】

中风患者的感觉障碍主要表现在痛觉、温度觉、压觉、本体觉和视觉障碍上。一般以偏身感觉障碍和同向偏盲多见。患肢多有沉重、酸、麻木和胀痛感，少数患者有感觉缺失，或有感觉过敏。也有患者中风后会发生同侧性感觉障碍，多表现为病灶同侧的上下肢麻木、无力、感觉障碍和偏瘫。

【针灸处方】

〔头皮针疗法〕

取穴：顶中线、顶颞后斜线（病灶侧）、顶旁1线、顶旁2线；偏盲加枕上正中线、枕上旁线；共济失调加枕下旁线。

操作：穴位常规消毒。指切进针法进针，顶中线针尖方向由前顶向百会，顶颞后斜线（病灶侧）百会向曲鬓，顶旁1线、顶旁2线分别由通天穴和正营穴向后，枕上正中线、枕上旁线、枕下旁线均由上向下行抽提法。间歇动留针，行针和留针期间配合相应部位运动。也可以接G6805电针仪，疏密波，通电20分钟。以上均留针2~8个小时。

疗程：每日或隔日1次，10次为1个疗程。

〔毫针刺法〕

方1

取穴：手三里、曲池、中渚、合谷；阳陵泉、承山、悬钟、三阴交。

操作：穴位常规消毒。均取健侧，轻刺激。

疗程：每日或隔日1次，10次为1个疗程。

方2

取穴：选用董氏奇穴，面麻：三重穴（在外踝尖上3寸，向前横开1寸为一重，三重在一重穴上4寸），侧三里（在膝眼下3寸，向外横开1.5寸，当胫骨前缘）、侧下三里（在侧三里穴直下2寸）。

操作：穴位常规消毒。三重放血，侧三里和侧下三里针0.5~1寸。

疗程：每日或隔日1次，10次为1个疗程。

方3

取穴：神根穴（足厥阴肝经行间至太冲连线之中点），上肢配鱼际、内关、尺泽（或少商），下肢配三阴交、阴陵泉。

操作：穴位常规消毒。针神根穴用28号2.5~3寸毫针，与皮肤呈15°~30°角斜刺，透过涌泉，直达足心。针刺鱼际，平透劳宫，或从合谷刺入，直透劳宫，抵手心，再达后溪。针内关，边提边插，直透外关。针尺泽（或少商）要一针三穴，即尺泽、曲泽、少海（或少海、曲泽、尺泽），要求平补平泻。针刺三阴交先上透蠡沟，再下透内踝，最后直透悬钟。针刺阴陵泉，边搓边摇，直透阳陵泉。每穴留针30分钟。

疗程：隔日1次，10~15次为1个疗程。

方4

取穴：①绝骨、行间、风市、三阴交、太渊、曲池、肩髃、足三里、昆仑（《针灸大全》方）；②环跳、风市、阴市（《胜玉歌》方：腿股转酸难移步）；③少海、手三里（《百症赋》方：两臂顽麻）。

操作：穴位常规消毒。平补平泻，提插捻转至得气，留针30分钟。

疗程：每日或隔日1次，10次为1个疗程。

[**电针疗法**]

取穴：肩髃、曲池、外关、合谷；环跳、殷门、阳陵泉、承山。

操作：常规消毒。针刺得气后接G6805电针仪，疏密波，通电30分钟，强度以患者能耐受为度。

疗程：隔日1次，10次为1个疗程。

[**刺血疗法**]

取穴：少商（适合于上肢和肢端麻木者）。

操作：术者左手拇、食、中三指捏起少商穴周围的皮肤，右手持三棱针或毫针迅速刺入半分，并立即将针退出，然后用手挤压局部放血0.5ml左右。

疗程：隔日1次，10次为1个疗程。

[**穴位注射疗法**]

取穴：肩髃、肩贞、天应。

药物：徐长卿注射液或0.5%普鲁卡因。

操作：穴位常规消毒，穴位注射常规注射。徐长卿注射液每次共注4ml。若用0.5%普鲁卡因，则在皮试阴性后作穴位注射，每次2ml。

疗程：每日1次，10次为1个疗程。

[**拔罐疗法**]

取穴：肩髃、肩贞、中府、曲池、外关、大肠俞、风市、三阴交、阳陵泉、足三里。

操作：每次2~4穴，留罐10~15分钟。

疗程：每日1次，10次为1个疗程。

[**眼针刺法**]

取穴：肝区、肾区、上焦区和下焦区为主，再以观眼取穴配穴法取穴。

操作：患者取仰卧位，用75%酒精棉球消毒眶周，以左手手指压住眼球，使眼眶皮肤紧绷，右手持镊夹取眼针在眼眶缘周斜刺入穴区，穴区有酸麻胀感为宜，不予提插捻转等手法。每次留针30分钟。

疗程：每日1次，4周为1个疗程。

【评述】

1.中风后偏身感觉障碍对肢体运动障碍有明显的影响，有些患者的运动及平衡功能障碍可由感觉缺失所致，感觉功能的恢复可促进患者运动功能的改善。反之，严重持久的感觉障碍会阻碍偏瘫功能的恢复。

2.感觉是运动的前提，如手部精细感觉障碍是导致功能残疾的一个主要原因。通过针灸刺激加大患者的感觉输入，可提高受损神经结构的兴奋性和促进新的通路形成，有一定的疗效，存在着促进康复的可能性，但尚须进一步重视、研究和提高。

3.中风后偏身感觉障碍会伴随出现偏瘫，但临床上也可见并无半身不遂而单独出现的案例，值得关注。

4.本病可配合中药辨证施治及康复疗法，以提高疗效。

四、中枢性面瘫

【概说】

中风后面瘫，指急性脑血管疾病本身所引起的一种颜面运动障碍。本症多见于50岁以上男性，既往有脑动脉硬化、高血压或中风史，常与中风同时发病。颜面上部肌肉与对侧无异，可与周围性面瘫鉴别。头颅CT或磁共振成像可发现出血、梗死或腔隙灶。

本症中医可分为血虚风乘、风痰阻络、肝风上扰、气机郁滞、痰瘀阻络等证型。

【临床表现】

患者表现为面下部肌肉瘫痪，颊肌、口开大肌、口轮匝肌等麻痹，患者于静止位时，瘫侧鼻唇沟变浅，口角下垂，示齿动作时口角歪向健侧，鼓腮、吹口哨障碍，但颜面上部肌肉并不出现瘫痪，故闭眼、扬眉、皱眉等动作均正常，额横纹与对侧深度相等，眉毛高度与睑裂大小均与对侧无异，但某些病例也可同时见到同侧上半部面肌轻度麻痹，表现为用力闭眼时眼轮匝肌力弱，有时睫毛征阳性，瘫侧咀嚼肌张力低下，下颌偏向健侧，张口时口呈斜椭圆形。

【针灸处方】

［头皮针疗法］

取穴：顶中线、顶颞前斜线下1/3、颞前线。

操作：皮肤常规消毒。指切进针法，沿顶中线由前顶向百会透刺；顶颞前斜线自前神聪至悬厘方向，刺三等分之下1/3；颞前线由颔厌向悬厘透刺。平刺，针进腱膜下层后行抽提法。留针2~8个小时，行针和留针期间按摩麻痹瘫痪的面下部，做一些张口闭口活动面颊肌肉的动作。

疗程：隔日1次，10次为1个疗程。疗程间歇3~5天。

［毫针刺法］

取穴：地仓、颊车。气虚血亏、经脉瘀阻配百会、足三里、三阴交、关元、气海、胃俞、脾俞、膈俞、膏肓俞；肝阳上亢、经脉瘀阻加太冲、行间、阳陵泉、足临泣、肝俞、胆俞、曲池、复溜；痰湿壅盛、经脉瘀阻加丰隆、足三里、三阴交、血海、关元、肺俞、脾俞、肾俞。

操作：皮肤常规消毒。气血亏虚者补法为主，针灸并用；肝阳上亢者平补平泻，其阳热亢盛者刺血；痰湿壅盛者补泻兼施，针灸并用。初病，单刺灸患侧；病久，先刺灸健侧，后刺灸患侧。

疗程：隔日1次，10次为1个疗程。疗程间歇3~5天。

［电针疗法］

取穴：颧髎、巨髎、地仓、颊车、翳风、合谷、足三里、阳陵泉、三阴交、太冲。

操作：皮肤常规消毒。颧髎、巨髎一组，地仓透颊车、翳风一组，针刺得气后接G6805电针仪，连续波，以患处抽动为度，通电20分钟。足三里补法、温针，太冲泻法，余平补平泻。

疗程：隔日1次，10次为1个疗程。疗程间歇3~5天。

［艾灸疗法］

取穴：颧髎、巨髎、地仓、颊车、翳风、合谷。

操作：用点燃的艾条薰灸患部腧穴，以潮红为度。

疗程：每日2次，10次为1疗程。

［**耳针疗法**］

取穴：面颊区、肝、眼、口、皮质下。配穴：肾上腺、枕。

操作：耳郭常规消毒。毫针刺，症状控制后，可改为王不留行子贴压。每次选3~4穴。

疗程：先每日1次，后隔日1次，疗效巩固后每周1次。

［**穴位激光照射疗法**］

取穴：迎香、地仓、下关。

操作：用氦氖激光器或半导体激光器，取波长632.8~650nm、输出功率为1.5~8mV，每穴照射5分钟。

疗程：每日1次，10次为1个疗程。

［**穴位注射疗法**］

取穴：翳风、颊车。

药物：鼠神经生长因子。

操作：皮肤常规消毒。常规穴位注射，每次0.5ml。

疗程：2日1次，5次为1个疗程。

［**穴位贴敷疗法**］

方1

取穴：太阳、下关、地仓。

操作：将白芥子10~30克研成细末，加蜂蜜适量调成膏。治疗时取黄豆大小药膏贴于穴位上，外加纱布覆盖，用胶布固定，局部有烧灼感即去掉。（勿使起泡，皮肤过敏者慎用。）

疗程：每日或隔日1次，直至病愈。

方2

取穴：下关、颊车。

操作：将新鲜马钱子用清水浸泡3~5天待用。使用时剥去马钱子外衣，并用手术刀片将其切成1mm薄片，放在风湿膏或普通胶布上，贴敷在下关、颊车等穴位上。

疗程：6~7天更换1次，4~5次为1个疗程。

［**红外线照射疗法**］

取穴：颧髎、巨髎、地仓、颊车、翳风、合谷。

操作：红外线照射患部腧穴，以潮红为度，防止烫伤。可与针刺、电针同时进行。

疗程：每日2次，10次为1个疗程。

[刺血疗法]

取穴：攒竹、四白、地仓、太阳、商阳。加减：水沟歪斜加兑端，颊部食物停滞加颊黏膜。

操作：皮肤常规消毒。用细三棱针点刺攒竹、四白、地仓、太阳出血2~3ml，点刺商阳、兑端出血3~5滴，点刺颊黏膜出血5~7滴。

疗程：每日1次，3次后隔日1次，共5次，以后每周2次。

[皮肤针疗法]

取穴：后颈部，面部患侧、鼻部、耳区、颌下部，水沟，眶上、下孔，颏孔，翳风、合谷、阳性物处。

操作：皮肤常规消毒。中度或重度刺激。重点叩打水沟，眶上、下孔，颏孔，翳风、合谷、阳性物处。

疗程：每日或隔日1次，10次为1个疗程。

[艾灸疗法]

取穴：地仓、颊车、合谷、内庭、风池。

操作：①雀啄灸：每穴施灸5~15分钟。②隔姜灸：取艾炷如枣核大，每穴施灸3~7壮。

疗程：每日1次，5~7次为1个疗程。

【评述】

中风后面瘫，是中风病的主要症状之一，随偏瘫同时发生，大多数情况下是中风后肢体瘫的一个兼见症状，但有时候也会单独发生或先行发生。本病会给病人带来颜面㖞斜、咀嚼不便、食物滞留无法排出、流涎难以控制等痛苦，但一般会随偏瘫的逐渐康复而好转。针灸治疗面瘫有显著疗效，可在治疗半身不遂的同时进行。

第三节　中风病的针灸急救

【概说】

中风乃危急重症，中风又有中经络和中脏腑之分，中脏腑临床表现为突然昏倒，不省人事，口眼㖞斜，半身不遂，语言謇涩等。又有闭证和脱证之别，闭证又有阴闭和阳闭之异，脱证也有阴脱和阳脱之分。无论闭证还是脱证，都属中风卒仆的范畴，均会出现一些十分凶险的症状。在乡村、社区都可能面对这种情况，此时施以针灸抢救，对患者的生命和今后的康复都至关重要。

【临床表现】

患者突感头晕、眼黑、乏力、神疲，以致迅速意识丧失，突然昏仆，面白唇黯，手脚发冷，牙关紧闭，大小便闭，或鼻鼾息微，目合口开，汗多不止，二便自遗，肢瘫舌痿，脉微欲绝。

【针灸处方】

[毫针刺法]

取穴：（1）昏厥：水沟、少商、百会、素髎。

（2）虚脱：百会、神阙、关元、命门、足三里、气海。

（3）神志不清、呓语等：十二井穴、风池、水沟。

（4）昏迷：素髎、水沟、内关。

（5）抽搐：百会、印堂、大椎、合谷、太冲、风府、曲池、涌泉。

（6）头痛：印堂、太阳、列缺、合谷、阳白、攒竹。

（7）心痛：郄门、巨阙、大陵、心俞、内关、少海。

（8）心动过速：神门、内关、心俞、少海。

（9）舌强：加金津、玉液。

（10）精神障碍（如强哭、强笑）：配内关、神门、三阴交等。痰涎壅盛加丰隆。

（11）高血压脑病发作见肝阳上亢者：①百会、太冲、内关、太阳、三阴交；②风池、水沟、合谷、昆仑。两组交替。

操作：常规消毒。水沟向上斜刺1寸，用雀啄法加强刺激；素髎向上斜刺0.3~0.5寸，雀啄法；少商、十二井穴强刺激，不留针，或点刺出血；金津、玉液点刺出血；百会用艾卷熏灸；丰隆直刺1~2寸，三阴交直刺1~1.5寸，中强刺激；风池针向鼻尖，斜刺0.8~1.2寸，中强刺激；内关直刺1~1.2寸，强刺激，捻针1~2分钟；神门直刺0.5寸，中强刺激；太冲透涌泉，强刺激。大椎、风府直刺，中强刺激，避免进针过深。少海向桡侧直刺；郄门直刺0.5~1寸；列缺向上斜刺0.5寸；印堂提捏进针，向下平刺0.5~1寸；太阳直刺或斜刺0.5~1

寸，或点刺放血；阳白向下平刺1寸；攒竹平刺0.5~0.8寸；心俞向脊柱斜刺0.5~0.8寸。

疗程：以全身情况改善为准。

[头皮针疗法]

取穴：（1）昏迷：额中线，额旁1线（右），顶中线。

（2）脱证：额中线，顶中线，枕上正中线。

（3）抽搐：顶颞前斜线相应肢体部位，额中线，顶中线，顶旁1、2线。

（4）呼吸困难：额中线，额旁1线（双）。

（5）急性偏瘫：顶中线，顶颞前斜线（病灶侧），额中线。

操作：常规消毒。额区治疗线均由上向下，重者可上下两针对刺，行抽提法10分钟。顶中线由前向后，实者可四针向四方对刺，即百会透四神聪，用抽提法；虚者用添气补法，或加艾条熏灸20分钟。顶颞前斜线由前神聪向悬厘透刺，用抽提法。手法宜重刺激，配合相应导引。

疗程：以症状改善为准。

[耳针疗法]

取穴：肾上腺、皮质下、内分泌、心、脑点；配穴：甲状腺、神门、肺、肝。血压过低加升压点，血压过高加降压沟、耳尖。

操作：常规消毒。先取主穴，两耳交叉取2~4穴，间歇运针。降压沟、耳尖放血。

疗程：以全身情况改善为准。

[电针疗法]

取穴：涌泉、水沟、足三里、内关、素髎、太溪。

操作：常规消毒。行针得气后接G6805电针仪，疏密波，以患处抽动为度，通电20分钟。

疗程：以全身情况改善为准。

[刺络疗法]

取穴：中脏腑取十宣、大椎。

操作：常规消毒。三棱针点刺出血各10滴。

疗程：以全身情况改善为准。

【评述】

1.中风急骤起病，病情危重，若不及时抢救有生命之忧。因此，急救对于降低中风死亡率，改善预后，减轻后遗症，促进功能恢复等有着重要的意义。

2.针灸抢救所选穴位主要有水沟、素髎、内关、足三里、涌泉、关元、气海等，国内也有许多现代研究的报道，抢救时也可视病情辨证加减。

3.若在乡村、社区、家庭中一时条件不具备，在急救时也可找替代品。如点刺出血操作时临时无针具，也可用缝衣针或大头针代替；熏灸百会时若无艾卷，也可急用香烟头代替等。

4.若遇脑出血病情危急时，在针灸抢救积极纠正昏厥休克的同时，应尽快送上级医院明确诊断，以便进一步采取抢救措施。

|第五章|
中风后遗症的针灸治疗

　　中风后80%的患者有不同程度的功能障碍，42.3%的患者生活不能自理，或多或少会留下一些后遗症，影响着患者的生活质量。中风后遗症的针灸康复，应根据中风后遗症状分别予以对应治疗。应该指出的是，这里所介绍的一些病证发生于中风的急性期和恢复期，应在症状出现后极早介入治疗，而不应等到后遗症期才去求医，否则会延误治疗时机。

第一节　　四肢症状

一、肩痛（中风后肩手综合征）

【概说】

　　中风后肩手综合征是指患者在急性脑血管病（中风）后，患侧上肢出现肩胛带和手关节疼痛、活动受限，晚期皮肤和肌肉明显萎缩等表现的临床综合征。一般发生于中风发病后的3个月内（80%），大多数发生于发病后的2~16周，少数也可发生于发病后4~7个月。病因有肩关节半脱位（尚有争议）、肩袖损伤、痉挛、粘连性关节囊炎、牵拉性臂丛神经损伤、肩关节正常机制的破坏和处理不当等。以上可单独导致，亦可由多种因素共同引起。肩手综合征中医认为多由痰凝血瘀、经络痹阻、气血运行不畅所致。国外报道偏瘫性肩痛发生率为5%~72%，国内报道为5%~84%。

【临床表现】

　　活动肩关节时疼痛是主症。为自发痛或见于被动运动中，疼痛范围可不局限于肩部，常见痛点在肩胛骨的脊柱缘内上角、中点、内下角和大圆肌肌腹、肩峰下痛点及喙突处痛点等。疼痛呈持续性，有时非常剧烈，可导致患者不敢主动运动或不让被动运动患肢，患者在被动运动至某一位置时，能准确指出疼痛部位。

早期患手骤然出现肿胀。水肿以手背明显，包括掌指关节和手指，皮肤皱纹消失，水肿处柔软膨隆，向近端止于腕关节，看不清手上的肌腱。

手的颜色发生变化，呈粉红或淡紫色，尤其是患臂垂于体侧时更明显，手温热，有时呈潮湿状，指甲较健侧白或无光泽。

关节活动度受限。手被动旋后受限，并常感腕部疼痛。腕背伸受限，当被动增加背伸活动度时，及做手负重活动时均可出现疼痛。掌指关节屈曲明显受限，看不见骨性隆凸。手指关节受限，手指外展严重受阻，双手越来越难以叉握到一起；近端指间关节强直肿大，只能微屈，且不能完全伸直，若被动屈曲则出现疼痛；远端指间关节伸直位，不能或只能微屈，若被动屈曲则出现疼痛并受限。

后期常伴有局部肌肉萎缩，腕关节和手指关节，甚至肩关节挛缩，导致整个上肢活动功能受限，最终发展为挛缩畸形，关节活动永久性丧失。

【针灸处方】

［头皮针疗法］

方1

取穴：顶颞后斜线中1/3。朱氏头皮针肩区：在头顶部两侧，顶骨结节内侧后上方一横指，相当于络却穴向百会穴方向长1寸、宽0.5寸的条带。

操作：常规消毒。行抽提法，配合主动或被动活动肩关节。间歇动留针，留针时间2~8个小时。

疗程：隔天1次，10次为1个疗程。

方2

取穴：中风病灶侧，百会、太阳穴两穴之间连线。

操作：常规消毒后，采用0.25mm×40mm的毫针，连续接力式针刺4次，垂直刺入皮下，达腱膜层下后，以15°角针刺方向，沿皮轻微、快速、不捻转刺入30mm，平补平泻法快速捻转2分钟，频率为每分钟200转，留针30分钟，每隔8分钟行针1次，重复3次后，不捻转快速出针。

疗程：每日1次，每周6次。

［毫针刺法］

方1

取穴：患侧肩髃穴（"肩一针"），以及与肩髃穴同一水平向前2寸和向后2

寸（称"肩三针"）处。

操作：常规消毒后，用押手的中、示两指的指端沿肩峰端向下触及凹陷处，刺手在针刺时，针尖方向应刺向肩关节，以得气为度，得气后均采取平补平泻手法，10分钟行针1次，留针30分钟。

疗程：隔天1次，10次为1个疗程。疗程间隔5~7天。

方2

取穴：秉风、肩贞、天宗、肩前、臑臑、中渚。

操作：常规消毒。每次取3穴，平补平泻，得气后留针10分钟。

疗程：隔天1次，10次为1个疗程。疗程间隔5~7天。

方3

取穴：天柱、天鼎。

操作：取穴时注意，不论患者主动抬肩或被动运动时，若肩关节痛在肩后，可在天柱穴上摸压到块状或条索状结节，并伴有明显压痛；若肩关节痛在肩前，可在天鼎穴上摸压到块状或条索状结节，并伴有明显压痛。常规消毒后，在压痛点上进针，用捻转补泻的手法运针，加强针感，捻转得气后，间歇动留针，一边嘱患者作肩部抬举的主动运动，不能主动运动的，可由他人帮助作抬举活动，一边继续捻转运针，加强针感。经治疗后，两穴结节压痛会随症状的缓解而消失。

疗程：隔天1次，10次为1个疗程。

方4

取穴：肩痛穴，即中平穴，位于腓骨小头与外踝连线的上1/3处。即足三里穴下2寸，偏外1寸。

操作：常规消毒，对侧交叉取穴。针刺以触电样针感向足背、足趾和踝关节传导，出现局部麻胀感为宜。病情较长的患者可留针以增强针效，留针期间可适当配合肩关节运动。

疗程：隔日1次，发病两周以内者，每日1次，14次为1个疗程。

方5

取穴：主穴外关，配穴阳池、腕骨、曲池、外关、肩髃、合谷、肩井穴（均患侧）。

操作：常规消毒。主穴外关针刺得气后，予以提插捻转，保持2分钟，然后再将清艾条（长度1.5cm）固定于针尾上，并点燃，灸2壮，每次20分钟。配穴用0.3mm×40mm的一次性不锈钢针，直刺法，控制进针深度在0.5~1.2寸，待得气后，予以提插捻转，保持2分钟，此后留针约30分钟。

疗程：每日1次，每周5次，10次为1个疗程。

[**电针疗法**]

取穴：①肩峰下、巨骨；②肩髃、肩髎；③臂臑、天宗。

操作：常规消毒。手法平补平泻，得气后3组分别接G6805电针仪，用疏密波，通电20分钟。

疗程：隔日1次，10次为1个疗程。

[**芒针疗法**]

取穴：肩髃透极泉，肩贞透极泉，条口透承山。

操作：常规消毒。用芒针透刺，使肩抬举。条口透承山时边行针边令病人活动患肩。

疗程：隔日治疗1次，7~10次为1个疗程。

[**经皮穴位电刺激疗法**]

取穴：患侧外关、合谷。

操作：选用韩式穴位神经刺激仪，两对电极（带有直径为3cm的不干胶电极板）分别粘贴连接患侧外关、合谷两穴。刺激参数：连续波、高频（100Hz）刺激10分钟后转为低频（2Hz）刺激30分钟，强度10mA±2mA。

疗程：隔日治疗1次，5次为1个疗程。

[**穴位注射疗法**]

方1

取穴：肩髃、天宗、曲池、阿是穴（痛点下方）。

药物：当归注射液。

操作：常规消毒，在以上穴位注射当归注射液，每穴0.5ml，每次选2~3穴。

疗程：每天1次，连作3~5次。

方2

取穴：天宗、尺泽、合谷、曲池、阿是、手三里。

药物：丹参川芎嗪注射液。

操作：患者侧卧位，每次选取3个穴位，选取穴位后消毒该处皮肤，应用5ml的一次性注射器抽取药液4ml，进针刺入所选穴位，每个穴位注入药液1ml，注射完成出针，给予无菌棉球按压止血。

疗程：每3日1次，10次为1个疗程。

方3

取穴：阿是穴。让病人做被动运动，找出肩周最疼点或压痛最显著点，再加2~3个压痛较轻的部位。

药物：2%盐酸普鲁卡因、地塞米松。

操作：取2%盐酸普鲁卡因6~10ml，加地塞米松10~20mg。常规消毒，穴位注射常规操作，分别注射后，用无菌纱布作垫，按揉10~15分钟，待疼痛明显减轻或解除后即帮助患者作肩部、肘部、手指腕关节强行牵拉、上下运动，同时作按摩、理疗。

疗程：注射1次后，视病情而定。

[**艾灸疗法**]

方1

取穴：肩井、天宗、肩髎、尺泽、外关、合谷。

操作：采用白芥子、细辛、车前子及川芎研粉调水制成药饼，敷贴于上述腧穴，再于药饼上行艾炷灸治疗，每穴每次灸5壮。

疗程：每日1次，15次为1个疗程。

方2

取穴：关元、阿是穴。

操作：用点燃的艾条，在关元穴和肩痛部位行温和灸，以皮肤潮红为度。（可家庭用）。

疗程：每天1~2次，10次1个疗程。

[**耳针疗法**]

取穴：肩、肩关节、神门、肝、肾上腺、压痛点。

操作：耳郭消毒后，单耳贴敷撤针或用王不留行子按压（不要揉动）2~3次，强刺激，略有痛感，每次1~2分钟，同时活动患肢。

疗程：5~7天两耳交替。

[**浮针疗法**]

取穴：疼痛部位患肌。

操作：患者取仰卧位或侧卧位，在患肢上由远端开始寻找肌筋膜触发点（MTrP），在距离MTrP 5~10cm处确定进针点。采用0.60mm×32mm的浮针，其进针步骤：①消毒：用安尔碘以进针点为中心、直径10~15cm的范围内皮肤消毒。②进针：用浮针专用进针器进针。若用徒手进针法，右手持浮针，以拇、食、中指夹持针柄，状如斜持毛笔，食、中指分别紧贴针芯座和软套管后座，针尖搁置在皮肤上，针体与皮肤呈15°~25°角，快速透皮，略达肌层。③运针、扫散、再灌注：进针后，将针退于皮下，再放倒针身，右手持针沿皮下向前推进，推进时稍稍提起，使针尖勿向下深入；针体完全平置于皮下后，皮肤呈线状隆起。持针座使针体做扇形运动，角度控制在25°~30°之间。扫散时以拇指为支点，动作要稳、匀、柔，患者一般没有酸、麻、胀、痛等不适感，若有，很可能是针刺过深或过浅，要及时调整针刺深度。每个进针点扫散时间一般为2分钟，次数为200次。2分钟后停止扫散，按揉关节局部筋膜及痛点，被动或主动活动关节，配合患肌的再灌注运动。持续10分钟，再如此反复2个循环。④留管：在第3个循环完成后，抽出针芯，以胶布贴附于针座，固定留于皮下的软套管。留管时间为5~8小时，其间针刺局部保持干洁，防止感染；并嘱患者勿剧烈运动。⑤起管：起管时缓缓抽出软管，一般无出血，如有少量血渗出，可顺势挤压使其完全流出以避免瘀血留滞，再用消毒干棉球按压针孔片刻，然后用止血贴贴敷针孔处。

疗程：隔天治疗1次，每周3次，休息2天再进行第2个疗程。

[**穴位贴敷疗法**]

方1

取穴：三间、后溪及中渚，均取患侧。

操作：用白脉软膏适量（约黄豆粒大小），均匀涂在直径约1cm的穴位贴中心，然后贴敷于上述穴位处。

疗程：每日1次，每次6小时。10次为1个疗程。

方2

取穴：病变部位阿是穴。

操作：川乌、草乌、樟脑各90g，共研细末备用。根据疼痛部位大小取药末适量，用食醋调成糊状，均匀涂于压痛点上，厚约0.5cm，外裹纱布，然后再热水袋热敷30分钟。痛点转移，贴敷阿是穴随之转移。

疗程：每日1次，5次为1个疗程。

[**拔罐疗法**]

取穴：取大椎，肩痛部位阿是穴或局部腧穴肩髃、肩前、肩贞、天宗等。

操作：拔罐1~3只，留罐7~10分钟。

疗程：每日1次，10次为1个疗程。

［**刃针疗法**］

取穴：患者取仰卧位，患肢在上，充分暴露患者肩部，在肩峰下、肱骨大结节或三角肌止点最敏感压痛处定点，及肩峰下三角肌深层的钝厚、压痛处。

操作：常规消毒。针刃与三角肌纤维走向一致，针体与局部体表垂直刺入。刺入皮肤后，到达肱骨骨面，纵行切刺，横行切刺，必要时十字切刺。用消毒纱布块压住进针点，速将针拔出，稍按压后贴无菌纱布。

疗程：3~5天1次，1~3次为1个疗程。

［**火针疗法**］

取穴：阿是穴（患侧肩局部敏感点，在肱二头肌上方三角肌前后缘部寻找，一般有3~6个不同的敏感压痛点）、膏肓。

操作：做好标记，常规消毒，用直径0.5mm、长25mm的钨锰合金针，置酒精灯上，将针身的前中段烧透至白，对准穴位，速刺疾出，深达肌腱与骨结合部，出针后用消毒干棉球重按针孔片刻。在每平方厘米病灶上散刺2~6针。

疗程：每周治疗2次，5次为1个疗程。火针治疗后，局部5日内不宜着水，针后第2天开始功能锻炼。

［**激光穴位照射疗法**］

取穴：阿是穴。

操作：每光斑照射2~3区，用氦氖激光器或半导体激光器，取波长632.8~650nm、输出功率为25mV，每穴照射10~15分钟。两侧交替照射。

疗程：每日1次，15次为1个疗程。

［**眼针疗法**］

取穴：主穴取双侧上焦区、下焦区，气虚不运、血虚水停者加心区；痰湿阻络、血瘀水停者加脾区；阳虚寒凝、血瘀水停者加肾区。

操作：患者取坐位或仰卧位，选用0.30mm×15mm不锈钢毫针，用75%酒精将所选穴位常规消毒，嘱患者自然闭目，先以左手拇食指压住眼球，并绷紧皮肤。右手持针在距眶缘2mm处，轻轻滑皮刺入，多取平刺和斜刺，亦可直刺，针0.2~0.5寸，得气后留针20分钟（不做任何手法），出针时要缓慢且需用干棉球按压针眼处约1分钟，防止出现血肿。

疗程：每日1次，10天为1个疗程。治疗5天休息2天。

[**腹针疗法**]

取穴：引气归元（中脘、下脘、气海、关元）、腹四关穴（双侧滑肉门、双侧外陵）、相应穴（商曲、上风湿点、上风湿外点）。

操作：穴位常规消毒。左手固定局部皮肤，右手轻缓进针，进针后停留3~5分钟，然后捻转使局部产生针感，由浅入深，引气归元刺地部，余刺人部。留针30分钟。

疗程：每周4次，2周为1个疗程。

[**皮肤针疗法**]

取穴：第5~7颈椎、第1~4胸椎两侧，患部关节周围，患上肢掌侧面及外侧。疼痛甚者加后颈、骶部。肌肉萎缩加第7~12胸椎两侧，腰部及患肢掌侧面和外侧皮区。

操作：穴位常规消毒，中度或较重刺激。

疗程：隔日1次，10次为1个疗程。

【评述】

1.在偏瘫迟缓期，护理人员一定要注意保护病人的肩关节，注意避免不恰当的护理。先仰卧位，后逐步引入侧卧位。躺15分钟或直至感到疼痛后，再帮助其每15分钟翻身一次。以后逐渐增加时间，但要避免长时间处于患侧卧位。在帮患者活动时，严禁粗暴牵拉患侧上肢，造成肩关节半脱位和关节损伤而引起肩痛。要避免患侧手臂自然下垂，应给予良好的支撑，可用吊带或肩托保护。要注意患肩保暖。

2.未出现肩手综合征时，可在治疗偏瘫患肢的同时取肩峰下阿是穴，与臂臑或曲池穴配对为两极，接G6805电针仪，用连续波，通电30分钟，与此同时，用红外线灯照射患肩。每日1次，10次为1个疗程，加以预防。

3.本病针灸治疗疗效显著，可有效减轻患者疼痛。

二、大拇指失用

【概说】

大拇指失用会给手功能带来极大伤害，给生活带来诸多不便。由于中风后引起一侧上肢瘫痪时，其对各个肌群的侵犯程度存在不均等性，往往手部的屈肌群比伸肌群的瘫痪程度要重，故易造成大拇指伸展功能减弱或丧失。

【临床表现】

瘫侧大拇指屈曲、内收，功能活动差，其余四指活动尚可。握拳时，拇指被压于四指之内，伸展时拇指不能自主外展或外展不全、外展乏力。患手无法持物，常常需要用另一只手将其掰开，才可勉强抓握。

【针灸处方】

[头皮针疗法]

取穴：顶中线，顶颞前斜线中1/3（病灶侧），顶旁2线（病灶侧）。

操作：穴位常规消毒，行抽提法，在抽提的同时，嘱患者意念运动至患指，并做所患拇指的主动伸展运动，不能做主动运动者，可由术者或健侧或家属帮助下做被动运动。

疗程：每日或隔日1次，留针2小时以上，晚间睡前出针，间歇性动留针，留针期间可配合按摩、温灸等其他针灸疗法。7次为1个疗程。

[电针疗法]

取穴：患侧拇展（经外奇穴，曲肘90°，当肘尖与阳溪穴连线的中点处）、外关、鱼际、合谷、列缺。

操作：常规消毒。毫针直刺0.3~0.5寸，拇展穴配外关或鱼际，接G6805电疗仪，用连续疏波通电，频率每分钟120~180次，以大拇指呈外展抽动样动作为得气，强度以病人能耐受为度，留针30~60分钟。

疗程：每日1次，10次为1个疗程。疗程间隔时间1周。

[毫针刺法]

方1

取穴：曲池、外关、中泉、合谷，太冲。

操作：常规消毒。太冲施以泻法，余穴用补法。

疗程：每日1次，10次为1个疗程。

方2

取穴：孔最、阳溪、列缺、偏历、温溜、手三里、外关、曲池、阳池。

操作：常规消毒。临证加减或交替针刺。虚寒软瘫者用补法，热盛硬瘫者用泻法，留针20~30分钟。与艾灸同用，灸毕拔针，随即给予拤指、摇指运动，以增疗效。

疗程：每日1次，10次为1个疗程。

[**艾灸疗法**]

取穴：阿是穴（与大拇指失用有关的肌肉部位，如拇长展肌等）。

操作：用点燃的艾条行温和灸，以皮肤潮红为度（可家庭用）。

疗程：每日2次，10次为1个疗程。

[**拔罐疗法**]

取穴：在患肢前臂外侧腧穴。

操作：拔罐1~3只，留罐7~10分钟。

疗程：每日或隔日1次，10次为1个疗程。

【评述】

1.针灸疗法对本病有很好的治疗作用，但一定要做好患肢的运动配合。

2.术者或家庭可配合穴位按摩推拿法，按摩有关肌肉。与治疗大拇指失用有关的肌肉：①拇长展肌：起自桡骨、尺骨的背面和前臂骨间膜，走行于桡侧腕伸肌、指伸肌的深面和拇短伸肌的上方，在伸肌支持带深层，主外展拇指。②拇短伸肌：起自桡、尺骨背面和骨间膜，止于拇指第1节指骨底，其功能为伸拇指。③拇长伸肌：起自桡、尺骨背面和骨间膜，向下止于拇指末节指骨底，主伸拇指。按摩动作先宜轻柔，逐步加重。每次20~30分钟，每日2次。并可在拇展穴、中泉穴点穴数次。

3.要做好本病的康复预防和护理，可做一些热敷，多吃绿色新鲜蔬菜，少吃辛辣食物。多运动，同时注意保持手的良肢位，被动按摩、伸展肢体，并由轻至重锻炼其手握力，否则容易出现上肢的挛缩畸形，从而丧失功能。

三、上肢痉挛

【概说】

中风偏瘫软瘫期后，多数患者的肌张力得到恢复，一系列脊髓水平的较低级的、原始的反射活动出现。主要表现为联合反应、共同运动、肌张力异常增高，甚至出现痉挛状态。国外有临床研究表明，痉挛发生的时间上，中风后3个月时上肢痉挛的发生率为28%，6个月时发生率为43%，甚至有研究报告达80%。我国崔利华等调查痉挛的发生率，1个月时是42.7%，3个月和6个月分别达到63.7%和65.7%。上下肢痉挛的发生率在3个月时达到最高水平。痉挛发生与大脑不同部位损伤的发生率比较，基底节、脑叶、额颞顶叶和丘脑损伤后痉挛发生率达60%，而脑干损伤后痉挛发生率达50%，单纯小脑损伤不会出现肢体痉挛，而是肌张力降低。除外小脑损伤的患者，其他部位的脑损伤后痉挛发生率无显著性差异。国内外中风后痉挛发生率比较，国内远高于国外（可能与中风后接受治疗的时间、条件、技术等有关）；中风后痉挛发生的年龄比较，年轻患者痉挛发生率比年长患者发生率更高；中风后痉挛的上、下肢发生率比较，上肢痉挛的发生率要高于下肢痉挛的发生率，这可能与上肢，特别是手在大脑皮质功能区的投射面积较大，下行纤维中支配精细运动的神经元更多，脑卒中后受到损伤的概率更大有关；在上、下肢严重程度上比较，中重度痉挛的发生率，上肢也高于下肢。这就严重降低了患者的日常生活能力，同时增加了看护者的负担。因此在临床中，中风后上肢痉挛更须早发现、早治疗、早功能锻炼、早生活训练。

【临床表现】

中风后上肢痉挛，临床上主要表现为上肢内侧屈肌肌群占优势的屈曲性痉挛，病侧上肢关节呈内收、屈曲、内旋，手指拘挛，无正常摆动，呈现出"挎篮"样动作。即使出现手功能恢复，因肌张力影响也不能继续恢复精细运动。

【针灸处方】

［头皮针疗法］

取穴：顶颞前斜线中2/5、顶旁2线。

操作：常规消毒。行抽提法，留针2~8小时，行针和留针时，配合上肢的外展、旋后、伸展、放松舒缓的主动运动或被动运动。

疗程：隔日1次，10次为1个疗程。

［电针疗法］

方1

取穴：大椎、神道、筋缩、命门。

操作：常规消毒。用0.3mm×30mm的不锈钢毫针，向上斜刺0.5~1寸，患者感到酸沉胀麻等得气感为宜，然后连接G6805-2A型电针仪，电压峰值设置为6V，疏密波（每秒2~5次），频率为1~20Hz。每次30分钟。

疗程：每日1次，5次为1个疗程，疗程间隔2天。

方2

取穴：曲池透少海，曲泽透少海，手三里透臂中，间使透外关，大陵透劳宫。

操作：常规消毒。用0.35mm×40mm针灸针，行平补平泻手法，进针得气后接G6805电疗仪，连续疏波，通电30分钟，强度适当。

疗程：隔日1次，10次为1个疗程。

方3

取穴：①主穴：臑会、天井。②配穴：肩髃、曲池、外关、合谷。

操作：常规消毒。用0.35mm×40mm针灸针，行平补平泻手法，进针得气后，匀速捻转提插1分钟，留针30分钟。臑会、天井接G6805-2型电针仪，断续波，频率14Hz，以所属肌群收缩为目的。

疗程：每日1次，每周连续针刺6天，休息1天，治疗4周为1个疗程。

［皮肤针加拔火罐疗法］

取穴：阿是穴（拘挛部位）。

操作：常规消毒。用皮肤针叩刺出血加拔火罐，后用艾条熏灸。

疗程：每天2次，每次30分钟。10次为1个疗程。

［走罐疗法］

取穴：督脉，两侧足太阳膀胱经。

操作：患者俯卧位，裸露背部，取正红花油均匀涂抹于背部，以玻璃火罐分别于患者督脉、两侧足太阳膀胱经往返推移、上下走罐，以皮肤发红为度，再于阿是穴处、条索状处拔火罐，留罐5分钟。

疗程：隔日1次，10次为1个疗程。

［毫针刺法］

方1

取穴：①主穴取肩髃、臂臑、肩髎、曲池、手三里、外关、合谷、阳池、三间、后溪。②辨证配穴：气虚血瘀型加刺膻中、血海；风痰阻络型加刺风池、丰隆；肝阳上亢型加刺太冲、行间；阴虚风动加刺太溪、曲泉。

操作：常规消毒。单、双日分别刺健侧、患侧上肢穴位。单日取健侧上肢穴位，针刺得气后，采取捻转补法，并嘱患者进行患肢活动；双日取患侧上肢穴位，采取捻转泻法。单双日交替使用，每次留针30分钟，出针前分别用上述手法运针1分钟。

疗程：每日1次，健、患侧各治疗5次为1个疗程。

方2

取穴：外关。

操作：取患侧外关直刺0.5~0.8寸，行提插与捻转结合法，先针刺得气，闭其下气,用循摄法,引导经气上行,至曲池,重复以上手法使经气至肩髃,留针30分钟。

疗程:每日1次,10次为1个疗程。

方3

取穴:采用全经针刺法治疗。"取手必取足"即取手的经脉腧穴,必取足的同名经脉腧穴;"取阳必取阴"即取阳经腧穴必取与之相表里的阴经腧穴;按阳明、少阳、太阳经的顺序;先健侧,后患侧,"健一患三"(针刺健侧1次,针刺患侧3次);每次取相关经脉关节附近腧穴为主。具体穴位选择如下:第1次取健侧手足阳明经、手足太阴经腧穴:肩髃、曲池、合谷;髀关、足三里、解溪;天府、尺泽、太渊;箕门、阴陵泉、三阴交。第2次、第6次、第10次取患侧手足阳明经、手足太阴经腧穴,取穴同第1次。第3次、第7次、第11次取患侧手足少阳经、手足厥阴经腧穴:肩髎、天井、外关;环跳、阳陵泉、悬钟;天泉、曲泽、内关;足五里、曲泉、太冲。第4次、第8次、第12次取患侧手足太阳经、手足少阴经腧穴:肩贞、小海、阳谷;承扶、委中、昆仑;极泉、少海、神门;阴谷、太溪。第5次取健侧手足少阳经、手足厥阴经腧穴。取穴同第3次。第9次取健侧手足太阳经、手足少阴经腧穴。取穴同第4次。

操作:取0.30mm×40mm、0.30mm×75mm不锈钢毫针,将毫针和针刺部位常规消毒,根据具体穴位位置直刺或斜刺。按先上肢、后下肢,先阳经、后阴经的顺序针刺。针刺阳经腧穴,得气后留针20~30分钟。针刺阴经腧穴,得气后出针,不留针,均行平补平泻手法,中等刺激。

疗程:每日1次,每周6次为1个疗程。

方4

取穴:选用董氏奇穴,取双侧肾关(天皇副穴),健侧灵骨、大白、木火、足三重,患侧重子、重仙、曲陵。

操作:常规消毒。先取健侧木火穴针刺0.5~1寸,留针不超过10分钟。留针期间,嘱患者运动患肢,或者在医师辅助下被动运动。出针后,肾关穴向后(肝、肾经方向)斜刺1~2寸,先健侧,后患侧;健侧大白向同侧灵骨齐刺0.5~1寸;灵骨向同侧重仙齐刺1.5~2寸;足三重穴同时下针,形成倒马针法,贴腓骨进针1.5~2寸;重子、重仙穴直刺0.5~1寸,强刺激后,曲陵直刺1~1.5寸,行捻转泻法。得气后留针30分钟,每5分钟行针1次。

疗程:每日1次,每周5次为1个疗程。

方5

取穴：①任督脉穴：玉堂、关元、哑门、筋缩。②局部选穴：合谷、后溪、天井。

操作：皮肤常规消毒。用一次性不锈钢针灸针，玉堂直刺0.3寸左右，行捻转手法强刺激，以患肢感觉困顿为度；关元直刺1~1.5寸，得气后行捻转补法；余穴在得气基础上，施提插捻转手法，平补平泻，留针30分钟。

疗程：每日1次，5次为1个疗程。间隔2天进行下一个疗程。

方6

取穴：极泉下1寸（手少阴）、尺泽（手太阴）、内关（手厥阴）、劳宫（手厥阴）。

操作：患者仰卧位，穴位皮肤常规消毒，操作者持针。极泉：原穴沿经下移1寸，避开腋毛，直刺1~1.5寸，用提插泻法，以患侧上肢抽动为度；尺泽：屈肘呈120°角，直刺1寸，用提插泻法，使患者前臂、手指抽动为度；内关：直刺0.5~1寸，采用提插泻法，施手法1分钟；劳宫：直刺0.3~0.5寸，采用提插泻法，施手法1分钟。均不留针。

疗程：每日1次，5次为1个疗程。疗程之间隔2天。

方7

取穴：手阳明、手少阳经筋循行位于肩、肘、腕、手的经筋结点，即肩结点（肩髃后0.5寸，三角肌起点）、肘上结点（肘尖上1寸，肱三头肌止点）、肘下结点（肱骨外上髁下1寸，指伸肌起点）、腕结点（腕背横纹上2寸，尺骨与桡骨之间）、指结点（第1、2掌骨间，当第2掌骨中点处；第2~5指间，指蹼缘后方）。

操作：常规消毒皮肤。采用恢刺法，即直刺经筋结点，得气后退至皮下，然后将针向旁边斜刺，如此不断更换针刺方向，医者在病人配合下将患肢关节做屈伸活动，最后将针刺入经筋结点，留针30分钟。

疗程：每天1次，每周针刺6天，治疗3周为1个疗程。

注：恢刺针法为《灵枢·官针》的十二刺法之一，用于治疗筋痹（即肌肉痉挛、疼痛等）。其法将针直刺在拘急筋肉之旁侧，并或前或后提插运针，多向针刺，扩大针感，以舒经通络，通畅经脉气血，使经筋得以濡养，从而缓解拘急。《类经·卷十九》："恢，恢廓也。筋急者，不刺筋而刺其旁，必数举其针或前或后以恢其气，则筋痹可舒也。"提示可针刺拘急经筋部位周围来达到舒缓拘

急的效果。

[**艾灸疗法**]

方1

取穴：肩髃、曲池、合谷、手三里、外关。

操作：患者取仰卧位，将百笑灸灸筒粘贴在欲灸的穴位上，点燃艾炷后扣合在灸筒上。在施灸的过程中，通过升降灸盖、左右旋转筒身调节出气孔大小来调节施灸温度。每次每穴灸2壮。

疗程：每日1次，5日为1个疗程，疗程之间休息2天。

方2

取穴：取患侧手末端井穴少商、商阳、中冲、关冲、少冲、少泽。

操作：患者取仰卧位，局部常规消毒后，采用艾绒搓为米粒大小的艾团，放置于穴位上，使用线香点燃，待燃尽后放置新的艾团，每次5壮。

疗程：每日1次，5次为1个疗程。疗程之间隔2天。

方3

取穴：气海、关元、命门，患侧肩髃、外关、合谷、曲池、手三里。

操作：采用5年陈艾绒，先取松散、干净的艾绒0.5g，揉搓成大小适当的艾团，后将艾团置于平板上，用拇指、食指与中指将艾团边捻边旋转成麦粒形状的纺锤形艾炷，保证艾炷密度均匀。在进行麦粒灸前，采用医用棉签蘸取少量清水涂抹于穴位表面，然后将艾炷置于穴位表面，使用线香点燃艾炷顶端，待患者出现局部灼痛时，迅速取掉残灰，并行下一壮麦粒灸，每次每穴麦粒灸15壮。

疗程：每日1次，10次为1个疗程。

[**眼针疗法**]

取穴：肝区、肾区、上焦区和下焦区。

操作：患者取仰卧位，常规消毒，以眶外横刺法进针，留针30分钟，或至患者不能耐受为止。

疗程：每日1次，30次为1个疗程。

[**温针疗法**]

取穴：八邪。

操作：常规消毒。进针后在针柄上插上艾条，点燃温灸。

疗程：每日或隔日1次，10次为1个疗程。

[刃针疗法]

取穴：①肱二头肌：上臂中段，肌腹隆起处，内外侧肌束分别松解；②肱肌：肘窝皱褶线近端2指处，肱二头肌肌腱及肌腹的外侧；③肱桡肌：位于肱骨桡侧，肱二头肌肌腱与肱骨外侧髁之间连线中点；④旋前圆肌：肱骨内侧髁与肱二头肌肌腱之间连线的中点下2指处；⑤旋前方肌：桡骨茎突和尺骨茎突之间连线的中点上3指处，从桡骨和尺骨的骨间筋膜进针；⑥桡侧腕屈肌：肱骨内侧髁与肱二头肌肌腱连线的中点远端4指处；⑦尺侧腕屈肌：前臂中上1/3交界处，尺骨桡侧2指处。

操作：针具选用0.5mm×40mm刃针。患者仰卧位，充分暴露进针部位，皮肤处常规消毒，操作者戴无菌手套，左手拇指、食指捏住刃针针柄，针尖对准穴位，其余三指压在进针点附近的皮肤上，使之固定。用右手食指快速拍击刃针尾部，使针尖直达皮下，刀口线与肢体纵轴平行，缓慢深入达肌肉附着点，沿肌纤维方向纵行疏通剥离3~5次，再沿着肌纤维垂直方向小范围内剥离松解2~3次，以免损伤周围组织，即出针，按压针孔1~2分钟，敷贴无菌纱布。嘱患者操作处24小时内保持干燥、洁净。

疗程：隔天1次，每周3次，4周为1个疗程。

[火针疗法]

取穴：天井、手三里。

操作：患者侧卧位，暴露皮肤后，局部碘伏常规消毒。点燃酒精灯，烧针至白亮并迅速准确刺入穴位，深0.5~1.0cm，并快速将针拔出。

疗程：每日1次，14次为1个疗程。

[皮肤针疗法]

取穴：督脉、膀胱经、十宣。

操作：患者充分暴露皮肤针叩击部位，皮肤常规消毒，先后叩击督脉与膀胱经，以局部发红为度；再叩击十宣穴，仅使皮肤发热起红晕，不出血，稍有痛感为度。

疗程：每日1次，10天为1个疗程。

[刺络疗法]

方1

取穴：曲泽、尺泽、曲池。

操作：每次选1穴常规消毒。用三棱针刺破穴位处较显见的静脉血管，待血流自止时，加拔火罐5~8分钟。

疗程：两周1次，5次为1个疗程。

方2

取穴：以病理点为主，选上肢（上臂、前臂）肌张力增高的屈肌触诊最硬处。每次病理点选取1~2个。手指痉挛者，加四缝点刺放血。

操作：常规消毒。用韩式手指采血器在病理点点刺4下，随后给予抽气式拔罐，留罐5分钟。每部位出血量控制在1~3ml。操作完毕按压病理点5分钟。

疗程：每日1次，10天为1个疗程。

方3

取穴：①患肢肱二头肌肌腹痉挛最明显处。②患侧上肢井穴商阳、关冲、少泽、少商、中冲、少冲。

操作：针刺部位常规消毒，取一次性无菌采血针。①对准患肢肱二头肌肌腹痉挛明显处，点刺5~10针，迅速刺入2~4mm，随即将针迅速退出，轻轻挤压针孔周围以助瘀血排出，点刺后拔火罐，留罐10~15分钟，起罐后擦净瘀血，用酒精棉球擦净血迹，于针眼处用酒精棉球再次消毒。②井穴放血：点刺患侧井穴，每次选取3个井穴，迅速刺入所刺部位1~2mm，随即将针迅速退出，令其自然出血，或轻轻挤压针孔周围以助瘀血排出，每穴挤压出血3~5滴，最后用消毒棉球按压针孔。

疗程：隔日1次，每周3次，3次为1个疗程。

[穴位埋线疗法]

方1

取穴：臑会、消泺、曲池、外关。

操作：患者取卧位或坐位，局部常规碘伏消毒，镊取一根胶原蛋白缝合线（2cm×12cm），放置在一次性使用埋线针针管的前端，左手拇、食指捏起或绷紧进针部位皮肤，右手持埋线针刺入穴位内，达到应有深度得气后，一边慢推针芯，一边将埋线针慢拔出，使胶原蛋白缝合线埋植在穴位的皮下组织或肌层内，针孔处贴无菌纱布或输液贴，针眼48小时内勿接触水，以防感染。

疗程：每2周1次，3次为1个疗程。

方2

取穴：大椎、肺俞（太渊）、肝俞（太冲）、脾俞（太白）、肾俞（太溪）、命门、腰阳关。

操作：患者取俯卧位或趴坐位，定位并标记，局部常规消毒，将提前准备好的0号羊肠线取1~2cm穿入带针芯的9号一次性注射针头前端，将带有针芯的注射针迅速刺入皮下2~3cm处，固定针管，垂直推针芯，将羊肠线埋入穴位内，拔出针头及针芯，用消毒棉球按压针孔4~5分钟以止血。嘱患者2小时内局部勿接触水以防感染。

疗程：每1周1次，3次为1个疗程。

[穴位注射疗法]

方1

取穴：患肢肩贞、尺泽、内关。

操作：局部常规消毒，肩贞向外朝肩关节方向斜刺进针，尺泽、内关垂直进针，得气后回抽无血，注入灯盏花注射液。肩贞注射1.5ml，尺泽注射1.5ml，内关注射0.5ml。

疗程：每周注射3次，10次为1个疗程。

方2

取穴：肱二头肌痉挛取天府、侠白。

药物：维生素B_1注射液、利多卡因注射液。

操作：选用100mg维生素B_1注射液与100mg利多卡因注射液，按穴位注射常规疗法注射。

疗程：隔日1次，10次为1个疗程。疗程间隔2天。

[浮针疗法]

取穴：患肢肌筋膜触发点。

操作：常规消毒。根据肌筋膜触发点的位置，于患者前臂内、外侧选择2~3个点进针，一般在肘关节下3~5cm，针尖向手指，尽量避开浅表静脉，使用浮针专用进针器将一次性浮针，与皮肤呈15°~30°角快速刺入皮肤，然后将针尖提至皮下，沿皮下疏松结缔组织平刺；再以进针点为支点，手握针柄左右摆动，使针体做扇形运动。每个点浮针扫散约2分钟，同时嘱患者主动屈伸腕、指关节，如不能主动运动，术者可做被动活动腕、指关节的灌注活动，直到手痉挛缓解；抽出针芯，用医用胶布固定皮下软套管的针座，留置24小时后拔出。

疗程：前3日每日1次，以后隔日1次，8周为1个疗程。

【述评】

1.中风后随着病程延长，肢体会逐渐变为硬瘫，由此严重影响患者的生活质量，针灸治疗能使症状得到改善。

2.针灸治疗本病贵在坚持。如针合谷透后溪后，每一次都会使手指舒展伸直，很快会恢复到原有姿势。这时术者和患者都要树立信心，坚持治疗，最终针灸会发挥累积效应，起到改善症状的作用。

3.中风后遗症离不开家庭康复，患者在治疗间歇时间，要不断地进行康复训练，按摩热敷患部，以活血化瘀、舒缓挛缩的肌肉。针对上肢使用"对抗屈肌痉挛"模式的主要伸位。但切忌用徒手肌力评测法评测患肢的肌力，不能用拽拉训练和握力训练盲目地进行肌力增强训练。否则会适得其反，引入歧途。

4.必要时可配合服用中药，以舒筋缓急。

四、下肢痉挛

【概说】

中风后偏瘫肌张力增高是继发于上运动神经元损伤后，脊髓和脑干反射活动亢进的表现，是高级中枢丧失对随意运动控制能力的表现，严重影响患者肢体运动功能的正常恢复。而脑梗死偏瘫则有持续影响作用，肌张力异常不仅使受累肌肉处于痉挛状态，还可导致肌内膜、肌肉间纤维组织增厚、纤维化、限制痉挛肌肉生长，甚至可导致膝屈曲等明显的肢体畸形。痉挛可影响患者运动功能的恢复，引起疼痛、皮肤损伤、关节挛缩，可以使患者产生异常姿势，这也是偏瘫患者走向恢复的一个必须经过的过程，也是临床中必须加以解决的难题。

【临床表现】

下肢伸肌持续痉挛，肌张力升高，膝关节呈现伸直的状态，足部下垂，髋关节发生外旋等。

【针灸处方】

[头皮针疗法]

取穴：顶颞前斜线（从前神聪穴至悬厘穴的连线）和顶颞后斜线（从百会穴至曲鬓穴的连线）分别分成5等份，取上1/5。

操作：针刺时患者取坐位或仰卧位，施针部位皮肤局部消毒，选用0.35mm×40mm针灸针，快速破皮进针，当针尖穿过帽状腱膜后平刺，与头皮呈15°角将针尖向上再刺入20~25mm，进针结束后，采用平补平泻法进行快速的捻转，转动的频率保持在每分钟200转以上，刺激2分钟，在头皮针留针的情况下行MOTOmed智能运动训练，训练结束后出针。患者选取适当坐姿，膝关节和髋关节的运动范围取决于曲柄和患者之间的距离，应根据关节的灵活性调整MOTOmed座椅的位置，根据患者的功能障碍分级情况，个体化设置运动模式、运动速度、运动方向、阻力大小等参数，让患者下肢进行智能环转运动，并在每次治疗前，根据患者前1天的治疗反应来不断调整相关参数。两组患者每天训练1次，每次训练20分钟。每周训练5次，共训练4周。

疗程：每日1次，每周5次，4周为1个疗程。

[**毫针刺法**]

方1

取穴：①主穴腰阳关。②配穴大肠俞、丘墟、照海。

操作：令患者取侧卧下肢屈曲位，患侧在上，健侧在下。选0.45mm×100mm毫针，取腰阳关穴，垂直进针，深刺至患者下肢产生放电感即为得气；取大肠俞，垂直进针深刺至下肢产生放电感为得气；选0.45mm×75mm毫针，取丘墟，向照海透刺，但针尖不要露出。留针30分钟。

疗程：每日1次，10次为1个疗程。

方2

取穴：①主穴阳辅（双侧）。②配穴患侧阳陵泉、悬钟、丘墟。

操作：穴位常规消毒，先取双侧阳辅穴行简易烧山火配合呼吸补法。具体操作：直刺3~5mm，提插捻转至针下得气后，双手同时重插轻提行针9次，同时嘱患者深吸缓呼，将针留至深层，以胆经循行区域产生热感为度；余穴均采用透刺法，阳陵泉透阴陵泉、悬钟透三阴交、丘墟透照海，进针要求动作轻柔快捷，针刺得气后行捻转平补平泻法，以不出现肌肉抽动为度，出针轻慢。

疗程：每日1次，10次为1个疗程。

方3

取穴：髀关、维道、居髎、曲泉、阴包、风市、足三里、阳陵泉、悬钟。

操作：均取患侧穴，以直径0.32mm、长1.5~2.5寸的不锈钢毫针，直刺进针，根据穴位可进针0.8~2寸，得气后行平补平泻法，持续捻转2分钟，直至得气，留针10分钟，重复2次后出针。留针30分钟。

疗程：每日1次，10次为1个疗程，疗程间歇2天。

方4

取穴：靳三针。颞三针（病灶侧，耳尖直上入发际2寸处为颞Ⅰ针，在其前后各旁开1寸分别为颞Ⅱ针、颞Ⅲ针）、下肢挛三针（鼠溪、阴陵泉、三阴交）、八风。下肢挛缩严重者，加开三针（水沟、涌泉、中冲）。

操作：使用0.32mm×25mm的一次性针灸针，常规消毒后进针。颞三针取患侧，以耳尖直上入发际2寸为第1穴，水平向前向后各旁开1寸为第2、3穴。采用快速进出针，快速小捻转间断平补平泻法。共留针30分钟，期间行针3次。鼠溪在腹股沟动脉搏动处外侧进针，向居髎方向刺30~35mm，以针感向下肢末端放射为度；阴陵泉向阳陵泉方向透刺30~35mm；三阴交沿胫骨后缘向悬钟方向透刺30~35mm。太溪、昆仑、解溪分别直刺入15~20mm；水沟、涌泉、中冲分别直刺入5~10mm，水沟进针后用雀啄法，以患者流泪为度；八风直刺入10~15mm。

疗程：每日1次，5次为1个疗程，疗程之间休息2天，再继续针刺。

方5

取穴：使用董氏奇穴。取双侧肾关穴（即天皇副穴）、搏球穴（即承山穴）、中九里穴、驷马中穴。

操作：常规消毒。予以常规针刺补法，得气后，患侧下肢针刺处拔罐，针刺深度40mm，留罐15分钟后将火罐移除，继续留针至30分钟。

疗程：每日1次，5次为1个疗程。

方6

取穴：大敦、太冲、中封、膝关、曲泉、足五里。

操作：常规消毒。太冲、中封、膝关、曲泉、足五里穴直刺1~2寸，大敦穴直刺0.3~0.5寸。医者被动牵拉患者上、下肢关节至功能位，采用0.30mm×40mm毫针快速进针，针刺得气后，留针30分钟，中间予以提插捻转泻法，避免强刺激发生痉挛，间隔7~8分钟行针1次，持续5分钟，共3次。

疗程：每日1次，5次为1个疗程，疗程间隔2天。

方7

取穴：患侧承山穴及跟腱附着点上缘上1寸处为进针点。

操作：常规消毒后，采用32号1~1.5寸的毫针快速进针，至针尖触及骨膜，然后施以大幅度的提插捻转手法，得气后沿肌腱走行方向一前一后进行透刺，同时反复进行提插捻转，针感强度以不引起患者踝关节持续跖屈为度，留针10

分钟。

疗程：隔日1次，10次为1个疗程，疗程间休息15~20天。

方8

取穴：足太阴、足厥阴、足少阳、足太阳经筋循行位于髋、膝、踝、足的经筋结点，即屈髋结点（髀关内0.5寸，缝匠肌起始处）、膝上结点（髌骨内上缘1.5寸，股四头肌内侧头的隆起处）、膝下结点（腓骨小头前下方，腓骨长肌和腓骨短肌起点）、屈踝结点（昆仑上1寸，腓骨短肌）。

操作：常规消毒皮肤，采用恢刺法。用毫针直刺经筋结点，得气后退至皮下，然后将针向旁边斜刺，如此不断更换针刺方向，医者在病人配合下将患肢关节做屈伸活动，最后将针刺入经筋结点，留针30分钟。

疗程：每天1次，每周针刺6天，治疗3周为1个疗程。

[电针疗法]

方1

取穴：第2腰椎~第1骶椎（L2~S1）两侧的夹脊穴，配委中。

操作：局部皮肤常规消毒后，选用0.3mm×40mm针灸针，针尖向脊柱方向，针身与皮肤呈45°角斜刺0.8~1.2寸，以每分钟60次的速度均匀捻转，力度以局部有麻胀感为宜。L2、L4、S1接G6805电针治疗仪，疏密波，强度以患者能够耐受为度，通电25分钟。委中穴刺络拔罐：用三棱针快速刺破血络，根据体型部位的不同选取相应型号的玻璃罐，出血量5ml左右，留罐5~10分钟。

疗程：每日1次，每周治疗6次，为1个疗程，疗程之间休息1天。火罐隔3天治疗1次。

方2

取穴：承扶、殷门、殷外（在殷门穴前3寸）、屈膝（在委阳穴上2寸）、阴陵泉、照海。

操作：平卧。常规皮肤消毒。直刺进针，以保证进针深度1~1.2寸，达到肌肉层为度，不可深入骨内，在得气之后行平补平泻法，接G6805电针治疗仪，连续波，频率100Hz，通电30分钟。

疗程：每天1次，10次为1个疗程，疗程之间间隔2天。

[火针疗法]

取穴：足三阳经循行路线。

操作：患者仰卧位，暴露足三阳经皮肤，给予常规消毒，将患者患侧下肢3条阳经在髋关节以下的经脉循行线平均分为9个端点。将针尖（5mm的长度范围）用酒精灯烧至变为白亮，再将其立即刺入标记点内，刺入深度为0.5~1.0mm，再快速拔出。每次下肢上选取距离大致相等的9个端点，每次针孔不重叠。

与此同时，配合抗痉挛康复：被动牵拉和伸展下肢痉挛肌群，且进行被动活动痉挛的髋、膝、踝关节；坐位平衡训练，床上翻身起坐训练，且逐渐锻炼从坐位平衡到站立位平衡；站立位锻炼，逐渐到脱离物体的支撑，且逐渐将重心转向患者患侧肢体，同时加强双下肢负重能力平衡的锻炼；步行锻炼，在站立平衡的训练下，逐渐过渡至单腿站立，训练中注意整体形象。在重点锻炼下肢以适应单足支撑下，允许在平行杠内进行步行训练，慢慢进行日常生活和活动能力训练。

疗程：隔日1次，10次为1个疗程。

[火刃针疗法]

取穴：患侧下肢的足三阳经经筋循行部位，沿近端到远端由浅入深探寻筋结点（股直肌、股外侧肌、股二头肌、腘肌、胫骨前肌、腓骨长肌、腓肠肌、比目鱼肌的起止部分的肌腹与肌腱的移行部位寻找硬结及压痛点）。

操作：取0.5mm×40mm一次性刃针数枚。患者取仰卧位，术者立于患者患侧。根据患者肌张力增高的情况选好定点施术部位，并做好标记。常规无菌消毒，助手手持酒精灯，术者戴无菌手套，左手食指按压施术部位皮肤，避开神经血管，稍用力向下触及硬结点或压痛点，右手手持刃针，针尖移至酒精灯外焰处，待针尖烧红（温度为350℃~400℃），将针迅速刺入筋结点，刀口线与肌纤维走向垂直，迅速出针不留针，每点针刺1次，每3点换1针。施术完毕，干棉签按压针口，如果出血则压迫止血2分钟。

疗程：3天1次，每周2次，连续治疗16次为1个疗程。

[温针疗法]

取穴：主穴髀关、血海、悬钟、阳陵泉，配穴环跳、风市、丘墟、丰隆、足三里。

操作：体位行侧卧位，患侧处于上方，常规消毒。快速进针，针刺得气后，行平补平泻手法，捻转1~3分钟，留针30分钟，留针过程中在针尾部位插入2cm的艾炷，然后于艾炷下段部位点燃，让患者的皮肤能够具备灼热感，每段艾炷为1壮，灸2壮；并于艾条下方位置将一硬纸板放置好，避免患者被烫伤，在艾炷燃尽之后，将灰烬去除干净。

疗程：每日1次，4周为1个疗程。

[穴位注射疗法]

方1

取穴：患侧居髎、阴包、殷门、足三里、丰隆、阳陵泉。

药物：丹参酮ⅡA注射液或生理盐水。

操作：体位取坐位或侧卧位。穴位定位后进行皮肤常规消毒，用一次性5ml注射器抽取丹参酮ⅡA注射液，针头按照毫针刺法的角度要求，快速刺入皮下或肌层的一定深度，病人须有酸、麻、肿、胀感为宜，回抽无血，每注射点单次药物剂量为1ml。（注：丹参酮ⅡA注射液也可用等量生理盐水，疗效无明显差异。）

疗程：每周3次，隔日1次，12次为1个疗程。

方2

取穴：股四头肌痉挛取阴市、梁丘、伏兔；腓肠肌痉挛取合阳、承筋、承山。

药物：维生素B_1注射液、利多卡因注射液。

操作：选用100mg维生素B_1与100mg利多卡因，按穴位注射常规疗法注射。每次2~4穴。

疗程：隔日1次。10次为1个疗程。疗程间隔2天。

[经皮穴位电刺激疗法]

取穴：昆仑、阳陵泉、太冲、足三里。

操作：治疗仪器选用KT-90A型神经肌肉电刺激仪。治疗时体位采用仰卧位或者坐位，胫前肌应保持轻度牵伸状态，然后在穴位上贴置3cm×3cm表面电极，应采用标记笔标记好穴位，确保每次治疗部位一致。设置电刺激参数：频率1Hz，脉宽是5个1ms宽的双向不对称方波（矩形波），以患者可耐受的最大强度为准。每次治疗30分钟。

疗程：每日1次，每周6次，连续治疗3周为1个疗程。

[穴位埋线疗法]

取穴：筋缩、足三里、阳陵泉、至阳。

操作：患者采用仰卧位，对其双侧进行取穴，待局部完成常规消毒后，采用0~4号医用羊肠线3~4cm，以镊子将其贯穿到7号注射针头中，同时用针灸针作为针芯完成穴位埋线操作。

疗程：本次操作20天后再对患者进行穴位埋线1次。

［放血疗法］

取穴：委中、委阳、阳交、足三里。

操作：每次选2个穴常规消毒。用三棱针刺破穴位处较显见的静脉血管，待血流自止时，加拔火罐5~8分钟。

疗程：每2周1次，5次为1个疗程。

［艾灸疗法］

取穴：阳陵泉、悬钟、足三里、三阴交、中脘。

操作：采用百笑灸（灸具），将灸筒用医用胶布粘贴在欲灸的穴位上，拔开灸盖安装好灸炷，点燃艾炷后扣合在灸筒上。在施灸的过程中，通过左右旋转筒身调节出气孔的大小，或者升降灸盖来调节施灸温度。温度以患者皮肤感到有明显的温热感为佳，艾炷燃烧完毕时移去艾灸装置。

疗程：每次每穴灸1壮。5天为1个疗程。

【述评】

1.鉴于下肢痉挛发生率在3个月时达到较高水平，到6个月时一直处于较平稳的情况，针灸治疗应于急性期后即予介入。其治疗目的，一是加快恢复大脑高级中枢对脊髓低级中枢的控制能力，二是促使正确运动形式、姿势和控制力的恢复。在临床中，针灸对中风后下肢痉挛的治疗效果是满意的。但在运动模式上要注意不能用拽拉训练等麻木地进行肌力增强训练，否则会适得其反，留下后遗症。

2.针刺治疗中风后下肢痉挛，要配合下肢的康复训练，要求患者下肢良肢位正确摆放，患侧胯部、膝关节外侧及足底用楔形垫固定，防止髋关节外旋、足下垂等。训练方法则采用抑制下肢痉挛的模式。①根据患者病情，选择恰当的休息体位，保持患者在病床、轮椅上的正确体位，针对下肢，使用"对抗伸肌痉挛"模式的屈肢动作；②被动关节活动训练，医护人员应根据患者病情，合理训练患者的患侧肢体；③手法按摩，医护人员从远至近地按摩患者瘫痪肢体，或者使用空气压力机进行治疗；④被动训练关节肌肉，缓慢、被动牵拉患者痉挛肌群；⑤站立练习，借助平衡杠、站立架或者电动型起立床引导患者站立，站立过程中患侧的下肢可踩在斜板上，牵拉小腿的三头肌群，减少患者痉挛；⑥进行适当的步行练习。

3.在针灸治疗的同时，可结合中药内服、外洗，以行气活血、舒筋缓急、镇痛解痉，促使瘫肢气血顺畅，筋脉得以濡养，从而缓解痉挛状态。

五、上肢内旋

【概说】

上肢内旋是指关节在水平面内，绕其本身的垂直轴，由前向内的旋转，是偏瘫患者出现共同运动时所发生的一种症状。中风后中枢性瘫痪形成时，大脑的局部病灶使皮层高级中枢对低位中枢的抑制作用及对肢体运动的控制能力丧失，从而引起脊髓中枢支配的共同形式表现出来。上肢伸展型共同运动的表现为：抬患侧上肢时，会出现肩胛骨前伸、下推，肩关节内旋、内收，肘关节旋前、伸展，腕关节稍伸展，指关节屈曲、内收。

【临床表现】

中风后上肢内旋，患者表现屈肌群、旋前肌张力增高，当患侧上肢抬举到一定程度时，肩内收、内旋，前臂向内侧旋转。

【针灸处方】

［头皮针疗法］

取穴：顶中线、顶颞前斜线（病灶侧中1/3）、顶旁2线（病灶侧）。

操作：常规消毒。顶中线由前顶刺向百会1~1.5寸，顶颞前斜线由前神聪刺向悬厘、取病灶侧的中1/3，进1寸，并向前透刺1针，顶旁2线取病灶侧，由正营向后刺1.5寸。针进帽状腱膜下层后，行抽提法，配合上肢屈肌的按摩和上肢外旋活动。留针2~8小时。

疗程：隔日1次，10次为1个疗程。

［电针疗法］

取穴：纠内旋（手三里外0.5寸，尺骨内缘）、天井。

操作：常规消毒。直刺得气后，连接G6805电针仪，用连续疏波，通电30分钟。

疗程：隔日1次，10次为1个疗程。

［皮肤针疗法］

取穴：上肢屈肌群、旋前肌。

操作：常规消毒。用皮肤针叩刺，如叩刺旋前圆肌，自肱骨内上髁皮肤起，叩刺至桡骨体中部外侧。中强刺激，叩刺后做肌肉按摩，并使前臂旋前并屈肘的运动。

疗程：隔日1次，10次为1个疗程。

[艾灸疗法]

取穴：上肢屈肌群、旋前肌。

操作：用艾条温和灸30分钟，以皮肤潮红为度。

疗程：每日1~2次，10次为1个疗程。

【述评】

中风后遗症中，上肢内旋是常见症状，与偏瘫出现共同运动有关，可以在治疗上肢偏瘫的同时，加刺纠正内旋的腧穴予以纠正。

六、足内翻

【概说】

中风后足内翻是由于脑实质的器质性损伤，导致肌肉牵张反射的控制紊乱而引起的病症。足内翻多出现于中风急性期后，运动模式由开始的软瘫期发展到联合反应期或共同运动期，此时下肢伸肌模式占优势，表现为下肢胫骨后肌肌张力异常增高，造成拮抗肌功能相对偏弱，导致左右肌张力不平衡，而发生踝关节跖屈内翻。由于患侧下肢拮抗肌肌力相对偏弱，不能有效拮抗胫骨后肌的异常张力，再加上踝关节内翻导致足底支撑面减少，因而不能维持足够平衡以保证躯体的稳定性。中风病灶多发生在颈内动脉系统供血区内，如基底节区、内囊和相应的大脑皮层区。多与前期患肢良肢位摆放未到位、异常刺激以及未经正规培训而予患者不当肢体功能锻炼相关。下肢痉挛是脑卒中后最常见的并发症，其中以足内翻最常见，国外研究显示其发病率为17%~43%。

下肢痉挛是引起足内翻最常见的原因，脑卒中患者上运动神经元损伤引起牵张反射亢进，导致胫骨前肌、腓骨长肌、腓骨短肌、伸趾肌均无力，胫骨后肌、屈趾肌、小腿三头肌反射亢进，出现下肢痉挛并且跖屈现象。这也成了针灸纠内翻取穴的解剖学基础。

足内翻在中医古籍中也有描述，《难经·二十九难》中记载"阴跷为病，阳缓而阴急"，说明足内翻与阴跷脉有关。中医学认为足内翻乃阴阳失衡，其病机为"阴急阳缓"。

【临床表现】

足内翻的发生多在卒中后恢复期，随着病程的发展，临床表现为足内翻并下垂或跖屈，足背屈、外翻不能或减弱，足趾屈曲并内收，随意运动能力很差。在足内翻初期，仅表现行走时足底前外缘着地，足下垂，踝关节软弱支撑乏力；中后期随着肌张力不断增高，足跖屈愈来愈明显，足跟着地困难，足趾屈曲，内翻的踝关节也逐渐僵硬，并伴随着膝关节共同运动。

【针灸处方】

［头皮针疗法］

取穴：顶颞前斜线上1/5、顶旁1线。

操作：常规消毒。行抽提法，留针2~8小时，行针和留针时，配合足内翻的纠正动作。

疗程：隔日1次，10次为1个疗程。

［毫针刺法］

方1

取穴：纠内翻穴（经外奇穴，位于承山穴外开1寸处）、悬钟、太冲。

操作：穴位常规消毒后，术者左手固定穴位，右手持2.5~3.5寸毫针向纠内翻穴垂直刺入，深进2.0~3.0寸，以患者有局部酸胀和有触电感向足部放射为度，以轻度小幅度提插捻转为主，留针30分钟。其间行针3~5次。

疗程：每日1次，10次为1个疗程。

方2

取穴：丰隆、环跳、髀枢、足三里、解溪。

操作：丰隆为主穴。深刺，大幅度捻转、提插，以出现强烈针感为佳。留针30分钟。

疗程：每日1次，10次为1个疗程。

方3

取穴：健侧八风、解溪、丘墟透照海、申脉。

操作：巨刺法。均取健侧腧穴，用0.35mm×50mm的毫针，消毒后，借助巨刺法取上述穴位，迅速进针之后行提插捻转补法，得气后留针30分钟。

疗程：每日1次，10次为1个疗程。

方4

取穴：委中穴。

操作：仰卧位，令其家属将瘫痪下肢上抬45°，常规消毒后，用2.5寸毫针进针，强刺激1~2次，致下肢抽动3次。

疗程：每日1次，10次为1个疗程。

方5

取穴：三阴交。

操作：用28号2寸毫针略斜向悬钟穴方向进针，得气后将针提至皮下，向下斜刺1~1.5寸并缓慢捻转，使针感向下传导，偏瘫内翻之足会瞬间外翻。留针30分钟。

疗程：隔日1次，10次为1个疗程。

方6

取穴：照海、申脉。

操作：用30号0.5~1.5寸毫针直刺，照海刺入0.5~1寸，申脉刺入0.2~0.3寸，行捻转开阖补泻手法，泻照海穴，补申脉穴。留针40分钟，每10分钟行针1次。

疗程：每日1次，10次为1个疗程。疗程间隔5~10日。

方7

取穴：太白透束骨、丘墟透照海、交信透跗阳、阳陵泉透阴陵泉、三阴交透悬钟、昆仑透太溪。

操作：常规消毒后，太白穴水平直刺透向束骨穴，进针约60~80mm，以足瞬间背屈为度；由丘墟穴以45°角沿外踝间隙向照海穴透刺，进针60~80mm，以在照海穴能触到针尖为度；由交信穴向上以45°角斜刺透跗阳穴，刺入60~80mm，以局部的酸胀感和有麻电感向足部放射为度；由阳陵泉直刺进针透向阴陵泉方向，进针70~100mm，以局部的酸胀感和有麻电感向足部放射为度，由三阴交直刺进针透向悬钟方向，由昆仑直刺进针透向太溪方向，以局部的酸胀感和有麻电感为度，均行针1分钟，以轻度小幅度提插捻转为主，留针30分钟，其间行针1次，轻度小幅度提插捻转为主，行针2~3分钟。

疗程：每日1次，10次1个疗程。

方8

取穴：胫前三针即足三里、丰隆、腾跃（武连仲教授经验穴：外踝尖上4寸，胫前肌中点）、足临泣、大钟。

操作：常规消毒后，胫前三针均直刺1.2~1.5寸，行提插补法，可见胫骨前肌收缩抽动。足临泣穴直刺0.8~1寸，行提插补法，得气可见小趾抽动。大钟直刺0.5~0.8寸，施提插重泻手法，可见足背背伸，以一次为度。留针25分钟，补胫前三针以扶阳，泻大钟以抑阴。

疗程：每日1次，10次1个疗程。

［**芒针疗法**］

取穴：足三里透绝骨，阳陵泉透昆仑，配丘墟。

操作：常规消毒。用不锈钢丝制成直径0.5~2.0mm，2~3寸芒针针刺并行针。

疗程：隔日1次，10次为1个疗程。

［**电针疗法**］

方1

取穴：腓骨小头与外踝尖连线三等分，取上1/3与下2/3交叉点，以及上2/3与下1/3交叉点。

操作：常规消毒。用毫针直刺1~1.5寸，然后连接G6805电疗仪，用连续疏波通电30分钟，以足呈外翻动作为得气。

疗程：每日1~2次，7次为1个疗程。

方2

取穴：阳陵泉、丘墟。

操作：常规消毒。用提插捻转手法得气后，阳陵泉与丘墟两穴连接电针治疗仪，用疏密波，通电20分钟。

疗程：每日1次。6天为1个疗程。

［**火针疗法**］

方1

取穴：患侧足三里、阳陵泉、丰隆、阳明经排刺阳明经穴位。

操作：每次在胫前足阳明胃所经过的区域经选穴4~5个，做好标记，局部常规消毒，操作者一手持点燃的酒精灯，另一手持火针，把火针在酒精灯上烧至通红，迅速而准确地刺入相应的腧穴，刺入的深度2~4mm，然后快速拔出火针，快进快出，时间越短越好，出针后让血自行流出并自然止血，5分钟后待针眼不再出血，可用酒精棉球再次消毒并擦干血迹。交代患者注意火针点刺后局部24小时内不能沾水，饮食忌生、冷、海鲜等具有发性的食物。

疗程：隔天或隔2天治疗1次，每周治疗2~3次，每次在局部足阳明胃经上选取不同的针刺点放血，每次取穴尽量避免重复部位，治疗1个月为1个疗程。

方2

取穴：筋性结节和压痛点。

操作：令患者侧卧位，循足太阳经筋从患侧腘窝处开始向下行切诊，当触摸到筋性结节和压痛点时，定位阳性反应点，每次选取2~3个反应点，做上标记，常规消毒后，将0.35mm×25mm针灸针用酒精灯烧红，迅速刺入反应点，然后立即拔出，起针后用消毒干棉球按压针孔。

疗程：隔日1次，每周3次，4周为1个疗程。

[**温针灸疗法**]

取穴：申脉、丘墟、昆仑。

操作：常规消毒后，以毫针直刺，得气后，将备好的艾粒套在针柄上，点燃，直到燃尽。每次两壮，留针20分钟。

疗程：每日1次，每周休息1天，1个月为1个疗程。

[**艾灸疗法**]

取穴：沿阴跷脉在患肢足跟、内踝、小腿内侧循行区域，重点艾灸照海、交信穴。

操作：患者取仰卧位，暴露患肢，将普通清艾条的一端点燃，沿阴跷脉在患肢足跟、内踝、小腿内侧循行区域，距离皮肤2~3cm，缓慢移动位置，施行温和灸，重点在照海、交信穴施灸，灸至皮肤温热红晕为度。共灸25分钟，若遇到局部皮肤知觉减退的患者，施灸者可将食、中二指置于施灸部位的两侧，通过施灸者的手指测知患者局部受热程度，随时调节施灸距离，防止烫伤等意外发生。

疗程：每日1次，10次为1个疗程。

[**穴位埋线疗法**]

取穴：患侧阳陵泉、足三里。

操作：嘱患者取仰卧位，穴位常规皮肤消毒，使用一次性套管针，将适当长度的可吸收胶原蛋白线放入针管，右手持针，迅速用腕力将针刺入皮下，进一步刺入适宜深度，获得针感后，轻轻推动针芯，将线体完全植入穴位内，同时退出针体，出针后立即用无菌干棉球压迫针孔片刻，并用医用胶贴贴敷针孔。

疗程：穴位埋线7天1次，4次为1个疗程。

[**穴位注射疗法**]

方1

取穴：阳陵泉、外丘。

药物：黄芪注射液。

操作：患者取仰卧位，穴位区域常规消毒，取5ml一次性注射器，抽取药液4ml，将针快速刺入穴位，轻轻捻转针体，使患者产生酸、麻、胀或有放射感，回抽无回血后，缓慢注入药液，每个穴位注射2ml，出针后用消毒棉球按压，贴以创可贴胶布即可。

疗程：每日1次，每周6次，治疗4周为1个疗程。

方2

取穴：三阴交、阴陵泉、太溪穴。

药物：大株红景天注射液。

操作：皮肤常规消毒，使用注射器抽取5ml大株红景天注射液，快速刺入穴位，捻转提插针体使患者产生局部酸胀感，回抽确认无回血后缓慢注入药液，阴陵泉注射2ml，三阴交和太溪穴各注射1.5ml。

疗程：隔日1次，6次为1个疗程。

［刃针疗法］

取穴：承筋、承山、飞扬、跗阳穴的紧张点、压痛点以及肌硬结、条索等病理阳性反应物或软组织异常改变。

操作：患者采用俯卧体位，常规消毒后，覆盖灭菌洞巾，在紧张点或局部阳性反应物处进针。用4号小针刀按针刀疗法的四步进针法，刀口线与人体纵轴平行，进针深度据病情而定，患者感觉有酸胀感后，先纵向剥离3次，再横向松解剥离3次出针，出针后受术部位用消毒干棉球重按针眼压迫止血片刻，以创可贴贴敷针孔术毕。嘱患者保持局部清洁，避免针孔感染。

疗程：每周2次，2周4次后间隔3天，后2周改为每周1次。4周为1个疗程。

【评述】

1.足内翻为中风后主要后遗症之一，严重影响患者的行走，是独立步行的"拦路虎"。它不仅影响步行的速度和稳定性，而且给日常生活带来诸多不便，严重者可因此而丧失步行能力，并会带来跌仆、骨折等风险，因此必须重视康复治疗。针灸治疗本病有较好的疗效，主要是发挥针灸对人体气机的调节功能，使血脉瘀滞得以通畅，营卫得以和调，筋脉得以濡养而治愈疾病，但患者须坚持治疗，方得疗效。

2.中医认为，足内翻的发生多由于中风后气血散乱、失其禀命、阴阳失衡导致阳筋缓而阴筋急，从而使内外力量不均而造成。针灸治疗足内翻的方法种类繁多，大多基于传统中医理论基础的引导，各种方法殊途同归，均有较好的疗效，可根据自己掌握的针疗技术和病人状况，及病人所乐于接受的治疗方式选用，既可单独选用也可联合应用。

3.针灸治疗需配合康复治疗疗效更好。足内翻初期，可采用踝关节背屈外翻法。做缓慢的足背屈外翻。重复操作15~20次。在中后期，可采用牵拉足跟踝关节背屈外翻法，操作同上。在足内翻出现后，还应指导患侧进行主动功能锻炼，每周进行5天，休息2天，共治4周。

4.在康复护理上，当患者处于软瘫期时，踝关节摆放时使关节处于中立位或背屈外翻位，使主动肌与拮抗肌处于平衡状态，防止肌肉痉挛或关节僵直，出现或者加重足内翻。出现内翻后，可视不同症状给予按摩，也可使用沙袋绑带，每训练结束后，应予弹力绷带缠绕，使踝关节外翻以拮抗异常肌张力。使用弹力绷带过程中应时刻评估足趾血流情况。

七、足下垂

【概说】

中风后足下垂是中风患者常见的后遗症之一，出现于脑卒中急性期之后。它是因为不可逆的中枢运动神经系统损伤，以及病灶和水肿对某些运动神经元的不完全损伤，大脑高级中枢对低级中枢失去控制，低级中枢原始的反射失去抑制，表现出患者下肢伸肌张力增高，协调异常的一种痉挛模式。

中风后因患者长期卧床及关节制动，导致各肌群无法正常伸缩，小腿前肌群（胫前肌）及外侧肌群（腓骨长短肌）激活不足，肌肉出现失用性萎缩，导致足背伸困难。此时患者下肢肌力逐渐恢复，肌张力逐渐亢进，行动过程中患足或患肢抬高，落地时足尖触底的症状。

中风后足下垂属中医"痿证"范畴，古称"痿躄"。起病初风痰阻络，后日久肝肾阴亏，肝主筋，筋伤则四肢不用，筋脉拘急；肾藏精，精血亏虚，筋脉不得濡养则成痿躄。有认为是阴跷为病，阳缓而阴急。

【临床表现】

中风后足下垂可见足前胫前肌无力向心收缩以及小腿后群三头肌痉挛，它使得患肢足下垂、内翻及足跟不能正常着地，显得患侧下肢较健侧"长"。同时，由于膝伸肌痉挛使得膝关节屈曲不充分，导致典型的代偿性"划圈步态"。由于踝关节处于受力不稳状态，稍有不慎就会扭伤脚踝。

临床检查时，让患者坐位，两下肢自然悬垂，如见足处于跖屈位且完全不能主动背屈与内、外翻，则为足下垂。

【针灸处方】

[电针疗法]

方1

取穴：足三里、下巨虚、解溪、丘墟、商丘、太冲。

操作：常规消毒。直刺得气后接G6805电疗仪，使足呈屈踝动作为得气，用连续疏波通电20分钟。

疗程：隔日1次，10次为1个疗程。

方2

取穴：百会，患侧环跳、血海、阳陵泉、足三里、承山、悬钟、三阴交、解溪、照海穴。

操作：穴位常规消毒，对阳陵泉、足三里、承山、悬钟、解溪采取恢刺针法，对环跳、血海、三阴交、照海循经刺入，行平补平泻，得气为度。留针过程中加用电针，频率5Hz，连续波，中等刺激以患者能够忍受为度，留针30分钟。

疗程：隔日1次，每周治疗3次。

[毫针刺法]

方1

取穴：合阳穴。

操作：病人俯卧，取合阳穴。常规消毒后，用0.35mm×50mm毫针弹刺进针，得气后留针30分钟，以小腿抽动、足背屈为得气。

疗程：每日1次，10次为1个疗程。

方2

取穴：解溪、太溪、然谷。

操作：选直径0.25mm、长度25mm不锈钢毫针，常规消毒，直刺进针，深度不超过20mm，刺激量以足抽动为佳，如刺激量不能引起足抽动，用平补平泻手法，即补法与泻法交替使用，得气后留针30分钟。

疗程：每日1次。30天为1个疗程。

方3

取穴：环跳、风市、足三里、阳陵泉、阴陵泉、下巨虚、丘墟、商丘、解溪。

操作：常规消毒。使用捻转、提插相结合的泻法。每次取2或4个穴。留针

20~30分钟。

疗程：每日1次，10次为1个疗程。

方4

取穴：主穴取患侧至阴、足窍阴，辅穴取患侧丘墟透解溪、中封透商丘、阳陵泉透阴陵泉。

操作：穴位常规消毒，选直径0.40mm，长度25~50mm毫针。至阴、足窍阴直刺捻转，以使足部出现明显的背屈外翻为度。丘墟透解溪为丘墟进针沿皮下横刺透到解溪穴，中封透商丘为中封进针沿皮下刺至商丘，阳陵泉透阴陵泉为阳陵泉直刺进针透向阴陵泉方向，以局部出现酸胀感和麻电感并向足部放射为度。以上针刺均以小幅度提插捻转行针1分钟，留针30分钟。留针期间行针1次，每穴行针1~2分钟。

疗程：每周一至周五每天针1次。10次为1个疗程。

方5

取穴：在患侧肢体踝关节附近的肌腱两侧找压痛点，以痛为腧。另取颧髎、巨髎（足三阳经筋之结）、会阴（足三阴经筋之结）。

操作：穴位常规消毒后，用0.30mm×50mm一次性针灸针，直刺或斜刺进针，针尖直达骨膜，捻转得气后，将针尖退至皮下，再顺肌腱走向一前一后透刺，并反复提插捻转，捻转幅度为180~360°，频率每分钟90~100次；上、下提插幅度为2~5mm，针感强度以病人能忍受、关节不发生阵挛为度。配穴采用提插捻转、平补平泻手法。

疗程：每日1次，10次为1个疗程，疗程间休息2天。

方6

取穴：丘墟、昆仑。

操作：巨刺法，选择健侧穴。常规消毒皮肤，在健侧丘墟穴用30号3寸的毫针，针尖向照海方向直刺20~30mm，昆仑穴用同样方法，针尖向太溪方向直刺20~30mm；得气后均施提插捻转补法。每次留针30分钟。

疗程：每天1次，每周治疗5次，连续治疗6周。

方7

取穴：照海、大都。

操作：常规消毒皮肤，照海穴用30号1.5寸毫针直刺0.5~1寸，大都穴用28号1寸毫针向足跟方向斜刺0.5寸左右。得气时即刻可使足背屈，否则应重刺，得气后均施补法。每次留针30分钟。

疗程：每日1次，1个月为1个疗程。

方8

取穴：大钟。

操作：常规消毒皮肤，毫针直刺0.3~0.5寸，提插泻法，留针30分钟。

疗程：每日1次，10次为1个疗程。

［头皮针疗法］

取穴：顶中线、顶颞前斜线上1/3、顶旁1线。

操作：常规消毒。针进至帽状腱膜下层后，行抽提法，即用爆发力快速向外速提3次，用时5秒钟，要求针身基本不动，每次至多提出1分许，如法5分钟内反复行针10遍，其间配合踝关节的主动或被动背屈运动，留针2~8小时。

疗程：隔日1次，10次为1个疗程。

［耳针疗法］

取穴：膝、踝、跟。

操作：穴位常规消毒，用毫针强刺激，留针30分钟。两耳交替。

疗程：每日1次，10次为1个疗程。

［艾灸疗法］

取穴：足三里、下巨虚、解溪。

操作：用点燃的纯艾条，在患者上述穴位距离皮肤3cm左右施行温和灸，先行回旋灸，继以雀啄灸，以患者局部无灼痛感为度。

疗程：每日1次，10次为1个疗程。

［穴位注射疗法］

取穴：阳陵泉、丘墟。

药物：黄芪注射液。

操作：常规消毒。使用穴位注射法常规操作，将药液注射进穴位。

疗程：每日1次，10次为1个疗程。

【评述】

1.中风后足下垂仍是目前中风病人康复治疗中的一大难题，很多患者终生遗留足下垂，给其生活带来诸多不便，降低了生活质量。针灸对该病有较好疗效。

2.在针灸治疗的同时，配合中医按摩，对解除肌肉痉挛、促进组织修复也有一定的疗效。与治疗足下垂有关的肌肉有：①屈趾长肌：起自胫骨后面，止于第2~5趾远节趾骨底。该肌主要功能为屈踝，屈2~5趾。②胫骨后肌：起自胫、腓骨及骨间膜后面，止于舟状骨，内、外、中间楔状骨。该肌主要功能为屈踝、内翻。③屈拇长肌：起自腓骨后面，止于拇趾远节趾骨底。该肌主要功能为屈踝、屈拇。还有胫前肌、趾长伸肌腱、胫后肌腱等。

3.佩戴踝足矫形器（AFO）治疗足下垂和足内翻的主要机理是对踝关节进行制动，让其长期保持在一种中立位或稍有背屈的状态。由于限制了踝跖屈，在着地时可防止小腿上端前倾，因而协助膝伸直稳定，在股四头肌无力时有一定意义。

4.肌力增强训练：胫前肌肌力训练是足下垂康复治疗的重要环节，主要针对性练习主动背伸。方法：患者仰卧位，双膝下垫一枕头使之微屈，以健肢做示范，做背伸动作；坐位下患者屈膝90°，双脚跟着地，患侧脚掌应尽可能抬高，交替作前脚掌击地动作；立位下，患者健侧负重，患侧在屈膝状态下练习背伸动作；步态分解练习，当患腿向前迈出时，尽量使脚跟着地。早期合理的康复治疗能提高中枢神经系统的可塑性，可以较好地挖掘损伤的修复潜力圈，防止可逆性足下垂转变为不可逆性足下垂。

八、足趾屈曲

【概说】

手足拘紧挛急，屈伸不利而不能伸直，是谓拘挛，系筋脉病症。中风后足趾屈曲多发生在脑血管性偏瘫肢体恢复期或后遗症期，因血液枯燥，筋失所养所致。该病症责之肝、心、肾。肝主筋，血不养筋，筋膜干则收缩拘挛屈曲；同时，心血不足、肾精亏损也致筋失所养。

【临床表现】

足趾筋挛屈曲，内收（偶有大拇趾伸展），不能伸直，肌张力增高，走路时足底前外侧缘着地，活动不利，兼见下肢拘挛，足跖屈、内翻，伴眩晕失眠、腰膝酸软、劳倦乏力。

【针灸处方】

［头皮针疗法］

取穴：顶中线、顶颞前斜线上1/5（病灶侧），顶旁1线（病灶侧）。

操作：常规消毒。顶中线由前顶刺向百会，顶颞前斜线取病灶侧前神聪至悬厘的上1/5，再向前透刺1针，顶旁1线自通天向后刺1.5寸。快速破皮进针，针进帽状腱膜下层后，行抽提法，配合按揉、舒展跖屈足指运动。留针2小时以上，不断配合运动。

疗程：每日或隔日1次，10次为1个疗程。

[**毫针刺法**]

方1

取穴：腰椎4~5节间隙穴、骶椎1~5节间隙穴、足三里、上巨虚、条口、阳陵泉、悬钟、阴陵泉、地机、三阴交、趾外八风、太溪、昆仑、血海。

操作：常规消毒。以针足三阳经为主临证加减或交替针刺。寒虚软瘫者用补法，热盛硬瘫者用泻法。留针20分钟。与艾灸并举，灸毕拔针，随即分别将足趾捋、摇3~5次。

疗程：每日1次，10次为1个疗程。

方2

取穴：三阴交、照海、大钟。

操作：常规消毒后，三阴交用28号2寸毫针略斜向悬钟穴方向进针，得气后将针提至皮下，向下斜刺1~1.5寸缓慢捻转，使针感向下传导，照海直刺0.5~1寸，施以开阖泻法，大钟直刺0.5~0.8寸，施以捻转泻法，使针感向四周扩散。留针30分钟，期间行针3~5次。

疗程：每日1次，10次为1个疗程。

[**电针疗法**]

取穴：阳陵泉、丰隆、解溪、丘墟、申脉、昆仑。

操作：常规消毒。阳陵泉直刺1.5~2寸，丰隆直刺1.2~1.5寸，解溪直刺0.5~1寸，丘墟直刺0.5~0.8寸，申脉直刺0.3~0.5寸，昆仑直刺0.5~0.8寸，针刺得气后接G6805电针仪，连续波，通电20~30分钟。

疗程：隔日1次，10次为1个疗程。

[**刃针疗法**]

取穴：在胫骨平台和胫骨内踝的中点水平，胫骨的后外侧1指处。

操作：参照"上肢痉挛"刃针操作方法。

疗程：隔天1次，每周3次，4周为1个疗程。

[**皮肤针疗法**]

取穴：屈曲劣势侧皮肤。

操作：常规消毒。中等强度叩刺，加拔火罐。

疗程：每日1次，10次为1个疗程。

[艾灸疗法]

取穴：跖屈优势侧皮肤。

操作：用艾条温灸，以局部皮肤潮红为度。配合跖屈足指放松舒缓。

疗程：每日1~2次，10次为1个疗程。

【评述】

中风患者足趾挛急屈曲是常见的后遗症，多因误治、失治等造成，痉挛状态被永久固定下来，给患者带来行走不便，甚至造成足趾磨损。针灸治疗该症主要是通过泻挛急屈曲优势侧、补挛急屈曲劣势侧，祛瘀活血、舒筋活络来达到治疗目的。在治疗过程中，尚需患者积极配合，运用温灸、红外线照射、穴位按摩、热敷等方法自行辅助治疗，逐步改变供血，舒缓筋挛，改善症状。

九、腿软无力

【概说】

中风后形成偏瘫，一侧肢体运动肌力减弱或消失，久而久之肌肉萎缩，无力而软弱。锻炼时，自觉不能承载自身重量，有种腿软无力的感觉。是因肝肾虚损，气血亏乏，肌肉筋脉失养所致。同时，脉络瘀阻，气血运行不畅，久而瘀血阻滞，脉络不通，造成肌肉痿弱，筋脉拘挛，支撑无力。又因中风后运动减少，营养脱节，致脾胃虚弱，而脾主四肢、肌肉，脾运失健，生化无源，导致筋脉失养，腿软无力。

【临床表现】

患者偏瘫肢体痿软，发冷、麻木，困重无力，肌肉松弛，活动完全失灵或不完全性失灵，能做轻微活动，但不能下床行走，或能下床行走，但不能坚持多久，呈拖曳步，日久肌肉萎缩不用。兼见腰膝酸软，眩晕耳鸣，纳呆食少，神疲乏力，少言懒动，面色不华，筋脉拘挛等症。

【针灸处方】

[头皮针疗法]

取穴：顶颞前斜线上1/5节段，顶旁1线（均为病灶侧），顶中线，额旁2线（双侧）。

操作：常规消毒。快速进针至帽状腱膜下层1寸，行抽提法，配合抬腿提膝、站坐行走等主动或被动运动，留针2~8小时。

疗程：隔日1次，10次为1个疗程。

[电针疗法]

方1

取穴：①梁丘、血海、阴市、伏兔。②髀关、阳陵泉。

操作：常规消毒。针刺得气后，行平补平泻手法，然后接G6805电针仪，连续疏波，通电20~30分钟。

疗程：隔日1次，10次为1个疗程。

方2

取穴：足三里、曲泉、复溜、解溪。

操作：常规消毒。针刺得气后接G6805电针仪，连续疏波，通电30分钟。

疗程：隔日1次，10次为1个疗程。

[毫针刺法]

方1

取穴：中脘、关元、足三里。

操作：常规消毒。提插捻转补法，针后加灸。

疗程：隔日1次，10次为1个疗程。

方2

取穴：鼠溪。

操作：常规消毒后，直刺2~3寸。

疗程：隔日1次，10次为1个疗程。

[艾灸疗法]

取穴：肾俞、脾俞、关元、足三里、百会。

操作：艾条灸，以局部皮肤潮红为度。全身乏力可加灸百会。

疗程：每日2次。隔日1次，10次为1个疗程。

[耳针疗法]

取穴：膝、髋。

操作：常规消毒。毫针刺，中强刺激，留针30分钟。或用王不留行子贴压，患者每日自行压丸3~5次。

疗程：每日1次，两耳隔日交替。压丸每3日1换，两耳交替。

[红外线穴位照射疗法]

取穴：股四头肌。

操作：红外线穴位照射，每次30分钟。

疗程：每日1次，10次为1个疗程。

[**穴位注射疗法**]

取穴：双足三里。

药物：维丁胶性钙、聚肌胞、转移因子注射液、胎盘注射液、维生素B_1注射液、维生素B_{12}注射液。

操作：患者取仰卧位，穴位常规消毒后，用5ml一次性无菌注射器抽取上述其中一种药液2ml，在双侧足三里常规进针0.5寸深，得气并回抽无血后，每穴各缓慢注射1ml药液。

疗程：隔日1次，10次为1个疗程。

[**腹针疗法法**]

取穴：引气归元、滑肉门（患侧）、上风湿点（患侧）、外陵（患侧）、下风湿点（患侧）、大巨（患侧）、气旁（患侧）、大横（健侧）。

操作：常规消毒。引气归元刺地部，余刺人部。留针30分钟。

疗程：隔日1次，10次为1个疗程。

【评述】

1.腿软无力是因为脑部供血不足，致使小脑神经无法支配双腿活动所造成的。针灸治疗下肢无力有满意疗效，通过补益肝肾，活血通络，益气健脾，增强患肢肌力，恢复患肢活动能力，可达到治疗目的。在治疗的同时，患者应主动配合下肢康复活动。平时多做有氧运动，也就是慢走。经常做蹲起运动，加强下肢的肌力。手扶栏杆做单腿踢的运动，以加强下肢的灵活性，或者做高抬腿运动等，每天保持不少于2个小时的功能锻炼。

2.在治疗的同时，患者应加强营养，补充蛋白质，保持乐观向上的心态，就能加速康复痊愈。

3.天气变化是脑血管病的诱发因素，如果出现肢体无力情况加重，尤其是偏身无力加重的时候，应该警惕脑血管病再发可能。

十、手指拘挛

【概说】

手指拘挛是中风常见的后遗症，手指呈弛缓性或拘挛性瘫痪，对生活自理能力造成了极大的障碍。

【临床表现】

多表现为患侧手指屈曲、强握、不能伸展，呈半握拳状态，手指或软或硬，被动活动困难，甚至日久出现手掌糜烂或失用性萎缩。常同时与肘关节屈曲不伸共存。

症状分级参照改良的Ashworth痉挛评定量表拟定。

0级：5指无屈曲，无拘挛，主动伸展自如，被动活动无抵抗。

1级：5指稍屈曲，无拘挛，可主动伸展，被动活动有轻微的抵抗。

1⁺级：5指稍屈曲，稍有轻微拘挛，主动伸展不全，被动活动有轻微的抵抗。

2级：5指轻度屈曲、拘挛，不能主动伸展或主动伸展不全，被动伸展有轻度抵抗力。

3级：5指中度屈曲、拘挛，半握拳，不能主动伸展，有明显抵抗力，被动伸展比较困难。

4级：5指高度屈曲、拘挛、强握，阻力很大，不能主动伸展，被动伸展十分困难。

【针灸处方】

［头皮针疗法］

取穴：将顶颞前斜线中2/5节段三等分，取上一等分，顶旁2线（均取病灶侧）。

操作：常规消毒。行抽提法，配合手指的主动或被动运动，留针2~8小时。

疗程：隔日1次，10次为1个疗程。

［毫针刺法］

方1

取穴：八邪，合谷透三间或合谷透劳宫。

操作：常规消毒。八邪（每次取2~3穴），捻转100次不留针。透穴可用0.35mm×50mm不锈钢毫针直刺，并在毫针针刺的基础上加用温针灸。

疗程：隔日1次，10次为1个疗程。

方2

取穴：健侧八邪、合谷透三间，后溪透劳宫。

操作：巨刺法。均取健侧腧穴。用0.35mm×50mm的毫针，消毒后，借助巨刺法，迅速进针之后行提插捻转补法，得气后留针30分钟。

疗程：每日1次，10次为1个疗程。

方3

取穴：肩髃、曲池、手三里、天井、阳溪、阳池、外关、养老、四渎、四缝、八邪。

操作：常规消毒。虚寒软瘫者用补法，热盛硬瘫者用泻法。留针30分钟。与艾灸并举，灸毕拔针，随即做捋指、伸指、摇指运动。

疗程：隔日1次，10次为1个疗程。

方4

取穴：三间。

操作：握拳取穴，常规消毒后，以快速捻转刺入，向后溪方向透刺，当即5个手指伸开，得气后施以泻法，留针30分钟。

疗程：每日1次。10次为1个疗程。

方5

取穴：患侧后溪、合谷。

操作：常规消毒。以1.5寸毫针针刺后溪穴，向合谷方向透刺，施捻转泻法，以患者自身感觉酸、麻、胀为度，留针30分钟，期间行捻转泻法1次。针后指导患者配合肌力恢复训练。

疗程：针刺每日1次，6次为1个疗程，休息1天后进行下1个疗程。

[**电针疗法**]

取穴：中泉、合谷透三间或合谷透劳宫为一组；曲池、外关为一组。

操作：常规消毒。进针得气后，接G6805电针仪，连续疏波，通电30分钟。

疗程：隔日1次，10次为1个疗程。

[**耳针疗法**]

取穴：指，腕。

操作：常规消毒。毫针强刺激，留针30分钟，或王不留行子药埋，每天按压3~5次，每次按压1~2分钟。

疗程：每日1次，两耳交替，10次为1个疗程。王不留行子药埋3日1换。

[**红外线穴位照射疗法**]

取穴：患侧腕关节、手背、手指。

操作：照射30分钟。注意调节温度，避免烫伤。

疗程：每日1~2次，10天为1个疗程。

［艾灸疗法］

取穴：外关、中泉、合谷、后溪、三间、劳宫。

操作：用点燃的艾条在穴位上灸15~30分钟，以局部皮肤潮红为度。

疗程：每日或隔日1次，10次为1个疗程。

【评述】

无论是吃饭、穿衣、梳理、刷牙等一系列生活自理能力，都依仗手指的功能活动来完成，故手指拘挛是中风后上肢康复的关键病症之一。但越是肢体末端，越是精细动作，恢复起来越是困难。针灸对本症有一定的疗效，关键是必须早重视、早介入、早锻炼、早训练，并加以坚持，才能提高康复效果。

十一、握力减退

【概说】

中风后上肢瘫痪、功能丧失，会给患者的日常生活带来诸多不便。临床上，上肢的恢复比下肢慢，手指的恢复更难。

【临床表现】

手指手掌肿胀，难握难伸，手腕无力、肿胀，有的徒手尚能做不完全的手指屈伸动作，但不能拿笔、持物，自感乏力，其实是功能减退或丧失。

【针灸处方】

［毫针刺法］

方1

取穴：海泉。

操作：患者正坐张口，倚靠椅背，并自然伸舌，术者用消毒纱布抓住患者舌体，向后上方拉起，充分暴露后背舌系带根部，右手持28号1.5寸毫针先点刺海泉穴，然后于海泉两侧，应用"合谷刺"手法，左右呈30°角斜刺进针，针尖切记向舌根方向，稍加捻转提插，当患者有强烈刺激感或闪电感时即退出针，并令患者运动舌体1~2分钟。

疗程：每日1次，10次为1个疗程。

方2

取穴：百会、太冲（双）、曲池、合谷、外关、中泉（均为患侧）、中脘。

操作：常规消毒。百会、太冲施以泻法，曲池、合谷、外关、中脘、中泉施以补法，中泉直刺0.3~0.5寸，以局部有酸胀感，或有麻电感向指端放射为得气。

疗程：每日1次，10次为1个疗程，疗程间歇3天。

方3

取穴：曲池、温溜、手三里、外关、养老、阳池、阳溪、阳谷、合谷、劳宫、鱼际、通里、八邪。

操作：常规消毒。寒虚软瘫者用补法，热盛硬瘫者用泻法。留针20分钟。可与艾灸并举，灸毕拔针，随即按摩手掌、手背、手腕部。

疗程：每日1次，10次为1个疗程，疗程间歇3天。

［**电针疗法**］

取穴：曲池、外关、八邪。

操作：常规消毒。捻转提插得气后，接G6805电针仪，连续疏波，通电30分钟。

疗程：每日或隔日1次，10次为1个疗程。

［**艾灸疗法**］

取穴：中泉、曲池、外关、合谷、八邪。

操作：用点燃的艾条在每个穴位上灸15~30分钟，以局部皮肤潮红为度。

疗程：每日或隔日1次，10次为1个疗程。

［**头皮针疗法**］

取穴：将顶颞前斜线中2/5节段三等分，取上1/3段；顶旁2线（均取病灶侧）。

操作：常规消毒后，用0.25mm×40mm一次性不锈钢毫针快速破皮进针，针进至帽状腱膜下层1寸，行抽提法，留针2~8小时，行针和留针期间配合手指的屈伸握拳活动。

疗程：隔日1次，10次为1个疗程。

［**耳穴压丸**］

取穴：指、腕、神门、内分泌。

操作：王不留行子埋压，每天按压3~5次，每次按压1~2分钟。两耳交替。

疗程：3天1换，10次为1个疗程。

［**穴位注射疗法**］

取穴：外关、合谷。

药物：鼠神经生长因子18μg和2ml生理盐水混合液。

操作：常规消毒。先根据针灸手法进针，上下提插至穴位出现酸胀等得气感后，回抽无血，再给予药液缓慢注射。

疗程：每日1次，每周6次，4周为1个疗程。

【评述】

1.针灸对手指功能的改善有良好的疗效。能起到调理气血、养血祛风，使患部得以气血滋养的作用。如针刺中泉穴，可使瘫痪的腕、指部血管充盈，血流加速，手指握力增强，功能得以恢复。

2.配合导引。针灸的同时注意手指的活动，做到意念先到，把注意力集中在患部，然后作手指的主动运动或被动运动。在功能得到初步恢复后，还要做生活训练，如梳头、刷牙、拿筷子等，提高生活自理的能力。

十二、肢体疼痛

【概说】

中风患者进入恢复期后，偏瘫侧肢体由于血液循环障碍，运动不足引起的关节囊、韧带、肌肉和肌腱的挛缩，及对麻痹肌的过度牵拉等，很容易发生肢体疼痛，上肢的疼痛比下肢更为多见。其肢体疼痛的最低发生率为8%。

由于肢体疼痛，常使患者不能进行正确锻炼，从而影响偏瘫肢体的功能恢复。同时，由于肢体活动受限，还能对病人产生不良心理影响，从而表现为抑郁状态，对疾病恢复丧失信心。或是表现为烦躁易怒，这些不良的情志刺激容易引起病情加重。因此，对中风患者并发肢体疼痛给予有效的治疗，对中风病的康复有着不可忽视的作用。究其病因，《灵枢·热病》云："偏枯，身偏不用而痛。""不用"是其一；偏瘫后肢体被动活动和主动活动均受到限制，易久卧伤气，而元气既虚，必不能达于血管，血管无气，必停留而瘀。《诸病源候论》又云："偏枯者，由血气偏虚，则腠理开，受于风湿，风湿客于身半，在腠理之间，使血气凝滞，不能濡养，久不瘥，真气去，邪气独留，则成偏枯""真气去，邪气独留"。此其二；气血不足，脉络亏虚，风寒湿邪乘虚入中经络，痹阻筋脉，凝滞气血，风寒湿和瘀相合而发为本病。是以初则气血阴阳失调，风火痰瘀痹阻经脉，肌肤筋脉失于濡养，引发肢体关节疼痛。而后若病程日久伤阴，阴血亏虚，痰瘀交结阻滞，进而引发半身疼痛。西医学认为这种情况是由中枢神经系统病变累及痛觉传导通路所致，故称之为"中枢性疼痛"。

【临床表现】

中风后肢体疼痛，其疼痛部位全部在病灶对侧，可见于上肢，亦可见于下肢，或者上下肢均痛。疼痛多表现为针刺样疼痛。动辄痛甚，甚则轻触即痛，呈自发性阵痛，多为单肢点片状或索条状放射性灼痛，弥散界限不清。最常发生在下肢腓肠肌、股四头肌、上肢肱二头肌、三角肌，少数伴有胸大肌、腹肌的疼痛。丘脑后部核性损害时，表现为对侧感觉障碍伴自发性剧痛。普遍伴有情绪抑郁。

无论是缺血性中风，还是出血性中风，在恢复期往往会出现瘫痪肢体自发性疼痛，疼痛固定，或伴麻木、浮肿、肢凉，甚至肌肤甲错、肌肉枯萎等。

【针灸处方】

［头皮针疗法］

取穴：下肢疼痛取顶颞后斜线上1/5、顶旁1线，上肢疼痛取顶颞后斜线中2/5、顶旁2线（均为病灶侧）。

操作：常规消毒后，用抽提法，留针2~8小时，行针和留针期间，配合按摩患肢痛处。

疗程：隔日1次，10次为1个疗程。

［毫针刺法］

方1

取穴：以痛为腧，选取局部阿是穴。上肢疼痛取肩贞、肩髎、肩髃、曲池、外关、合谷；下肢疼痛取髀关、伏兔、血海、足三里、三阴交、绝骨、太冲。关元、气海。

操作：用规格为28号1.5寸针灸针，令患者取仰卧位或坐位，常规消毒后，依次针刺上述穴位，施以平补平泻手法，得气后留针30分钟，每隔10分钟行针1次。

疗程：每日1次，6次为1个疗程，每个疗程间隔1天。

方2

取穴：肩髃、曲池、外关、足三里、阳陵泉、丰隆。

操作：常规消毒后，用巨刺法，即遵《内经》"巨刺者，左取右，右取左"的方法，取患肢压痛最明显之健侧对应点针刺，平补平泻，留针1小时。

疗程：每日治疗两次，10天为1个疗程。

［电针疗法］

取穴：肩髃、曲池、外关、合谷；环跳、阳陵泉、绝骨、侠溪。加痛处附近阿是穴。

操作：常规消毒。针刺得气后，接G6805电疗仪，用疏密波，通电20分钟。

疗程：隔日1次，10次为1个疗程。

[耳针疗法]

取穴：根据疼痛部位，取皮质下、神门、交感、肾上腺和相应的敏感点肩、肘、腕、指、髋、膝、踝、趾及颈椎、胸椎、腰骶椎等。

操作：常规消毒后，用毫针强刺激，留针20分钟。也可接G6805电疗仪，用疏密波，通电15~20分钟。

疗程：隔日1次，10次为1个疗程。

[艾灸疗法]

方1

取穴：以痛为腧，选取最痛点3~7处。疼痛弥散则取肩髃、曲池、梁丘、足三里、悬钟。

操作：常规消毒。穴位局部涂以少许凡士林，取稍大于米粒之艾炷行直接灸，患者呼热换另一壮，每穴7壮。

疗程：每日1次，5天1为1个疗程，隔1~2天行下一疗程。

方2

取穴：局部阿是穴。

操作：艾条灸，每穴灸15~20分钟，以局部皮肤潮红为度。

疗程：每日1~2次，10次为1个疗程。

[红外线穴位照射]

取穴：局部阿是穴。

操作：每次照射30分钟。

疗程：每日1~2次，10日为1个疗程。

[穴位注射]

取穴：肩髃、曲池、环跳、阳陵泉。

药物：盐酸消旋山莨菪碱注射液或1%盐酸普鲁卡因注射液。

操作：常规消毒。用盐酸消旋山莨菪碱注射液0.5ml，注入两穴中，或用1%盐酸普鲁卡因，每穴0.5ml。

疗程：每日1次，10次为1个疗程。

[腕踝针疗法]

取穴：据疼痛部位或压痛点，按照腕踝针分区定位，上肢疼痛者取患肢上

1、3、4、5，下肢疼痛者取患肢下1、2、3、5。

操作：常规消毒后，采用30号1.5寸毫针，3指持针柄，针体与皮肤呈30°角，针尖指向病所，用拇指轻捻针柄，使针尖快速刺入皮肤，然后将针放平，循纵的直线方向沿皮下进针，针刺进皮下的长度一般为35mm，针刺过程中避开血管及凹陷处。若患者有酸、麻、胀、痛等感觉，则应取出重新进针，进针后胶布固定，留针1小时，并嘱患者活动患侧肢体，不能活动者家属帮助被动活动患肢。

疗程：前7天每天1次，后7天隔日1次，14天为1个疗程。

【评述】

1.针灸治疗中风后肢体疼痛方法众多，疗效颇好。

2.有研究表明，外向及稳定人格的患者痛阈值较高，对疼痛耐受力强，内向及易激动的患者则相反。在护理中应注意观察患者情绪反应，根据其心理特点，针对不同情况，如运用暗示法鼓励患者转移疼痛注意力，主动进行肢体功能恢复训练等。

3.患者应注意防寒保暖，多动少卧，忌食生冷，避风防湿，加强个体调摄，提高养生抗邪能力。

十三、肢体肿胀

【概说】

肢体肿胀是指中风患者四肢体内水液潴留、泛滥于肌肤的临床症状。

中风后肢体肿胀，属中医"水肿"的范畴。中风病后，脾阳不振，运化失司，水湿留聚，酿湿成痰，痰湿又留滞肌腠经络之间，致使经络不通，瘀血阻滞，血不利则为水，瘀血内停，气机不利，水湿潴留，溢于脉外，而产生手足部浮肿征象。脑梗死后偏瘫肢体浮肿严重者，可影响康复训练，导致病程延长，影响患者生活质量。

【临床表现】

四肢肿胀，肿势轻重不一，以四肢末端为重，色呈紫黯，时肿时消，反反复复，经久不愈。当上肢上举或下肢抬高时，浮肿消退。

【针灸处方】

［头皮针疗法］

取穴：顶中线、顶旁1线（病灶侧）顶旁2线（病灶侧）、额旁2线（双）、顶颞前斜线（病灶侧）。

操作：常规消毒。针尖方向：顶区3条治疗线针尖向后，顶颞前斜线由顶区往颞区，额区由上至下。快速破皮进针，针尖刺入帽状腱膜下层后，进入1寸左右，行抽提法，即用爆发力5秒钟内向外速提3次，要求针身不动，或至多提出1分许，如此5分钟内行针10遍，留针2个小时以上。行针和留针期间配合浮肿肢体的按摩和运动。

疗程：隔日1次，10次为1个疗程。

[**毫针刺法**]

方1

取穴：足三里、三阴交、曲池、合谷、昆仑、悬钟、解溪、照海。

操作：常规消毒。足三里用温针灸，余平补平泻。

疗程：隔日1次，10次为1个疗程。

方2

取穴：肩髃、尺泽、外关、八邪、髀关、阴陵泉、丰隆、三阴交、中脘、水分。

操作：常规消毒。肢体穴位用泻法，中脘、水分针后加灸。

疗程：隔日1次，10次为1个疗程。

方3

取穴：阳溪、阳谷、支沟、三间、中渚、太渊、复溜、解溪、阳辅、中封、太溪、足临泣、陷谷、太冲。

操作：常规消毒，用50~75mm的毫针进针后，酌情施以大幅度提插捻转补泻手法，强刺激，以患者能耐受为度，留针15分钟，反复操作2次起针。

疗程：每日1次，5天为1个疗程，疗程间休息2天。

[**电针疗法**]

取穴：中脘、水分，足三里、阴陵泉，三阴交、太溪，肩髃、曲池，外关、合谷。

操作：常规消毒。针刺得气后，接G6805电针仪，连续波，通电20~30分钟。

疗程：隔日1次，10次为1个疗程。

[**艾灸疗法**]

取穴：大椎、脾俞、肾俞、膀胱俞、中脘、水分、曲池、外关、足三里、阴陵泉。

操作：每天选3~5穴，艾条温灸，雀啄灸、回旋灸结合，每次每穴施术15~30分钟，以穴位皮肤潮红为度。

疗程：隔日1次，10次为1个疗程。

[拔罐疗法]

取穴：大椎、肺俞、膈俞、脾俞、肾俞。

操作：用玻璃火罐闪火拔罐法，留罐7~10分钟。

疗程：隔日1次，10次为1个疗程。

[红外线穴照射疗法]

取穴：以四肢末端腕、踝关节腧穴为主。

操作：以红外线照射穴位，每部位15~20分钟。

疗程：隔日1次，10次为1个疗程。

[温针疗法]

取穴：八邪、合谷、后溪、腕骨、骨空（5指的指间关节处，相当于大骨空、小骨空位置）。

操作：常规消毒。各穴上行温针灸各3壮。

疗程：每日1次。10次为1个疗程。

[穴位埋线疗法]

取穴：三阴交、肾俞。

操作：用任氏穴位埋线专用针及配套2号活血化瘀、3号补气药物羊肠线。辨证为气虚者，用3号补气线；血瘀者，用2号活血化瘀线；气虚血瘀者，肾俞用3号补气线，三阴交用2号活血化瘀线。患者先取仰卧位，三阴交处皮肤常规消毒，右手持针将针芯后退2cm，左手持无菌小弯镊将药线穿入针前端，将针快速垂直刺入右侧三阴交深达肌层，当有针感后将针芯向前推进，边推针芯边退针管，将药线植入三阴交肌肉层，出针后用消毒棉球按压穴周，令出血0.1~1ml，后紧压针孔止血，创可贴保护针孔。然后依上法在左侧三阴交植入药线。后病人改取俯卧位，取肾俞，如上法植入药线。

疗程：2周1次，3次为1个疗程。

[灼针疗法]

取穴：支沟、阳池、中渚、足三里、三阴交。

操作：常规消毒。常规毫针针刺得气后，取一只酒精灯点燃灯芯，依次烧灼所刺毫针的针柄，根据病人的耐受程度调整灯的远近，每个针柄都烧至变红，且有热感向手足传导为止。烧针完毕，待针柄变凉后取针，术毕。

疗程：每日1次，6天为1个疗程，疗程间休息1日。

［艾灸疗法］

取穴：脾俞、肾俞、肺俞、水分、阴陵泉。

操作：温和灸。每穴施灸15~20分钟。

疗程：每日1~2次，5~10日为1个疗程。

【评述】

1.针灸对中风后肢体肿胀有良好的治疗效果。中医认为，本病多为在气虚的基础上，或血瘀，或痰阻，或兼阴虚，导致脉络不遂，血液运行不畅所致。针灸以补血益气，活血祛瘀，利湿化痰，疏通经络来达到消除肿胀的目的。

2.西医学研究认为，中风后偏瘫患肢浮肿可能是由于运动前区的皮质和皮质下的结构或传导束受损，导致反射性交感神经营养不良，淋巴及静脉回流受阻所致。故治疗肢体浮肿，要与治疗偏瘫等其他后遗症同时进行，以提高疗效。

3.加强中风后肢体浮肿康复护理。注意饮食节制，戒烟戒酒；继续抗血小板聚集，加强血压、血脂、血糖等危险因素的控制。正确摆放肢体位置，加强偏瘫肢体早期康复训练；经常抬高上肢和下肢，减少浮肿患肢下垂时间，避免久坐，卧床时要抬高浮肿患肢，促进血脉回流。

4.在针灸治疗的同时，可配合中药外洗疗法，取红花、透骨草各100克煎洗，每天1次，每次将患肢腕、踝关节以下部分浸泡30分钟，有利于肿胀的消退。但须注意防止烫伤。

十四、关节僵硬拘挛

【概说】

拘挛是指手足拘紧挛急，屈伸不利，不能伸直的症状。又称拘急、筋挛、挛急。

肢体拘急痉挛是中风病常见后遗症，是指肌肉或肌群断续或持续的不随意收缩，表现为肌群的肌张力增高，协调异常的模式。多在中风发病后3周开始出现，由于不同程度的肌张力升高，造成患肢的拘挛、活动受限，日常生活能力降低，严重影响患者的生活质量和心理健康。上肢拘挛发病率高于下肢，且上肢康复难度较下肢更大。

中医对关节拘挛早有记载。如《难经·二十九难》："阴跷为病，阳缓而阴急；阳跷为病，阴缓而阳急。"导致关节拘挛的致病之本为"阳气虚衰"，而中风恢复期的患者都会存在一定程度的阳气虚衰。中风后气血阴阳失调、经气逆乱、阳虚血瘀、筋脉挛急而表现为关节拘挛。同时，患者关节拘挛症状可随天气变冷加重，随天气变暖而改善，正如《灵枢·经筋》："经筋之病，寒则反折筋急，热则筋弛纵不收。"

关节拘挛多责之于肝，肝主筋，血不养筋，筋膜干则收缩拘挛僵硬；还应责之于心、肾，心主血脉，肾主精，精血同源，中风后心血不足、肾精亏损，故致关节僵硬拘挛。

【临床表现】

瘫侧关节拘挛，屈伸不利，肌肉萎缩，影响活动，伴见面色少华，眩晕失寐，腰膝酸软，劳倦乏力，或见面色潮红，盗汗心烦等。

【针灸处方】

[头皮针疗法]

取穴：将顶颞前斜线（前顶至悬厘）三等分，取中1/3节段再四等分，由上而下分别为上肢指、腕、肘、肩关节；下肢趾、踝、膝、髋关节，则分别是顶颞前斜线的上1/3节段，再由上而下的四等分。根据治疗所需的关节取穴。

操作：常规消毒。快速破皮进针，针尖刺入帽状腱膜下层后，刺入1寸左右，行抽提法，即用爆发力5秒钟内向外速提3次，要求针身不动，或至多提出1分许，如此5分钟内行针10遍，留针2~8小时。行针时，要配合相应关节的被动运动和主动运动，逐渐把关节伸展。

疗程：隔日1次，10次为1个疗程。

[毫针刺法]

方1

取穴：关节周围的阴经穴和肌腱。肩胛疼痛拘挛取曲垣、天宗，肘关节拘急取弯上穴、天井、肘髎，手指拘急取合谷透劳宫、三间，膝关节拘急取阳关、曲泉，趾关节拘急取八风。

操作：常规消毒。平补平泻，留针20~30分钟。

疗程：隔日1次，10次为1个疗程。

方2

取穴：因优势痉挛造成的腕、指屈曲难伸，取患侧大陵、神门、内关、臂中（经外奇穴）等痉挛优势侧穴位，手指痉挛可取合谷透后溪。因优势痉挛造成的肘挛难伸，可取患侧尺泽、天泉等痉挛优势侧穴位。因伸肌优势痉挛造成的下肢僵直不能屈膝者，分别取伏兔、风市、血海等痉挛优势侧穴位。腓肠肌痉挛取承山、委中等痉挛优势侧穴位。足内翻取三阴交、照海。

操作：常规消毒。以毫针深刺，得气后又反复快速提插、捻转，获取深部组织强针感，至优势痉挛被即刻缓解为度，术中不留针。

疗程：每日1~2次，30次为1个疗程。

[电针疗法]

取穴：同毫针刺法方1。

操作：常规消毒。针刺得气后，用G6805电疗仪通电20分钟，连续波。

疗程：隔日1次，10次为1个疗程。

[耳针疗法]

取穴：肩、肘、腕、指、髋、膝、趾、锁骨、肝。

操作：常规消毒。用毫针强刺激，留针20分钟。

疗程：隔日1次，10次为1个疗程。

[红外线穴照射疗法]

取穴：僵硬和拘挛的各关节。

操作：红外线照射。并按照从患肢的近心端到远心段关节的顺序分别对髋、膝、踝关节进行内收、外展、旋内、旋外的被动运动，再对坐位、转移、站立及行走等运动进行相应训练。

疗程：每天1次，照射和运动配合各30分钟，10次为1个疗程。

[皮肤针疗法]

方1

取穴：痉挛劣势侧皮肤。

操作：常规消毒。以皮肤针中度叩刺痉挛劣势侧皮肤，至叩刺侧相应肌肉收缩为度，可产生相应侧肌肉的收缩，使痉挛劣势侧肌张力增强，对抗对侧的优势痉挛，形成伸、屈肌张力新的平衡状态，从而产生主动运动为得气。以皮肤针中度叩刺上肢肘以上后面的皮肤（痉挛劣势侧），每次治疗叩刺20下，每叩刺一下均可见相应肱三头肌收缩，对抗了肱二头肌的优势痉挛，当被动伸展肘关节时阻力减少，并使肘关节出现一定程度治疗前不具有的伸展功能为得气。再采用如上针法，叩刺大腿后面的皮肤（痉挛劣势侧），以相应侧肌纤维收缩，被动屈膝时阻力减少，且主动屈膝力量有所增强为得气。

疗程：每日1~2次，30次为1个疗程。

方2

取穴：手三阴经（手太阴肺经、手少阴心经、手厥阴心包经）的腕部循行部位。

操作：患者取卧位、坐位或坐卧位，首先患者腕关节掌侧局部皮肤消毒，医者左手固定患肢，使腕关节处于伸展位，手心向上，右手持梅花针，利用腕力，使针尖垂直于皮肤，叩刺部位为手三阴经（手太阴肺经、手少阴心经、手厥阴心包经）的腕部循行部位，叩刺范围在腕横纹上3寸至腕横纹下1寸，自远端至近端，匀速地叩刺在皮肤上，频率控制在每分钟80~130次，力量由轻至重均匀叩刺，以局部皮肤轻微出血为度。治疗结束后用消毒干棉球擦拭，保持局部清洁干燥，注意保持腕关节的伸展位，保持通风，避免感染。

疗程：叩刺隔日1次，每周3次，3周为1个疗程。

［**火针疗法**］

取穴：在患侧踝关节邻近的肌腱两侧寻找阳性反应点，即局部有硬结、条索或按压疼痛最强烈的点。

操作：可根据患者体质选择相应的火针（直径0.35mm，长度25~40mm）。局部皮肤常规消毒后，点燃酒精灯，烧针后迅速点刺，要求红、准、快，点刺不宜过深，以免伤及经络，以2~5mm为宜，出针后以无菌干棉签按压，防止出血。

疗程：每周2次，10次为1个疗程。

［**经筋治疗法**］

取穴：患侧肘关节处手三阴经的筋结点，手三里或温溜、下廉。

操作：常规消毒。用30号1.5寸毫针，双手持针垂直进针，分别直刺手太阴经筋在肘中的筋结点、手厥阴经筋在肘内廉的筋结点及手少阴经筋在肘后廉的筋结点，刺入5~8分，待提插捻转出现强烈针感后，将针退出至皮下，被动伸展患侧肘关节至可耐受的程度，嘱家属轻压患者患侧腕部，以维持患侧肘关节伸展的角度。上述操作反复3次，逐渐扩大患侧肘关节伸展的角度。然后选用手三里或温溜、下廉，常规进针后加用电针，使患侧肘关节产生被动运动，留针30分钟。

疗程：隔日1次，10次为1个疗程，每个疗程间隔3天。

［**浮针疗法**］

取穴：在痉挛的腕、肘、踝、膝关节处寻找阳性反应点（肌筋膜触发点）。

操作：取此点压痛最明显处上或下1寸处为进针点，常规消毒后用6号一次性浮针，针尖对准阳性反应点，快速平刺进针（或用一次性浮针进针器），透过皮肤后将针身平贴皮下平刺至针柄。进针过程中，应无疼痛、无得气感，否则应退回至皮下，重新进针。进针后按压阳性反应点，一般压痛立即明显减轻或消失。若疼痛未见减轻，则检查针尖是否正对阳性反应点，如有偏差，应重新校正。进针完毕后，嘱患者活动相应关节部位，如不影响活动，则取出不锈钢针，留置蓝色塑料管，以胶布固定，留针24~48小时。

疗程：隔日治疗1次，5次为1个疗程。

[眼针疗法]

取穴：上焦区、下焦区、肝区、肾区。气虚血瘀加心区（双侧），肝阳暴亢加肝区（双侧）、肾区（双侧）。

操作：局部常规消毒，用32号0.5寸毫针，右手持针在距眼眶内缘外2mm处刺入1.2±2mm，进针要稳、准、快，不施手法，不提插、捻转，病人感到酸麻胀痛即可，留针10~20分钟。

疗程：每日1次，连续5日，休息2日，4周为1个疗程。

【评述】

1.偏瘫肢体拘急痉挛，针刺瘫痪肢体，则可温煦机体，提升阳气，疏通经络，鼓舞气血运行，并对痉挛优势侧和痉挛劣势侧的肌力、肌张力向相反方向的改变，以达到取得新的平衡、降低肌张力、缓解拘挛的目的。一般上肢恢复难于下肢，且迟于下肢。

2.拘急痉挛多发生在中风病恢复过程中，一般在病后3个月开始，持续3个月左右，多由误治、失治等原因，使痉挛状态被永久地固定下来，直接影响了疗效的提高。因此，中风偏瘫应早期应用合理的康复措施，以防其后遗症引起的拘急痉挛发生。这些合理措施主要包括良肢位摆放、抑制异常姿势运动，促进正常姿势运动，同时做关键点调节，增加特定肌群的肌张力，抑制患侧上肢及手、腕部的痉挛等。

3.日常生活活动能力训练应贯穿康复训练的全过程，教会患者吃饭、穿衣、刷牙、洗脸等日常生活能力；如嘱患者一日三餐使用患手取食进食，患手无功能时，可用健手帮助患手进行。

4.可配合推拿调筋解痉，其疗法介绍如下：①患者取俯卧位，医生采用平推法、掌揉法于功能障碍侧下肢的痉挛拮抗肌（即下肢屈肌），以总体放松患肢。继则以拿捏、滚法施于下肢屈肌至皮肤透热为度。②重点按揉、弹拨阔筋膜张肌、缝匠肌、股二头肌、半腱肌、半膜肌、小腿三头肌、胫骨前肌等下肢屈肌腱的起止点，以及腘窝处的肌腱，以酸胀为度，配合点按髀关、维道、居髎、委中、委阳。③医者将患肢缓慢屈髋、屈膝和背屈踝关节后，快速伸髋、伸膝和趾屈踝关节。④患者仰卧，保持膝部伸展位的状态下练习髋关节屈曲、内收、外展，由医生辅助进行。⑤医生一手握住患足，保持足背屈、外翻，另一手控制膝部，让患者练习屈膝运动，切忌粗暴用蛮力，以其能耐受为度，每次持续5分钟，反复5次。⑥抗阻力训练，尝试在不引起髋、膝关节运动的基础上，尽量绷紧肌肉再放松，如此反复进行缺血再灌注的训练，以患者能耐受为度。⑦结束时施以轻拍及小幅度高频率的颤法收尾。上述手法每天1次，每次30分钟。

十五、肌肉萎缩

【概说】

中风后会出现瘫痪侧肢体失用性肌萎缩，但临床中发现，非瘫痪侧也多有肌萎缩，尤以膝关节屈曲肌肌力下降最为明显，只是肌萎缩没有瘫痪侧肌萎缩程度重。究其中风后肌萎缩原因，主要是原发病的性质决定患侧短期内不能活动；神经系统疾病导致中枢性或周期性麻痹；由于不正确的功能练习导致关节疼痛，限制了活动；出现抑郁等精神症状，导致不能活动或活动减少；老人病后不爱活动等等。

中风后失用性肌萎缩属中医"痿证""痿躄"范畴。《圣济总录》："摊则懈惰，而不能收摄；缓则弛纵，而不能制物"，"皆由气血肉耗，肝肾经虚，阴阳偏废而得之，或有始因他病。"

【临床表现】

中风后肌肉萎缩为失用性肌萎缩，瘫侧筋脉弛缓，软弱无力，肌肉萎缩，甚则不能站立运动；尤以下肢或足部痿软明显，甚者可见腿胫渐脱，健侧也可见肌肉萎缩，软弱无力，但程度上轻于瘫侧；可伴腰脊酸软，头晕耳鸣，微肿麻木，久之关节变形，有时还能造成关节挛缩，导致肢体功能障碍。

【针灸处方】

［头皮针疗法］

取穴：顶中线，顶颞前斜线、额旁2线（双）、顶旁1线、顶旁2线（均病灶侧）。

操作：皮肤常规消毒。毫针快速进针，刺入帽状腱膜下层，进1~1.2寸，行添气法，即用爆发力向里速插，每5秒钟行针3次，如此5分钟内行针10遍，留针2~8小时，行针和留针期间配合患肢运动、按摩。

疗程：隔日1次，10次为1个疗程。

[**毫针刺法**]

取穴：中脘、气海、三阴交、足三里、血海。酌加肩髃、曲池。外关、合谷、环跳、风市、阳陵泉。

操作：常规消毒。每次选用主穴2~3个，配穴2~3个，组成穴组交替使用。施捻转补法，足三里、气海加温针灸，留针30分钟，也可加G6805电疗仪通电20分钟，用连续疏波。

疗程：隔日1次。10次为1个疗程。

[**耳针疗法**]

取穴：脾、内分泌、肾、肝、皮质下。

操作：常规消毒。毫针刺激，每隔5分钟捻针1次，留针30分钟。或用王不留行子药埋，药埋24小时。两耳交替。

疗程：隔日1次，10次为1个疗程。药埋每天按压5次以上，中强刺激。

[**艾灸疗法**]

取穴：萎缩部位。

操作：艾灸20分钟，灸至局部潮红。

疗程：每日1次。10次为1个疗程。

[**皮肤针疗法**]

取穴：项背腰骶部督脉和太阳经，上肢瘫加取手三阳经及颈、胸夹脊，下肢瘫加取腰夹脊及下肢足三阳经。

操作：常规消毒。皮肤针垂直下落，轻中度叩刺，快速提起。循经叩刺时，每隔1cm左右叩刺一下，一般可循经叩刺10~15次，重点叩刺合穴、荥穴、背俞穴、原穴、络穴等，每穴每次叩刺10次。

疗程：每日1次，10~15次为1个疗程。

[**穴位埋线**]

取穴：①主穴：中脘、气海、关元，患侧伏兔、足三里、上巨虚、丰隆、解溪、内庭。②配穴：L_1~L_5夹脊穴。

操作：施术穴位皮肤常规消毒。选择3~5穴，埋线时用消毒镊子将医用

PGLA可吸收缝合线置入一次性埋线针前端，快速刺入穴位，得气后将线体留置于穴位内。

疗程：每周治疗1次，3次为1个疗程。

【评述】

1.针灸治疗中风后失用性肌肉萎缩有较为满意的效果。失用性肌萎缩，其病因就是"废用"。而针灸主要就是通过气血调节、经络疏通，克服患者懒得动、无力动、动不长、难坚持的一些障碍和困难，使其动起来，恢复肌肉的活力，进而达到治疗失用性萎缩的目的。因此治疗时，患者要积极配合医生做好患肢的运动。平时也要加强功能锻炼，如抗阻训练、耐力训练等。

2.失用性肌萎缩是脑卒中偏瘫患者常见的并发症之一。以往的偏瘫康复程序中，由于深受方法的影响，往往有只重视患侧肢体功能（尤其是运动模式）的倾向。其实，由于活动量不足，非瘫痪侧也多存在失用性肌力低下，即使看起来正常的非瘫痪侧也存在失用性肌萎缩的现象。故在治疗时不可偏废。针对以往康复程序的不足，应采用以早期自理、早期社会复归为目标的更积极的康复训练程序。即尽早使步行实用化，进行肌力增强训练，并逐渐增加步行量。病后数天内开始床上基本动作训练，早期开始步行及训练。一旦病人恢复步行能力，则反复练习上下台阶，少量多次地步行，以预防瘫痪侧肌萎缩，增强非瘫痪侧下肢肌力。即使如此，在一定时期内活动量仍低于病前水平，为此至少应在恢复期使活动量达到高于病前活动量的水平。逐渐增加步行量是出院后最简单、可行的提高活动性的手段，每日步行量至少应达5000步。据报道，与以往的康复程序比较，实行积极康复训练程序者，两侧肌肉截面积和非瘫痪侧肌力均有明显改善，步行能力水平显著提高。但应该指出的是，早期大量的活动常引起患足尖足内翻，值得注意。

3.中风后失用性肌萎缩原因很多，有的因素无法改变，如原发病偏瘫等。但诸如关节疼痛、抑郁等兼证，则要同时加以治疗，不正确的功能练习方法则要加以改变，老年人不爱活动等要晓之利害，做好思想工作，积极地进行康复运动训练，以尽量地恢复肌肉功能，减轻疾病对身体的影响。

4.要注意日常生活护理，注意饮食，平时要多吃高热量，高蛋白质，高维生素的食物，比如牛肉、猪肉、牛奶、鸡蛋、鱼肉等，以补充均衡的营养，促使肌肉组织恢复。并且患者还应该多注意休息，不要使肌肉萎缩的部位过于疲劳，否则会导致症状进一步的加重，从而对身体健康造成严重的影响。

十六、腰脊酸软

【概说】

腰部酸楚不适，绵绵不已，伴有腰部轻度疼痛，称腰酸。而腰软，是指腰部软弱无力的症状。中风日久，腰脊酸软，多属虚证，主要责之于肾虚。腰为肾之府，肾亏精虚，则腰脊酸软无力。

【临床表现】

轻则腰部酸楚不适，绵绵不已，遇劳加重，休息后缓解。重者尚伴有酸困而痛，腰膝无力，肢酸膝冷；或兼见头目眩晕，耳鸣耳聋，盗汗遗精；或兼见下肢浮肿，畏寒肢冷，气衰神疲。

【针灸处方】

[头皮针疗法]

取穴：枕上正中线、枕上旁线（双侧）、额旁2线（双侧）、额旁3线（双侧）。

操作：常规消毒。行抽提法，留针2~8小时，留针期间结合腰部运动。

疗程：隔日1次，10次为1个疗程。

[毫针刺法]

取穴：肾俞、足三里、太溪、三阴交。

操作：常规消毒。提插捻转补法，较强刺激，以能忍受为度，可针后加灸。

疗法：隔日1次，10次为1个疗程。

[耳穴压丸法]

取穴：腰骶椎、肾、膀胱。

操作：常规消毒。毫针中强刺激，留针15~20分钟。

疗程：每天1次或隔日1次，10次为1个疗程。

[拔火罐疗法]

取穴：肾俞、大肠俞、命门及腰骶部。

操作：拔20~30分钟。

疗程：每日1次，10次为1个疗程。

[红外线穴位照射疗法]

取穴：腰椎及旁开腧穴局部。

操作：红外线照射，每次30分钟。

疗程：每日1次，10次为1个疗程。

［电针疗法］

取穴：肾俞、大肠俞、秩边、阳陵泉、承山（均双侧）。

操作：常规消毒。肾俞、大肠俞以脊柱两侧各组成1组，秩边、阳陵泉为1组，针刺得气后接G6805电针仪，连续疏波，通电30分钟。

疗程：隔日1次，10次为1个疗程。

【评述】

腰脊酸软是中风后的常见症状，中风前患者素有肝肾亏虚，中风后更是雪上加霜，再加上长期卧床少动，或因功能锻炼劳累过度，都会加剧该病。针灸通过补肾充髓，通经活络来壮腰强脊，疗效卓著。患者平时锻炼要劳逸结合，保证充足的睡眠，注意腰部保暖，也可配服一些益肾壮腰的中成药或中药，以增强疗效。

第二节　语言不利（失语）

参考第四章语言不利（失语）的针灸治疗。

第三节　神志症状

一、血管性痴呆

【概说】

由脑血管病所致的痴呆为血管性痴呆，多由反复发作的梗死灶致脑组织累积性损害引起。

多梗死性痴呆的发病机理，目前认识尚不统一。有人认为是由脑动脉狭窄或闭塞引起的血流量减少，大脑半球平均血流量低，而且范围广泛之故。并经1213例老年尸检证实，脑梗死灶的数目越多，痴呆的发生率越高。也有人认为多梗死性痴呆除了脑循环障碍外，也和梗死灶的部位有关。因为梗死灶多位于双侧丘脑、基底节区等处，该区和乳头体、杏仁核、边缘系统有广泛的联系，引起病人记忆、情绪、饮食障碍等。多梗死性痴呆多合并有高血压、动脉硬化、冠心病、糖尿病等病史。说明此类疾病因素可导致脑供血不足，是发生多梗死性痴呆的一个重要原因。该病多见于老年人。据我国普查资料显示，在60岁以上老年人中，本病患病率为324/10万，城市高于农村。其发生率为24.6%~68.6%，说明该病并非罕见。

本病属中医"中风""痴呆"范畴。其主要病机为脑络闭塞，髓海失充，致元神失聪，灵机失用。临床上可分为血瘀阻窍、元神失聪、髓海失充、灵机失用等证型。

【临床表现】

本病起病迅速，呈阶梯式进展，早期表现为头痛、头晕、嗜睡、疲乏、精神集中能力降低等脑衰弱综合征症状，智力非全面障碍，记忆障碍明显，情绪易波动，人格完整、自知力完好、能主动求医。有时情绪焦虑、抑郁、不稳定、常控制不住哭笑；也可出现幻觉、妄想、重复言语或动作等精神症状。以后逐步出现近事记忆障碍，但远事记忆相对完好。智能损害只涉及特定的、局限的认知功能，如计算、命名困难等。晚期患者自控能力差，生活能力丧失。病程为波动性和不完全性缓解相交替的阶梯状进程，恢复期后症状可以平稳、减轻，甚至消失，但有的可长达数年，甚至10年以上。

本病有明显的脑局灶体征，多有高血压及卒中史。CT或MRI检查发现有多发性脑梗死，总体积达50ml以上，或多发性腔隙性脑梗死，多位于丘脑及额颞叶，或有皮质下动脉硬化性脑病表现。脑电地形图显示两侧非对称性的弥漫性慢波功率增强，α波功率正常。

【针灸处方】

[头皮针疗法]

方1

取穴：额中线、额旁1线（右）、额旁2线（左）、四神聪，智三针（神庭、双侧本神）、脑三针（脑户、双侧脑空）。

操作：皮肤常规消毒。针尖方向：顶中线由前顶刺向百会；额中线由神庭穴向下针刺；额旁1线由眉冲穴沿经向下针刺；额旁2线由头临泣沿经向下针刺；四神聪：前神聪、后神聪、左神聪、右神聪分别刺向百会；智三针、脑三针均由上而下。在针尖刺入帽状腱膜下层后，使毫针与头皮呈15°~30°角，在腱膜下层进入皮肤1寸（25mm）左右，指下有不紧不松的感觉和一种吸针感。然后进行行针操作，即用爆发力向外速提3次（约5秒钟），每次至多提出1分（2.5mm）许，又缓插至1寸，如此反复运针10遍，共计约5分钟。间歇动留针

2个小时，每隔30分钟运针5遍（约2.5分钟）。出针时，应先以左手拇指按住针孔周围皮肤，右手持针慢慢提至皮下。然后将针迅速拔出。出针后若有出血，应迅速用消毒棉球压迫止血。。

疗程：每日1次，每周针刺3天，12次为1个疗程。

方2

取穴：神庭、头临泣（双侧）、本神（双侧）、头维（双侧）、率谷（双侧）、曲鬓（双侧）、四神聪、百会、玉枕（双侧）。

操作：穴区常规消毒，用0.30mm×25mm不锈钢毫针与皮肤呈30°角进针，沿头皮平刺，深度0.8寸，无须有得气感，将针调整至无不适感，静留针6小时。

疗程：每日1次，每天上午治疗。连续治疗5天、休息2天为1个疗程。

[**毫针刺法**]

方1

取穴：①主穴：四神聪、印堂、水沟、中脘。②加减：肾精亏虚配肾俞、太溪；痰浊阻窍配丰隆、迎香；瘀血阻络配血海、膈俞；肝阳上亢配太冲、太溪；火热内盛配内关、内庭；腑滞浊留配内庭、丰隆；气血亏虚配足三里、关元。

操作：穴位皮肤常规消毒，用1寸不锈钢毫针，四神聪针尖向百会穴刺入0.5寸；提捏印堂穴皮肤，针尖向下平刺5寸；人中穴向上斜刺0.5寸；中脘穴用1.5寸不锈钢毫针进针1寸；其他配穴用1~1.5寸毫针。手法：提插捻转、平补平泻。留针30分钟。

疗程：每日1次，每周6次，停针1次，再进行下1个疗程。

方2

取穴：人中、印堂、完骨、风池、风府、本神、供血、内关、神门、太冲、足三里、太溪、涌泉、通里。

操作：穴位皮肤常规消毒，平补平泻针刺法，留针20分钟。

疗程：隔日1次，10次为1个疗程。

方3

取穴：神门、太溪、飞扬、太白、丰隆、太冲、百会、本神、风池、大椎、膻中、关元。

操作：患者取半卧位。穴位皮肤常规消毒，在针刺得气后，留针30分钟，其间每10分钟行针1次。按照"祛瘀通经、补虚泻实"的原则，对上述穴位施以不同补泻手法。偏于虚证用补法，并对关元、太溪、太白施以雀啄灸法；偏于实证用泻法，并于出针后轮流选取大椎、丰隆任一穴，三棱针刺络放血。

疗程：每日1次，每6日休息1日，60日为1个疗程。

方4

取穴：第3~7颈椎夹脊穴、风池、完骨、天柱。

操作：穴位常规消毒。用40mm毫针快速进针后，行补法，留针30分钟，中等刺激强度。也可加用电针刺激。

疗程：每日1次，10次为1个疗程。

方5

取穴：大敦、足窍阴。

操作：患者取仰卧位，穴位常规消毒。用0.5寸毫针针刺，得气后留针30分钟，其间每10分钟行针一次。

疗程：每日1次，30次为1个疗程。

[**电针疗法**]

方1

取穴：主穴四神聪、本神（双侧）、百会、风池（双侧）。加减：心肝火盛取太冲、行间、少府（均双侧）；气滞血瘀取合谷、血海（均双侧）；痰浊阻窍加足三里（双侧）、丰隆（双侧）、水沟；髓海不足加太溪（双侧）、绝骨（双侧）、大椎；肝肾不足加肝俞、肾俞、命门（均双侧）；脾肾两虚加脾俞、肾俞、足三里（均双侧）。

操作：穴位常规消毒。用30号1~1.5寸不锈钢针，平刺，得气后主穴接G6805电针仪，采用疏密波，刺激量以患者能耐受为度，每次30分钟，余穴平补平泻。

疗程：每日1次，每5天休息2天，再继续治疗，连续治疗4周为1个疗程。

方2

取穴：迎香、上迎香（两阳白穴连线中点）、印堂。

操作：穴位常规消毒。在双侧迎香穴进针，向内上方透刺至上迎香，第3针从两阳白连线中点透印堂至鼻根，不锈钢毫针与皮肤呈30°角进针，向规定方向平刺，须有流泪和鼻腔酸楚等得气感。然后接G6805电针仪，疏密波，留针1小时。

疗程：每日1次，连续治疗5天，休息2天，1周为1个疗程。

[**激光穴位照射疗法**]

取穴：①主穴为百会、风府，风池。②加减随证取穴：髓海不足取绝骨；肝肾亏虚取肝俞、肾俞、足三里；脾肾两虚取足三里、三阴交；心肝火盛取太冲、神门；痰浊阻窍取丰隆、足三里（双）；气滞血瘀取血海、太冲、合谷。

操作：采用半导体激光器，设定波长808nm、输出功率120mw、距离1.0cm，以Infrared Sensor Card（0.75~1.55μm）实测光斑长1.1cm、宽0.3cm，每穴照射120秒。

疗程：每日1次，连续5天，后停2天，42天为1个疗程。

[**眼针疗法**]

取穴：①主穴取肾区、肝区。②配穴：脾肾两虚加脾区、心肝火盛加心区，痰浊阻窍加脾区，气虚血瘀加心区，有半身不遂症状加上焦区、下焦区，有口眼歪斜症状加上焦区。

操作：嘱患者取坐位或仰卧位均可。用酒精棉球局部消毒，右手持针，选30号0.5寸毫针，选定穴位，与皮肤呈10°~15°角沿皮刺入。进针后有酸、麻、胀、重之感，不施手法留针30分钟，双眼交替取穴。

疗程：每日1次，连续治疗5天后休息2天，继续治疗。3个月为1个疗程。

【评述】

1.本病因一直未能有一种安全高效的方法，而成为医学上的一大难题。为此在挖掘中医理论精华的基础上，开拓性选择一些特殊的方法不失为一种思路。本病宜早发现、早诊断、早治疗，针灸介入越早，疗效越好。

2.本病是在智能获得充分发展之后，由于脑血管的损害而造成退化的结果。其智能衰减以记忆力减退最为明显，可保留部分智能如理解判断力等而呈"斑点状痴呆"，故与传统中医所论述的生成愚顽不知人事者，或癫狂痫证、痰迷心窍及年老精衰、延为呆傻之"痴呆"明显有别，辨证时应予鉴别。

3.在治疗本病的同时，必须控制好血压和其他高危因素如高脂血症、糖尿病、吸烟、酗酒及肥胖等，对伴发的焦虑、抑郁要给予相应治疗。

4.针灸对本病有良好的疗效。但取效较慢，需长期坚持。也可结合中西药、心理疗法、康复疗法等其他疗法综合治疗，以提高疗效。

5.头皮针留针时间越长效果越好，但要注意安全。不要让患者擅自拔针，以免造成意外，疗效应服从安全。

6.血管性痴呆症的护理：①首先观察患者对事物及对话的敏感程度、反应能力、理解能力、记忆能力和定向力。②尊重和保障患者的人身权利，多关心帮助他们，及时加减衣服、定时劝进食。③对二便失禁者，应防止发生褥疮。④加强日间活动安排，避免昼夜颠倒。将其物品长期放在同一地方，并不断强化印象。⑤经常给予精神上的安慰和鼓励，以促进其治疗和康复。

7.疗效标准可采用长谷川痴呆量表（HDS）评定。

【附：康复训练法】

这里主要针对认知障碍的康复，包括注意力、记忆力、判断力、抽象思维能力、推理等方面的障碍。认知障碍康复是发展脑部损伤病人的认知能力，以克服知觉、记忆和语言障碍的一种特定的治疗方法。

1.注意力训练

（1）猜测游戏：取两个透明玻璃杯和一个弹球，让病人注意看着，治疗者将1个杯子反扣在弹球上，让病人指出哪个杯子中有弹球。反复进行多次，如无误差，改用两个不透明的杯子，训练方法同上，成功后可改用3个或多个杯子和多种颜色的弹球进行练习，让病人指出各种颜色的弹球被扣在哪个杯子里，移动杯子后再问。

（2）删除作业：在较大的白纸中间写上拼音、汉字或图形，让病人用铅笔删除指定的部分。反复进行多次，无误差后，增加汉字、拼音或图形的行数，加入词组或大小写字母穿插进行删除训练。最后，插入以前没有出现的字母或图形，或将以前没有出现的字母3个一组地穿插其中，让病人将一组字母一并删去。

（3）时间感：给病人一只秒表，让病人按照指令开启秒表，并于10秒钟之内自动停止秒表。然后将停止时间延长至1分钟。当误差小于2秒时，改用病人不看秒表，开启后让其用心算到10秒后停止。延长停止时间至2分钟。当10秒停止误差小于1.5秒时，改为一边与病人谈话，一边让病人进行上述训练，要求病人尽量不受讲话影响而分散注意力。

（4）数目顺序：让病人按照顺序说出0~10的数字，如有困难，给予11张上面书写0~10数字的卡片，让其按顺序摆好。增加数字跨度，反复进行多次。成功后让病人按照奇数、偶数或按照逢10的规律说出或写出一系列数字，并由治疗者随意指定数字起点，进行训练。变换方向，如改从小到大为从大到小，反复训练多次。最后，治疗者向病人提供一系列数字中的前4个数，从第5个数起往后递增时每次增加一个数目（如"4"）；让病人继续进行，每次报出相加后之和。

（5）代币法：治疗者用简单的方法在30分钟的治疗中，每2分钟1次记录病人是否注意治疗任务，连续记录5日作为行为基线。然后在治疗中用代币法，当病人注意治疗时就给予代币，每次治疗中病人得到一定数量的代币给定值后可换取自己喜爱的物品。当注意改善后，逐步提高代币给定值。

2.记忆力训练

（1）人物记忆：利用视觉想象帮助记忆，如记忆村主任，可想象一个个子高、五十来岁、身形较胖的男子。

（2）单词记忆：①把单词融进一个生动的故事和句子里。如要记住青蛙、香烟、苹果、酒这一组词，要求病人想象：一只青蛙嘴里含着一支香烟，坐在一个大大的苹果上，看着一瓶高档酒。②用每一个单词的第一个字母，创造一个新的单词以帮助记忆。如要记忆地理、大海、物理、博览这组词，可用"地大物博"这一词来记忆。③也可以用每个单词的第一个字组成一个句子，以帮助记忆。

（3）地址记忆：也可以利用视觉想象帮助记忆，如要记忆地址：工业大道北12号，可以想象一个人向着工业大道向北走12步。

（4）数字记忆：如要记忆电话号码87335100，可以想象8个73岁老人爬到3座大山上去看5位100岁老人。

（5）日常生活记忆：①建立恒定的每日生活常规，让病人不断地重复和训练。②将复杂的记忆活动分为若干小部分，一部分一部分地训练，成功后再逐步联合。③利用视、听、触、嗅和运动等多种感觉输入来配合训练。④采用代偿方法，如视觉记忆不行多用听觉记忆。⑤每次记忆训练时间宜短，记忆正确时给予奖励。⑥每次记忆训练时分清重点，先记住必须记的事情，而不去记忆一些无关紧要的琐事。

（6）帮助记忆的辅助物品：①日记本：应用的前提是病人能够阅读，如不能书写，可由他人代写，随身携带，放在固定地点。口语能力欠佳、注意力不佳、视力不好的病人使用效果不佳。②时间表：将每日规律的活动制成大而醒目的时间表放在病人常在的场所，开始时工作人员常提醒病人看表，让其知道什么时间应该做什么。③地图：适应于伴有时间、空间定向障碍的病人，用大地图、大罗马字和鲜明的路线标明常去的地点和顺序，以便利用。④闹钟、手表、电子辅助物：每30分钟作为一个时间段，采用报时或其他方法，提醒病人。

（7）记忆提示工具：①清单：治疗者或家人列出要记住的事物清单，要病人按照清单完成任务。②标签：给人物、地名和事情贴上标签，如在门上贴上大的名字或颜色鲜明的标签。③记号：在日历牌上作记号，刺激病人记住重要的事情和约会。④语言或视觉提示：口头提示有关问题，同时让病人看有关的图片。⑤环境简化，突出要记住的事物。

3.推理及解决问题能力训练

（1）指出报纸中的信息：取一张当地报纸，先问病人有关报纸首页的信息如报纸名称、日期、大标题等，如回答无误，再让其指出报纸中的专栏如体育、商业、分类广告等；再训练其他信息，如询问两个球队比赛的比分如何？当日的气象预报如何？再训练一些需要由其本人做出决定的消息，如平日交谈中得知病人希望购买台录音机，可取出登有录音机广告的报纸，询问其要购买什么牌子的、价值多少钱的，让他从报纸上寻找接近条件的录音机，再问他是否想去购买等。

（2）排列数字：给病人3张数字卡，让病人由低到高地将顺序排列好，然后每次给病人一张数字卡，让病人根据其数值的大小插进已经排好的3张之间，逐渐增加数字卡数量。最后问患者，这些数字卡上的数字有什么共同之处（如都是奇数或偶数等）。

（3）问题状况的处理：给病人纸和笔，纸上有一个简单动作的步骤如刷牙、将牙膏放到牙刷上、驱除牙膏和牙刷等，问病人哪个先做，哪个后做？更换几种简单的动作，都回答正确后再让其分析更复杂的动作如煎鸡蛋、补自行车内胎等，此时让病人说出或写出步骤，如漏了其中的一步或几步，治疗者可以问病人"这一步该放在哪里？"训练成功后，治疗者向病人提出一些需要他在其中做出决定的困难处境，问他如何解决。如问病人"丢失钱包后怎么办"；"在新城市中迷了路怎么办"；"在隆重宴会上穿着不适当怎么办"等。

（4）从一般到特殊的处理：从工具、动物、植物、国家、职业、食品、运动等内容中随意指出一项如食品，让病人尽可能多地想出与食品有关的细项，如回答顺利，可对一些项目给出一些条件限制，让病人想出符合这些条件的项目。如谈到运动时，可向病人提出哪些项目需要跑步？哪些要用球？哪些运动队员有身体接触等。进而告诉病人，如果治疗者从杂货店里买回食品，让病人通过提问猜出是什么。鼓励他先回答一般问题，如它是植物吗？是肉类吗？然后进一步提出特殊的问题，如它是西红柿吗？是黄瓜吗？起初允许病人通过无数的提问猜出结果，以后限制必须用30次提问猜出结果，再将次数限定为20次、15次等。

（5）分类：给病人一张列有30项物品名称的单子，并告诉他30项物品都属于3类（如食品、家具、衣服等）物品中的一类，让他进行分类。如不能进行，可提供帮助。训练成功后，仍给他列有30项物品的清单，让他进行更为细致的分类。如初步分为食品后，再细分是植物、肉类、奶制品等。成功后，再给他一张清单，上面写有成对的、有某些共同之处的物品名字如椅子与床、牛排与猪肉、书与报纸等，让病人回答每一对中有什么共同之处？答案允许多个，但必须是共同之处。

（6）作预算：让病人作一个家庭在房租、水、电、食品等方面每个月的开支账目（也可作6个月或1年的），然后问病人哪一个月的某一项（如电）花费最高？回答正确后，再让他说说各项开支每年的总消耗是多少？最后加入其他开支类别（如衣服、娱乐等），问病人在上述预算内每月要有多少钱才能生活？进而让他分解每周需要花多少钱？每小时需花多少钱？

训练的方式多种多样，训练中并非每一天把训练中的所有步骤都完成，一般在一个步骤连续2~3天完成得都正确后再进入到下一步。

二、中风后抑郁

【概说】

随着中风病死率的大幅度降低，致残率则大幅度提高，肢体瘫痪、语言不利等会给中风患者带来极其严重的精神创伤，从而诱发抑郁。中风后抑郁症患者，其病死率高于无抑郁脑卒中患者3~4倍，且该类患者出院后再次住院次数及住院时间明显多于无抑郁患者。

中风短期内出现抑郁状态是常见的心理障碍。其发生率在20%~60%，脑卒中后1月内发生抑郁症的占45.4%，其中轻、中度抑郁者占91.8%。在中风后2周、3个月、1年都可能发生。

中风后抑郁是中风后由神经病理改变造成神经递质活动异常而引起的情绪变化。中风病灶位于大脑左半球，靠颈部越近，面积越大，就越容易发生情绪行为的变化。此外，患者对突如其来的生理功能障碍引起的生活自理困难难以接受，片面地夸大或缩小自己对疾病的认识，对预后产生过多的恐惧、消极、悲观、烦躁的心理反应，往往陷入绝望和担忧情绪中，并产生一种自卑感，觉得活着没什么意义而情绪低落。有糖尿病、抑郁症家族史、独居、丧偶、离异等患者，尤易罹患。

该病属于中医中风、郁证、癫症范畴。临床上虚实互见，可分为肝气郁结、情绪不宁，气滞痰郁、精神抑郁，心脾两虚、神疲意懒，肝肾亏虚、神志恍惚等型。

【临床表现】

中风后抑郁主要临床表现为情绪低落、思维迟钝，注意力不集中、记忆力减退，经常感到委屈想哭，少言懒动，不爱与人交往，生性多疑，失眠多梦，入睡困难，或睡眠不深、夜间易醒或早醒。凡事无兴趣，经常闭门不出，悲观情绪上升，对未来不抱希望，常常感到孤独、绝望，害怕和无助，经常自责，严重的会产生轻生的念头。躯体症状主要有不同部位的疼痛，身体疲乏不适，食欲下降和体重减轻，便秘、性欲减退、阳痿、闭经，有时感心慌、胸闷、气短、出汗、头晕头痛等。

【针灸处方】

[**头皮针疗法**]

取穴：额中线、额旁1线（右）、额旁2线（左）、四神聪、印堂。

操作：常规消毒。额区三针针尖向下，四神聪针尖向百会，印堂针尖向发际。行抽提法，留针2~8小时，间歇性动留针。运针和留针期间要求气守丹田，心无旁骛，腹式呼吸配合治疗。或接G6805电疗仪，额中线和额旁1线为一极，额旁2线为一极，合成1组，后神聪和印堂为1组，疏密波，通电20~30分钟。

疗程：隔日1次，10次1个疗程。

[**毫针刺法**]

方1

取穴：风池、内关、神门、足三里、三阴交、太冲。

操作：仰卧位。常规消毒。足三里施补法，针后加灸，太冲施泻法，余皆平补平泻。

疗程：隔日1次，10次为1个疗程。也可与头皮针疗法同时进行。

方2

取穴：主穴取内关、水沟、上星、印堂、百会。心情抑郁、善太息、咽中如有异物者配膻中、廉泉、丰隆；急躁易怒、咽干、口苦、目赤者配太冲、行间、风池；心神不宁、神疲、健忘、失眠者配神门、三阴交、四神聪。

操作：穴位常规消毒。取双侧内关穴，进针1~1.5寸，施捻转提插泻法，继刺水沟，向鼻中隔方向针刺0.3~0.5寸，用雀啄泻法，至眼球湿润或流泪为度；上星沿头皮刺向百会，捻转泻法；印堂平刺0.3~0.5寸，提插泻法；百会沿头皮针刺0.5~1寸，捻转补法。随证取穴均以补虚泻实为原则施以针刺手法，留针20分钟。

疗程：隔日针灸1次，10次为1个疗程。

方3

取穴：神庭、百会、大椎、身柱、膻中、巨阙、风池、内关。肝郁脾虚型配足三里、三阴交、太冲；肝血瘀滞型配合谷、太冲、血海；心脾两虚型配神门、大陵、三阴交、足三里；脾肾阳虚型配太溪、太白、三阴交、足三里、关元。

操作：常规消毒。神庭、百会、双侧风池得气后接G6805电针仪，刺激量以患者能耐受为度，余穴平补平泻法。

疗程：每日1次，每周6次，周日休息，治疗6周为1个疗程。

方4

取穴：水沟、印堂、百会、四神聪、列缺（双侧）、后溪（双侧）、申脉（双侧）、照海（双侧）、太冲（双侧）。

操作：患者取仰卧位，严格消毒皮肤，采用0.25mm×40mm毫针，水沟向鼻中隔方向斜刺0.3~0.5寸，用雀啄泻法以患者能耐受为度；印堂针尖向下平刺0.3~0.5寸，施捻转泻法1~2分钟；百会针尖向前平刺0.5~0.8寸，施平补平泻法1~2分钟；四神聪向百会方向斜刺0.5~0.8寸，用捻转补法1分钟；后溪向掌心直刺1寸，列缺、申脉、照海均平刺，施捻转补法1分钟；太冲直刺0.5~1寸，用捻转泻法1分钟，每次留针30分钟，期间行针1次。

疗程：每日1次，20次为1个疗程。

[**电针疗法**]

方1

取穴：百会、印堂。

操作：穴位消毒后，百会向前斜刺5~8分，印堂向上斜刺5~8分，采用G6805电针治疗仪，疏密波，强度调节至以患者感到舒适、能耐受，而穴位局部皮肤肌肉轻微抽动为度。

疗程：每天1次，每次40分钟，6周为1个疗程。

方2

取穴：内关、建里。

操作：患者取仰卧位，穴位局部皮肤用碘伏消毒，内关（每次取一侧，双侧交替使用）以指切进针法，快速刺入0.8~1.2寸，令患者出现酸麻胀感并向心方向传导，最好不出现电麻感。建里穴以舒张进针法，快速刺入0.8~1.2寸，以得气为度。然后接G6805电针仪，强度以针柄轻微颤动，患者能耐受为度，每次留针30分钟。

疗程：每日1次，10次为1个疗程，休息3天后继续下一个疗程。

方3

取穴：完骨、太冲。

操作：常规消毒皮肤，选用1.5寸毫针，提插捻转得气后，连接G6805电针仪，选用高频、疏密波，强度以患者能耐受为度，留针期间多次调高频率，保持电针持续的刺激感，通电30分钟后出针。

疗程：每日治疗1次，每周治疗5次，休息2天后继续下一个疗程。

方4

取穴：①主穴取百会、四神聪、本神、神庭、神门。②加减配穴：忧郁寡言加风府、风池，失眠健忘加内关、足三里，多梦眩晕加太溪、太冲，呆滞少动加液门、后溪，伴有妄想加水沟、百会。

操作：严格消毒皮肤及毫针，针刺百会向前方斜刺0.5~1寸许，四神聪则向百会方向斜刺0.5~1寸，本神、神庭则向前斜刺0.5~1寸，其余配穴采用平补平泻法，然后接通G6805电针仪，疏密波，电流强度以患者能忍受为度，一般每次治疗30分钟至1小时。

疗程：每日1次，每周治疗6次，休息1天，2周为1个疗程。

[**眼针疗法**]

取穴：肝区、中焦区。

操作：在选好的穴位上常规消毒，用0.25mm×13mm的毫针沿皮刺，不施任何手法，留针30分钟。

疗程：每日1次。每周5次，4周为1个疗程。

[耳针疗法]

取穴：①主穴：肝、胆、心、脾、肾、神门、内分泌、皮质下、交感、小肠、胃、三焦、肝阳、枕。②加减：肝郁善太息者加大肠；易怒者加耳尖；记忆衰退者加脑干；气郁痰滞伴强迫思维者加三焦、肾上腺；纳呆、体重下降者加口、食道；恐惧者加肾上腺；气滞血瘀伴疼痛者加耳中；中焦胀满者加十二指肠；气血两虚伴神疲者加胰；肢冷恶寒加相应四肢穴位。

操作：每次取5~6个穴位，左右耳穴交替使用。选取长10mm，直径0.2mm的一次性毫针，用75%乙醇消毒诸穴，根据临床所需直刺或斜刺，所刺诸穴深度以不刺穿耳软骨为度。其中神门透向肾，胆透向肝，脾透向皮质下，口透向肺，皮质下透向内分泌，三焦透向内分泌。针感以耳郭局部热胀为度。留针40分钟，留针期间每10分钟行针1次。

疗程：每周2次，10次为1个疗程。

[穴位贴敷疗法]

取穴：天突、膻中、中脘、神阙、身柱、灵台、至阳。厌食者加内关，腹痛者加足三里。

操作：先制子午效灵膏贴敷。药物组成：皂角10g，白芥子10g，芦荟10g，白芷5g，细辛5g，川乌5g，草乌5g，甘遂5g，红花10g，桃仁10g，杏仁10g，决明子10g，白胡椒5g，山栀子20g，使君子10g，冰片2g。共研细末，在密封干燥处保存备用。治疗时取适量药末用姜汁调成膏状，摊于方形硬纸上，每块5~8g，每次选取6~8个穴位敷贴，用胶布固定。

疗程：每次贴48~72小时，2次为1个疗程。

[穴位注射疗法]

方1

取穴：百会。

药物：灯盏细辛注射液。

操作：严格消毒皮肤，用5ml注射器及5号针头，抽取药液0.5ml，对准百会穴，缓慢平刺进针约0.5~0.8寸，回抽无回血后将药液缓慢推注，边退针边推注，出针后用棉签按压5分钟。

疗程：隔日1次，14日为1个疗程。疗程间隔2天。

方2

取穴：双侧肺俞、心俞、肝俞、脾俞、肾俞、膈俞。

药物：维生素B$_{12}$注射液。

操作：常规消毒后，用5ml一次性注射器抽吸药液，快速刺入穴位，针尖向脊柱方向，与皮肤呈45°角，斜刺0.5~0.8寸，待患者出现酸胀感时，回抽无血，缓慢推进注射液，每穴各注入液体1ml。拔针后，用棉签按压数分钟。

疗程：隔日1次，2周为1个疗程。

[穴位埋针疗法]

取穴：神庭、百会、大椎、命门。肝郁气滞加太冲、肝俞；心脾两虚加心俞、足三里；肝肾阴虚加太溪、肝俞。

操作：穴位处常规消毒后，神庭、百会采用0.30mm×40mm毫针，缓慢平刺，得气后留针2小时；大椎、命门选用麦粒型小皮内针，将针纵行刺入皮下，并活动周围皮肤，无刺痛后，用防水纸质胶布固定，留针48小时。

疗程：隔日1次，每周治疗3次。

[走罐疗法]

取穴：为背腰部督脉以及两侧足太阳膀胱经的腧穴，即背俞穴。

操作：选用最常见的玻璃罐，容积为30~60ml，边宽厚光滑，不易漏气，吸拔时可观察到皮肤的变化情况，便于掌握时间和刺激量。患者采取俯卧位，肩部放平。先采用连续闪罐法把罐吸拔在背俞穴上，随后用腕力取下反复操作由上至下，以皮肤潮红时为止。然后在取穴部位的皮肤表面和玻璃罐口涂上少许石蜡油，用闪火法把罐吸拔在大椎穴处，向下沿督脉至尾骶部，上下推拉数次后，推拉旋转移至夹脊穴及背俞穴，依次垂直于脊柱方向上下推拉，吸拔力的大小以推拉顺手，患者疼痛能忍为宜，观察经走罐部位皮肤充血情况，颜色变为紫红色尤以局部出现紫色血瘀为最佳。起罐后将石蜡油擦净。

疗程：每周2次，6周为1个疗程。

[舌针疗法]

取穴：舌面穴包括舌根，属肾称肾穴（下焦），舌尖属心，称心穴（上焦），中央属脾胃，称脾胃穴（中焦），四畔属肝胆，称肝胆穴。舌下穴位于舌与下腭交界处，包括金津、玉液。

操作：主要采用点刺法。按中风辨证选用患病脏腑部位施术，据临床需要各部位可组合使用。如舌根、舌尖点刺以交通心肾。其补泻体现在：①轻刺为补，重刺为泻。②顺刺为补，逆刺为泻。③不出血为补，出血为泻。④出血少，1~5滴为补；出血量多，10滴~1ml为泻。⑤金津、玉液以点刺出血，以泻为主。⑥舌下穴以针刺为主，以补为主，可速刺疾出，不可久留针。实热则刺全舌面，即全舌面散刺。

疗程：每日1次，10次为1个疗程，疗程间休息2天。

[火针疗法]

取穴：十三鬼穴。依次为：鬼宫（督脉水沟穴），鬼信（肺经少商穴），鬼垒（脾经隐白穴），鬼心（心包经大陵穴），鬼路（膀胱经申脉穴），鬼枕（督脉风府穴），鬼床（胃经颊车穴），鬼市（任脉承浆穴），鬼窟（心包经劳宫穴），鬼堂（督脉上星穴），鬼藏（男性为任脉会阴穴，女性为奇穴玉门头穴），鬼腿（大肠经曲池穴），鬼封（经外奇穴海泉穴）。

操作：鬼路用火针，鬼床用温针，鬼腿用火针，鬼封刺出血。余皆常规刺法。

疗程：隔日1次，2周为1个疗程。

[激光穴位照射疗法]

取穴：百会、神庭。

操作：用氦氖激光器或半导体激光器，取波长632.8~650nm、输出功率为6~15mw，每穴照射5分钟。

疗程：每日1次，10次为1个疗程。

【评述】

1.中风后抑郁症好发于秋冬季节。影响学习、工作和生活，社会功能和生活质量明显下降，并严重影响中风的康复，故必须重视其康复治疗。

2.针灸治疗中风后抑郁症效果显著，起效也快，无副作用，有简单、方便、廉价、有效、安全的特点，能够让抑郁症症状得到显著改善，故病人容易坚持，有利于提高依从性，减少复发率。但其病因是脑中风，发病后互为因果，相互影响，故医生要积极治疗原发病。帮助病人肢体功能康复本身，对病人的抑郁有很好的治疗作用。多与病人交流，及时了解病人的心理活动，帮助病人消除不良情绪，树立战胜疾病的信心。

3.患者要多晒太阳。营养均衡，饮食清淡可口，少油、低盐、少甜，少吃胆固醇含量高和高嘌呤的食物，多吃鱼和不饱和脂肪酸油（如橄榄油等）。戒烟、限酒、少饮咖啡因饮料。多吃蔬菜和芹菜、萝卜等富含纤维类的食品以及燕麦、西兰花等富含叶酸的食品。饭量要求七分饱，多运动，每天运动时间不得少于2小时。控制体重不长胖。

4.家庭成员及单位的领导和同事或朋友，一定要给予病人更多的关心和生活上的照顾，鼓励病人力所能及地参加社会活动，有利于减轻和消除病人的不良情绪。

5.要关注病人中风后的精神状态，做到早发现、早治疗。早期通过按摩、牵拉患肢及坐、站立、行走、上下楼梯等主被动训练实施康复训练，可有效改善患者肢体功能，促进神经功能恢复，降低致残率，进而提高患者日常生活能力；且其可通过干预外源性因素，消除患者心理障碍，改善抑郁症状，促使积极主动进行康复训练，进一步促进肢体功能及认知功能恢复；此外还可通过调节中枢神经兴奋性，充分调动处于休眠状态的神经组织，进而重组、再建脑功能，促进患者功能恢复。

三、强哭强笑

【概说】

强哭强笑是中风后较为常见的一种情绪控制失调状态，这种病理性哭笑发病率较高。其主要的临床特征为频繁出现短暂而又剧烈的不能随意控制的哭和（或）笑，这种异常的情绪表达在无情绪刺激或轻微的情绪刺激下即可诱发。由于频繁的突然出现哭和（或）笑干扰了患者的正常生活和社会活动，使许多患者和其家人都陷入尴尬和痛苦，因此不利于患者后期的康复。

普遍认为强哭强笑发病多与中风后脑桥和延髓的两条主要核上通路损伤有关，一是皮质延髓通路，发自运动皮质穿过内囊后肢控制随意运动，另一通路更靠前，通过内囊膝部，包含易化及抑制纤维，两条通路损伤，抑制表情运动的丘脑至延髓的脑干核通路中断，出现无法预期的、不能自主控制与调节的哭笑，每次发作的表现较刻板或固定（哭笑程度、持续时间等无变化），不能反映或者改变患者当时的情绪。还有学者提出脑干中缝核的5-羟色胺神经元的支配体系是重要的病理基础，认为5-羟色胺能神经元是关键因素。

中医认为中风后强哭强笑的症状是由心、肺、肝脏气机的异常导致的。笑为心之志，心主笑，喜笑出于心，心火旺，故症见喜笑无常。而悲为肺之志，肺主悲，悲伤出于肺，肺脏气机失调，故症见善悲欲哭。但在脏腑气血调和的情况下，肝木疏泄升发，肺金清肃下降，一升一降，二者相反相成。然肝脏气血失衡，肝郁化火，气火上逆犯肺，遂成木火刑金，导致肺脏气机失常。而心主神志，肝主疏泄，人的精神、意识和思维活动由心所主，肝为相火，肝经火旺，肝不藏血则心血不足，君火上炎，于是发生心肝火旺。又如《灵枢·本神》曰："心气虚则悲，实则笑不休。"

【临床表现】

在无情绪刺激或轻微的情绪刺激下，突然出现哭或笑的症状。经过长短不一的一段时间发作后突然停止，恢复如常。据临床观察，患者笑和哭不会轮流转换，在笑或哭之前患者能意识到即将发作或已结束发作，但在周围环境刺激下，也会延长发作时间。一般认为，强哭和强笑是假性延髓麻痹的特征性症状，多见于双侧皮质脑干束受累或弥漫性脑损伤时，而且两者经常同时存在。但有的强笑可见于单侧脑损伤时，不伴有假性延髓麻痹或强哭。

【针灸处方】

［头皮针疗法］

取穴：顶中线、额中线、额旁1线（右侧）、额旁2线（左侧）、四神聪。

操作：头皮常规消毒。切指进针法快速破皮进针，针进帽状腱膜下层1寸后，行抽提法，留针2~8小时。或可接G6805电针仪通电30分钟。

疗程：隔日1次，10次为1个疗程。

［毫针刺法］

方1

取穴：水沟、阳白；内关、三阴交；神门、太冲；内关、水沟。每组轮流取穴。

操作：穴位皮肤常规消毒。水沟进针后施于雀啄式重刺激；阳白平刺，透头临泣；内关直刺1~1.2寸，施以徐疾提插补法，使针感向指掌扩散；三阴交直刺1~1.2寸，施提插捻转泻法，使针感向足跗扩散；神门直刺0.5~0.8寸，施平补平泻；太冲直刺1~1.2寸，施提插捻转泻法。留针30分钟。间隔行针3次。

疗程：每日1次，10次为1个疗程。

方2

取穴：风池、完骨、廉泉、丰隆。

操作：穴位皮肤常规消毒。风池向鼻尖方向斜刺1.0~1.2寸，完骨直刺0.8~1.0寸，廉泉针尖向咽喉部刺入1.2~1.5寸，丰隆直刺1.5~2.0寸，施以提插捻转泻法，中重度刺激，除廉泉不留针，余均留针30分钟。间隔行针3次。

疗程：每日1次，10次为1个疗程。

方3

取穴：内关、神门、膻中、丰隆、太冲，至阳、肝俞。

操作：常规消毒。取长40mm毫针，除膻中穴向下平刺、内关穴向近心端斜刺外，其余腧穴均直刺，施捻转泻法，强刺激，留针20分钟，中间行针1次。然后，患者取俯卧（或侧卧）位，将至阳、肝俞常规消毒后，用三棱针点刺数下，随即各穴拔火罐，留罐10分钟，每穴出血5~10ml。

疗程：体针每天1次，刺络拔罐每周1次，7天为1个疗程，疗程间休息3天。

方4

取穴：太渊、神门。

操作：常规消毒。太渊避开桡动脉，直刺0.3~0.5寸，神门直刺0.3~0.5寸，平补平泻。

疗程：每日1次，10次为1个疗程。

方5

取穴：水沟、四神聪、神庭、大陵（双侧）、内关（双侧）、然谷（双侧）、血海（双侧）、太冲（双侧）。

操作：常规消毒。针刺深度以得气为度，四神聪、神庭、血海、然谷、太冲施以平补平泻之法；内关施以徐疾提插补法；大陵施以徐疾提插泻法。留针30分钟。

疗程：每日或隔日1次，6天为1个疗程，疗程间休息1天。

方6

取穴：将头项部分为额、顶、颞、枕、项等5个区域。双侧头维穴连线与前发际围成的区域称为上额区。以双侧头维穴后移1寸作为前两点，顶骨结节作为后两点，4点围成的区域称顶区。在上额区、顶区选取百会、上星、囟会、前顶、神庭及双侧曲差、本神、头维。

操作：常规消毒。在上额区、顶区腧穴进行丛刺。每次留针40分钟，留针20分钟时行针刺平补平泻法1次，每秒均匀捻转3转，每穴行针15秒。

疗程：每日1次，7次为1个疗程。

注：丛刺法，亦称五瓣梅花刺法。是一种由古代扬刺法发展而来以多针集中刺某一穴点或特定部位治疗病症的方法。其特点是针刺浅浮而范围广泛。

[电针疗法]

取穴：水沟、前顶。

操作：患者取俯卧（或侧卧）位，局部腧穴常规消毒，人中穴进针后施于雀啄式重刺激，前顶穴施以迎随补泻之补法，在此基础上再连接电子针灸治疗仪，选取连续波，频率设定为3Hz，刺激30分钟。

疗程：每日1次，6日为1个疗程，疗程间休息1天。

[**耳针疗法**]

取穴：心、肝、神门、脑。

操作：常规消毒。用毫针刺，留针20~30分钟，留针期间间隔捻针3次。

疗程：隔日1次，10次为1个疗程。

【评述】

1.强哭强笑是中风病较为常见的后遗症之一，给患者和家属带来了莫大的痛苦，传统西药治疗虽能获得较好的临床效果，但往往副作用较大，如患者易出现恶心、胃肠不适、头晕、睡眠障碍等不良反应。而中医学在治疗中风后强哭强笑方面有着更为明显的优势，许多医家利用针刺、中药、拔罐、耳针等治疗该疾病，取得了良好的临床效果，且避免了西药在治疗过程中产生的副作用。

2.强哭强笑病位在脑，脑为元神之府，元神之府功能失调，神无所主，神志不清，故哭笑无常。《灵枢·本神》曰："心藏脉，脉舍神，心气虚则悲，实则笑不休。"《素问·调经论》曰："神有余则笑不休，神不足则悲。"这说明心主神明，所司神明的功能失职，则出现失神充而自哭不休，或心神受损，脑失神充而自笑之症。患者中风后，肾精虚损，精津不能上充于脑，以致髓海空虚，心神失养，则发强哭强笑。针灸作为治疗本病能否产生治疗效果，首先取决于患病机体"神"的功能状态。疗效的有无，以神气的有无为前提，所谓"得神者昌，失神者亡"。其次，疗效的高低也以神气的盛衰为基础，神气旺盛，则五脏精气充盛，正能胜邪，预后良好；神气虚弱，则五脏精气衰败，正不胜邪，则预后不良。因此，针灸以调神为首务。

四、烦躁易怒

【概说】

烦，为心烦不安；躁，系形体躁动。《类证治裁·烦躁论治》曰："内热为烦，外势为躁。"烦多为自身感觉，躁多为他觉所察。由于两者往往同时出现，故合称烦躁。中风患者或阴虚火旺，情绪亢奋；或心情郁闷，肝郁化火，都可能发生烦躁。

【临床表现】

烦躁不安，胸胁苦满，不思饮食，嘈杂似饥，手足汗出，大便秘结，腹满胀痛，少寐多梦，身热肢冷，面红如妆，咽燥而痛，心情郁闷，头晕头痛，心悸怔忡，眩晕耳鸣。

【针灸处方】

[头皮针疗法]

取穴：顶中线、额旁1线（右侧）、额旁2线（左侧）、额中线。

操作：常规消毒穴位皮肤，快速破皮进针，针进帽状腱膜下层1寸，行抽提法，留针2~8小时，间歇动留针，留针期间行2~3次抽提法，并结合搓揉右胁和意守丹田的意念运动。

疗程：每日1次，10次为1个疗程。

[电针疗法]

取穴：肝俞、肾俞、行间、侠溪，膻中、太冲。

操作：常规消毒。针刺得气后，接G6805电疗仪，连续波，通电20分钟。

疗程：隔日1次，10次为1个疗程。

[毫针刺法]

取穴：风府、百会、通里、神门、内关、印堂、合谷、太冲。肝气郁结加肝俞、行间，痰气郁结加肺俞、丰隆，阴虚火旺加太溪、肾俞。

操作：患者取仰卧位，选取局部常规消毒后，用0.30mm×40mm的毫针，进针角度与皮肤呈15°角，刺入深度约为15mm，得气后行提插捻转平补平泻法，每次留针20分钟，出针后按压针孔止血。

疗程：每日1次，4周为1个疗程。

[耳针疗法]

取穴：心、肝、肾、神门、脾。

操作：常规消毒。毫针刺，留针20~30分钟，留针期间间隔捻针。或用王不留行子药埋，每日或烦躁时自行压3~5次。两耳交替贴压。

疗程：毫针隔日1次，10次为1个疗程。药埋5天1次。

【评述】

1.烦躁易怒，责之心、肝。心藏神、主神明，心火上扰，神明不宁，则烦躁不安；肝在志为怒，喜条达，患者素有性格暴躁，情绪易于激动，中风后一时难以接受，心情抑郁，加上病后肝血不足，阳气偏亢，稍有刺激，便易发怒。针灸通过选穴运针，养心宁神、清肝泻火，以达到除烦制怒的目的，有满意疗效。

2.患者要适当调整生活方式，少接触言情、惊悚等刺激性强的音频、视频，少搓麻将，适当参加社会活动，修心养性，保持心情舒畅，遇事切忌激动，按时作息，避免过劳过累，积极配合治疗。

3.饮食宜清淡，少吃辛辣等刺激性食品，戒烟戒酒，保持大便畅通等等，对避免烦躁易怒都是有利的。

五、头痛头晕

【概说】

中风后头痛指急性脑血管病本身所引起的位于头颅上半部的各种疼痛感觉。头痛一般与中风后肢体瘫痪、面瘫、语言障碍、感觉障碍等病证同时出现，也可以是中风病的主要症状，多见于50岁以上的男性。

中医称之为头风、头痛、中风、肝风等范畴。可分为风火上炎、胃火上攻、痰浊上蒙、肝阳上亢等证型。

【临床表现】

脑出血所致的头痛常见于患者清醒活动时，情绪激动、使劲用力等为诱因，多在白天发病，头痛剧烈，可伴眩晕、呕吐、偏瘫、昏迷等，CT及磁共振成像可发现出血病灶；脑梗死所致的头痛多起病缓慢，逐渐进展。发病前少数患者有头痛，发病后头痛可有可无、时轻时重，可以是满头痛也可以是位于脑梗死区附近颅骨上面的局部疼痛，颅内高压时才出现严重头痛，伴瘫痪、面瘫、语言障碍等，CT及磁共振成像有梗死灶。

【针灸处方】

[头皮针疗法]

取穴：顶中线、额中线、额旁2线（双侧）、顶颞后斜线下2/5、枕上正中线、枕下旁线。

操作：常规消毒穴位皮肤，快速破皮进针，针进帽状腱膜下层1寸，行抽提法，留针2~8小时。间歇动留针，行针和留针期间要求全身放松，意沉丹田，做深呼吸运动。

疗程：隔日1次，10次为1个疗程。

［毫针刺法］

取穴：天柱、申脉、百会、太阳、合谷、上星、风池、足三里、曲池、行间。以上各组轮流取穴或辨证取穴。

操作：常规消毒。手法虚补实泻，留针15~20分钟。

疗程：隔日1次，10次为1个疗程。

［耳针疗法］

取穴：额、枕、肝阳、皮质下、脑干、神门。

操作：常规消毒。每次1~2穴，双侧耳穴用毫针刺激，留针30分钟。血压高者可加降压沟或耳尖放血。

疗程：每日或隔日1次，10次为1个疗程。

［穴位注射疗法］

取穴：太阳、印堂、天柱、风池。

药物：0.25%~1%普鲁卡因注射液。

操作：每次2~3穴。穴位定位后进行皮肤常规消毒，用一次性5ml注射器抽取药液，针头按照毫针刺法的角度要求，快速刺入一定深度，以病人有酸、麻、肿、胀感为宜。回抽无血后，每穴注入药液0.5~1ml。

疗程：每日1次，5次为1个疗程。

［激光穴位照射］

取穴：风池、合谷、曲池。

操作：用氦氖激光治疗机，每穴照射5分钟。

疗程：每日1次，10次为1个疗程。

［艾灸疗法］

取穴：肝阳上亢取风池、肝俞、太溪、太冲。痰浊上扰取脾俞、中脘、内关、丰隆。气血亏虚取百会、脾俞、关元、足三里、三阴交。

操作：根据辨证分组或组合取穴，每组各穴每次艾灸10~15分钟。

疗程：每日或隔日灸1次，20~30次为1个疗程。

［耳穴贴丸］

取穴：主穴取神门、皮质下、耳尖。前头痛配额、胃；偏头痛配颞、胆、交感、外耳；后头痛配枕、膀胱；头顶痛配顶耳、肝；全头痛配额、颞、枕、顶耳、外耳。

操作：用王不留行子贴压，两耳交替（偏头痛贴患侧），较强刺激。自行按压3~5次；耳尖放血。

疗程：每次放置3~4天，5次为1个疗程。疗程间隔1~2天。

【评述】

头痛成因很多，如蛛网膜下腔出血、脑肿瘤、偏头痛、高血压等等，这里不作讨论，仅指出血性和缺血性中风所伴之头痛，排除其他原因的头痛。针灸治疗头痛效果显著，治疗时也可视病情、不同证型，将诸种方法单独或联合应用，辨证取穴施治，以提高疗效。

六、失眠多梦

【概说】

中风患者均伴有不同程度的失眠。引起失眠的主要原因，一是中风后病人心中忐忑、情绪抑郁、精神紧张，担心惧怕；二是有长期卧床，昼夜不分，生活不便，肢体疼痛，小便失禁，大便秘结等困扰；三是缺少运动，正常生活节律受到破坏，每当入睡时就心有余悸，预感自己又将失眠，反过来有碍睡眠。

中风后失眠可引起患者焦虑、抑郁或恐惧的心理，并导致体能下降，精神活动效率下降，会严重影响中风偏瘫的治疗和康复，故不能等闲视之。

失眠在中医古代文献中称"不寐"，亦称"不得卧""不得眠""目不瞑"等。临床可分肝郁化火、扰动心神，痰热内扰、神摇失寐，心肾不交、虚热扰神，气血两虚、神明失养等证型。

【临床表现】

患者主要症状是失眠。临床上常表现为入睡困难，或难以维持睡眠，或睡眠质量差，出现睡眠不深、易醒、多梦、早醒、醒后不易再睡、睡后不适感、疲乏，困倦等。患者日夜焦虑于失眠，过分担心失眠的后果，感到抑郁或激惹。对睡眠质量和数量的不满，引起明显的苦恼，使偏瘫康复功能受损。

【针灸处方】

〔头皮针疗法〕

取穴：额中线、额旁1线（右）、额旁2线（左）、四神聪。

操作：常规消毒。进针前令患者屏气，然后快速进针，行抽提法，患者憋气憋不住时，可大口呼吸，然后令患者两手按住小腹丹田处，闭眼，意守丹田，术者右手用拇、食指抓住额中线和额旁1线两针针柄，同时抽提，其频率逐渐减缓，行针4~5分钟。留针2~8小时。

疗程：隔日1次，10次为1个疗程。

[**毫针刺法**]

方1

取穴：印堂、安眠、内关、神门、三阴交、足三里、太冲。

操作：常规消毒，印堂平刺，针尖向上，余穴直刺；足三里用温针，太冲用泻法，余穴平补平泻。

疗程：隔日1次，10次为1个疗程。

方2

取穴：申脉、照海。心脾两虚型加心俞、脾俞；心肾不交型加肾俞、心俞、太溪；胃腑不和型加胃俞、足三里；肝胆火旺型加肝俞、胆俞、行间。随症配穴：眩晕加风池；健忘加百会、志室；多梦加厉兑、隐白。

操作：患者双侧取穴，常规消毒，直刺法，主穴申脉用泻法，照海用补法；余穴常规针刺。心脾两虚型心俞、脾俞用补法；心肾不交型肾俞、太溪用补法，心俞用泻法；胃腑不和型胃俞、足三里用平补平泻手法；肝胆火旺型肝俞、胆俞、行间用泻法，厉兑、隐白三棱针点刺放血，留针30分钟，每10分钟行针1次。

疗程：每日1次，10次为1个疗程。疗程间休息2天。

方3

取穴：印堂、上星、百会、四神聪。心血不足加完骨、神门；心脾两虚加心俞、脾俞；心肾不交加大陵、太溪、太冲；肝火上扰加行间、足窍阴、风池；脾胃不和加中脘、丰隆、足三里。

操作：常规消毒。百会、四神聪向后平刺1寸，均用小幅度高频率（每分钟90~120转）捻转补法；印堂向下平刺0.3~0.5寸，施提插泻法；上星沿头皮刺向百会，施捻转泻法；完骨直刺1~1.5寸，施捻转补法；神门直刺0.3~0.5寸，施捻转补法。留针30分钟。

疗程：隔日1次，10次为1个疗程。

[**耳针疗法**]

取穴：心、脾、肾、皮质下、内分泌、神门、交感。

操作：每次选2~3穴，严格消毒后，用毫针中强度刺激，留针20分钟。也可用王不留行子药埋，在睡眠前按压50次。

疗程：两耳交替，隔日1次，10次为1个疗程。

[耳穴贴丸]

取穴：取耳神门，皮质下；心，肾，脑点。

操作：用炒酸枣仁。要求饱满、大小适宜。先将枣仁用少许开水浸泡去外皮，分成两半，然后将胶布剪成直径约1cm的圆形小块，将酸枣仁面贴于已剪好的胶布中心备用。然后用火柴梗按压穴位，找出敏感点，将备好的枣仁胶布对准敏感点贴于耳穴，并按揉1分钟许，嘱患者每晚睡前揉按1次，3~5分钟。

疗程：一般5天更换1次，夏季出汗较多可3天更换1次，4次为1个疗程。

[芒针疗法]

取穴：至阳透大椎，神道透腰阳关，腰奇透腰阳关，内关透郄门，三阴交透太溪。

操作：患者先取俯卧位。局部常规消毒后，用5~9寸芒针，取至阳透刺大椎、神道透腰阳关、腰奇透腰阳关。得气后行捻转泻法，留针20分钟后起针，再令患者取仰卧位，用5寸芒针，取双侧内关透郄门，行捻转泻法，双侧三阴交透太溪，行捻转补法，留针20分钟后起针。

疗程：每日下午针刺1次，10次为1个疗程。

[皮肤针疗法]

取穴：百会、风府、风池、心俞、内关、曲泽、章门、阴陵泉、三阴交。

操作：患者仰卧位，用0.5%碘伏消毒皮肤，然后用75%酒精脱碘，消毒内关、曲泽、章门、阴陵泉、三阴交穴及周围处，从上肢至下肢用梅花针每个穴位弹刺1分钟，手法轻柔，以局部皮肤潮红，不渗出血珠为宜；然后让患者俯卧，消毒百会、风府、风池、心俞穴及周围，每个穴位用梅花针弹刺2分钟，以皮肤不渗出血点为宜。

疗程：每日1次，4次为1个疗程，间隔3日行第2疗程。

[皮内针疗法]

取穴：以背部阳性反应点为主。所谓阳性反应点，即在患者背部可触及到硬结或条索状物，其肌肤呈隆起、凹陷、松弛、紧张等状态。局部按之有压痛、酸胀或舒适喜按等感觉，与正常人的柔软肌肤不同。阳性反应点在心俞、神道、厥阴俞、膏肓、肝俞、胆俞、脾俞、胃俞、肾俞等腧穴上多见。若患者阳性反应点不明显者，取穴则以心俞为主穴。加减：痰热扰心者加肝俞、胆俞、脾俞；肝火、肝阳上扰者加肝俞；瘀血阻络者加肝俞、膈俞；胃气不和者加脾俞、胃俞；心脾两虚者加脾俞；心肾不交者加肾俞。

操作：颗粒式皮内针，埋针方法以右手持止血钳夹住针柄，左手食指和拇指把消毒后的皮肤撑开，针尖方向呈45°角对准腧穴迅速刺入皮肤，再将针身刺入皮内，皮内针与经脉相垂直。拇指和食指压针身两旁，将皮肤向针尖方向引回。此时，针柄如果抬起，说明针尖刺入皮下，未进入皮内，需退回一点再重新刺入皮内。取宽7mm、长21mm的长方形胶布顺着针身进入方向将针柄粘贴固定，操作时胶布用止血钳夹而不用手，取以防胶布不粘，影响埋针效果。

疗程：埋针时间：气温高时为1~2天，气温低时为7天。取单侧腧穴，两侧交替使用。10天为1个疗程。

[**穴位注射疗法**]

取穴：①神门、安眠、心俞、膈俞。②内关、三阴交、肝俞、脾俞。两组交替选用。

药物：丹参注射液。

操作：患者坐位，穴周严格消毒后，用一次性容量10ml的注射器抽取药液8ml，在上述注射点注射，局部出现酸、麻、胀或放射感后，回抽如无回血，则可缓慢注入药液，每穴注射1ml。

疗程：每睡前1次，10次为1个疗程，疗程间隔2天。

[**电针疗法**]

取穴：三阴交（双侧），神门（双侧）。

操作：穴位皮肤消毒后，用28号2寸毫针刺入，待得气后在针柄上接G6805电针仪，连续波，以肌肉明显收缩为宜，频率每秒20~60次，留针20分钟。

疗程：每日1次，10次为1个疗程，疗程间隔2天。

[**闪罐疗法**]

取穴：膀胱经背俞穴。

操作：患者俯卧，双侧取穴，用4号玻璃罐于背俞穴闪罐，不留罐，每次2~3分钟。

疗程：每日1次，10次为1个疗程。

[**腕踝针疗法**]

取穴：以腕踝针上1刺激点为主，再辨证取穴。心脾两亏型加下3和下4刺激点；肝肾不足型加下1和下2刺激点；心肾不交型加下1和下6刺激点；肝胆火旺型加下2和下5刺激点。

操作：选定刺激点后，常规消毒，取0.5寸毫针，左手用舒张或提捏押手法，右手拇指在下，食中指在上挟持针柄，使针体与皮肤呈30°角，快速刺入皮肤，进皮后将针体平放，与皮肤呈5°角贴近皮肤表面，沿皮下组织表浅的刺入一定深度，用橡皮膏固定针柄。针刺方向针尖指向头部，针刺时宜缓慢松弛，以针下有松软感为佳。针刺不应有气感和痛感。留针24小时。左右肢体的相同刺激点交替使用。

疗程：每日1次，10次为1个疗程。

[**平衡针疗法**]

取穴：①主穴：失眠（定位：位于前臂掌侧，腕横纹正中）。取穴原则为左右交替取穴或双侧同时取穴。②辅穴：头痛（定位：位于足背第一、二趾骨结合之前凹陷中）。取穴原则为左右交替取穴。

操作：主穴采用1寸毫针直刺0.5寸左右。针感以中指或食指有麻木放射性针感为主。辅穴采用3寸毫针斜刺1.5寸左右，针感以局部的酸麻胀痛感为主。快速针刺不留针。

疗程：每日1次，10次为1个疗程。

[**艾灸疗法**]

方1

取穴：肾俞。

操作：患者俯卧，用上等极细柔的艾绒做成麦粒大小艾炷，置肾俞穴行化脓灸，以独头蒜作粘合剂，用线香点火，嘱患者觉疼时告知。在灸前几个艾炷时，当病人觉疼即用镊子将艾炷取走。随着患者耐受度的逐渐提高，一般到第5~7个艾炷时，就能够充分燃烧而患者不觉疼痛。灸完保护局部，嘱患者注意卫生并增加营养，多吃发物，每次灸一百壮。嘱患者回家自行敲击两腿胆经，以热麻为度，并按揉涌泉。

疗程：7天灸1次，3次为1个疗程。

方2

取穴：足三里、三阴交、关元、印堂、神门、三阴交。心血亏损加内关、心俞、脾俞、神阙、气海、太白；心肾不交加心俞、肾俞、太溪；肝火上炎加肝俞、胆俞、太冲；胃腑不和加胃俞、中脘、公孙。

操作：艾条温和灸。每次灸3~5穴，每穴5~15分钟。

疗程：每日1次，在临睡前1~2小时灸治。5~7次为1个疗程。

方3

取穴：百会、神门、安眠、三阴交。头晕脑胀加风池、印堂；心烦多梦加心俞、肾俞；急躁焦虑加太冲、阳陵泉；体质虚弱加关元；易惊醒加足窍阴。

操作：隔姜灸。取艾炷如黄豆或半个枣核大，每穴施灸5~7壮。

疗程：每日1次，5次为1个疗程。

[**穴位敷贴疗法**]

取穴：涌泉（双侧）。

操作：吴茱萸9g捣成细粉，取少量食醋调匀，做成药饼备用。敷贴前，用温水洗净双足，将吴茱萸药饼敷于穴位上。用双层纱布覆盖，外用胶布固定。

疗程：每天1次，睡前贴敷，贴敷8小时以上。

[**刺络疗法**]

方1

取穴：百会、大椎、神庭、印堂。

操作：常规消毒后，用锋利的中号三棱针刺破相应的血络，深度2~5mm，以中营（刺破血管靠近体表的管壁）为度，实证刺血多，虚证刺血少，一般0.5~1mm。每次2个穴，两侧交替。

疗程：每周3次，6次为1个疗程。

方2

取穴：①主穴：太阳、中冲、大椎。②配穴：肝胆火旺加大敦、心火旺盛加少冲。

操作：常规消毒。太阳、中冲、大椎每次取两穴，用三棱针点刺放血，每次出血量为2ml，太阳、大椎放血加罐。大敦、少冲放血10滴。

疗程：隔日1次，10~15次为1个疗程。

[**眼针疗法**]

取穴：肝区、肾区、心区、脾区（双侧）。

操作：在选好的穴位上常规消毒，用0.25mm×13mm的毫针沿皮刺，不施任何手法，留针30分钟。

疗程：每天1次。每周5次，4周为1个疗程。

【**评述**】

1.中风后失眠较为常见。它会导致患者体能下降，身心疲乏，或导致焦虑、抑郁、恐惧心理，影响偏瘫及其他兼症的治疗和康复，故应尽早治疗，不得延误时机。

2.针灸治疗本病有良好的即时疗效和远期疗效。治疗时遵循操作方法，配合意念导引，效果更佳。

3.治疗期间应注意精神心理疏导，消除发病诱因。

4.保持相对安静的环境，适当进行体育锻炼，劳逸适度，节制房事，睡前不饮浓茶、咖啡，不看刺激性强的影视，并用热水烫脚，将有助于症状的恢复。

七、癫痫

【概说】

中风后癫痫，指脑卒中前并无癫痫病史，并排除脑部和其他代谢性病变，脑卒中后一定时间内出现癫痫发作者。一般脑电图检测到的痫性放电部位与脑卒中部位有一致性。

癫痫是一种暂时性、阵发性大脑功能紊乱综合征。中风后癫痫称为继发性癫痫，在临床上较为常见，其发病率国内报道约为5%~15%。在偏瘫的各个时期，患者均可发生癫痫，其发生率与病灶部位有明显相关性。

脑卒中早期的缺血、缺氧、脑水肿和代谢紊乱，以及神经元细胞膜稳定性改变等可能是癫痫发作的病理生理基础。而迟发性癫痫发作可能与逐渐发生的神经细胞变性和胶质增生有关。脑卒中后癫痫临床可见任何类型的发作。其中，以部分性发作最为多见。依据癫痫首次发作时间，以2周为界，临床分为早发性和迟发性两类。早发性癫痫指脑卒中后2周内出现的癫痫发作，多见于出血性脑卒中，如脑出血、蛛网膜下腔出血等，绝大多数会随着原发病的稳定和好转而自行缓解。迟发性癫痫指脑卒中2周后出现的癫痫发作，多见于缺血性脑卒中，如脑梗塞，绝大多数会反复发作。

【临床表现】

癫痫可分为癫痫大发作、癫痫小发作、局限性癫痫发作、精神运动性癫痫发作、癫痫持续状态等。

癫痫大发作时，患者突然意识丧失，就地跌倒，发出尖叫，患者头颈后仰，两手握拳，上肢略屈，下肢伸直而僵硬抖动，呼吸暂停，面色苍白，嘴唇发紫，瞳孔散大，对光反射消失。持续一会后，全身肌肉由强直收缩逐渐变为阵挛抽搐，口角流出泡沫样唾液，小便失禁。抽搐停止后，绝大多数患者进入昏睡状态。清醒后全身肌肉酸痛，却不能回忆发作经过。

癫痫小发作主要表现为一过性意识障碍而无抽搐。发作时可仅仅为顷刻间的意识丧失、动作或语言暂停，面色苍白，瞪目直视，手中之物失落，只几秒钟即恢复，以致不易被发现。

局限性癫痫发作多无意识障碍，仅个别肢体或眼睑、口角、颈肌抽搐。

精神运动性癫痫发作以精神症状为主，可突然出现如伸舌、吞咽等一些无意识的动作，有的会无目的地外出、无理吵闹等。每次发作持续几分钟或更长时间，神志清醒后患者不能回忆发作情况。此种大多由额叶病变引起。

癫痫持续状态患者表现为连续不断地抽搐发作，严重的可持续数小时到数天，患者一直处于昏迷状态，有的甚至发生休克而死亡。

【针灸处方】

［头皮针疗法］

方1

取穴：额中线、顶中线、顶旁1线、顶旁2线、枕上正中线。配额旁2线（左侧）、枕上旁线。

操作：常规消毒。额中线由上向下，顶区各线由前向后，枕上正中线由上向下，分别沿头皮透刺1寸，至帽状腱膜下层，行抽提手法，各治疗线持续行针1~3分钟。大发作时，额区、顶区各线分别用上下、前后对刺法，顶旁1、2线取双侧。局限性癫痫发作，顶旁1、2线取对侧。伴有情绪异常者，加额旁2线（左侧），也施用抽提手法1分钟。留针半小时至1小时，其间每15~30分钟行针1次。如有可能，术者应加以运气行针手法。以上用于癫痫发作时的治疗。未发作时取额中线、额旁2线（左侧）、顶中线、枕上旁线，手法同上，各治疗线行针1分钟即可。留针30分钟，其间行针1次。

疗程：发作时每日治疗1~2次，平时每日或隔日治疗1次。5~7次为1个疗程，疗程间隔时间3~5天。

方2

取穴：根据患者脑电图的异常表现，确定其病变部位（如额叶、顶叶、枕叶、颞叶），取相应头针刺激区。如额叶癫痫取额旁1、2线，顶叶癫痫取顶旁1、2线等。

操作：常规消毒。沿头皮透刺至帽状腱膜下层后，进行大幅度快速捻转，频率每分钟200次，各针持续2分钟，留针1小时，其间行针2次。也可在第1

次大幅度捻转后，针柄接上G6805电针仪的输出线，用连续波通电20分钟，电流量以患者能耐受为度。

疗程：隔日治疗1次，30次为1个疗程，疗程间隔时间为5~7天。

[**毫针刺法**]

取穴：风池、风府、人中、大椎。晚间发作加照海，白天发作加申脉。小发作时，主穴加内关、神门、神庭。精神运动性发作时，主穴配间使、神门、通里、丰隆。局限性发作时，主穴配合谷、太冲、阳陵泉、三阴交。发作时意识丧失、持续昏迷不醒者，加针涌泉、灸气海。未发作时加针（或加灸）气海、关元、太溪、足三里、百会。

操作：常规消毒。每次治疗，可选5~6个穴位，用平补平泻手法，留针30分钟。

疗程：每日1次，10~15次为1个疗程。

[**电针疗法**]

取穴：①头维、百会。②神庭、内关。③太阳、足三里。

操作：常规消毒。治疗时任选一组，接通电针仪，以连续波，通电20~30分钟。

疗程：隔日治疗1次，30次为1个疗程，疗程间隔时间为5~7天。

[**耳针疗法**]

取穴：癫痫点、脑干、神门、脑、枕、心、皮质下、肝、肾。

操作：常规消毒。毫针刺，强刺激，每次选2~3穴，留针30分钟。症状控制后，可改为王不留行子药埋。每次选3~4穴。

疗程：先每日1次，后隔日1次，疗效巩固后每周1次。

[**穴位贴敷疗法**]

方1

取穴：神阙。

操作：用丹参、硼砂各1克，苯妥英钠0.25克，共研细末，分10次用。神阙酒精消毒，取1/10药末敷于穴位上，外用纱布覆盖，胶布固定。

疗程：每周换药1次，10次为1个疗程。

方2

取穴：神阙。

操作：神阙酒精消毒，取吴茱萸末敷于神阙上，外用纱布覆盖，胶布固定。

疗程：贴敷5天后将药物去掉，用温水把肚脐洗干净，休息1天，再以上法贴敷，1个月后可延长贴敷间隔时间，5~6个月为1个疗程。

[穴位埋线疗法]

取穴：大椎、哑门、神门。

操作：每次取2~3个穴，常规消毒。按常规穴位埋线疗法埋入羊肠线。

疗程：20天埋1次。适用于癫痫轻症。

[皮肤针疗法]

取穴：①发作时：后颈、骶部、大椎、中脘、期门、足心阳性反应处。②未发作时：脊柱两侧、头部、颌下部、足心阳性反应处、内关、行间。

操作：常规消毒。平时用中度刺激，发作时用较重刺激。重点叩打后颈部、骶部、阳性反应处。

疗程：每日或隔日1次，10次为1个疗程。

[刺络疗法]

取穴：①发作期：十二井穴、水沟、百会、腰部；②间歇期：肝俞、脾俞、丰隆、鸠尾、腰奇（位于尾骨端上2寸）、十二井穴。加减：夜间发者加照海，日间发者加申脉，日夜皆发者两穴均加。

操作：常规消毒。十二井穴、水沟点刺挤3~5滴血，毫针刺百会、腰部强刺激，并挤血2~3ml；肝俞、脾俞、丰隆点刺，毫针刺鸠尾、腰奇刺络出血1~2ml。照海、申脉各出血1ml。

疗程：隔1~2日1次，连续刺络出血10~12次。

[艾灸疗法]

取穴：百会、大椎、身柱、筋缩、肝俞、心俞、神堂、巨阙、鸠尾、腰奇。发作期间加涌泉、太冲、合谷、神阙。

操作：温和灸每穴15~20分钟，或取艾炷如黄豆大隔姜灸，每穴15~20壮。

疗程：每日1次，7~10次为1个疗程，疗程间隔3~5日。

【评述】

1.癫痫有发作期、缓解期，发作期又分轻症、重症，针灸治疗时可分别对待。如遇重症发作时，患者突然昏仆，口吐白沫，不省人事，宜急则治其标，取人中、涌泉、内关、鸠尾等穴强刺激，以醒脑开窍、救急定痫。而轻症发作一般症状较轻，时间短暂，发作一过，一如常人，针刺可以取一些头部穴位如百会、上星、头维、率谷和四关等，以安神定志、息风定痫。当缓解期时，则应辨证取穴，治病求本，宁心安神。针灸对大多数癫痫可以控制或缓解。

2.癫痫患者要注意调节情志，保持心情舒畅；要调节好饮食，不饮酒，避免刺激性食物，多食易消化的食物；要按时作息，不过劳累，不去水边及容易造成危险的环境活动，重度发作时患者应避免碰撞锐利物品而外伤，避免呕吐物窒息而致命。

八、心理性阳痿

【概说】

阳痿即勃起功能障碍（Erectile Dysfunction，ED）。指成年男性阴茎痿弱不举，或临房举而不坚，不能进行正常房事的病症。中医又称筋痿、阴痿。

大量调查资料表明，中风偏瘫患者在急性期过后，体内的血清睾丸酮、雌二醇及它们间的比值与正常人无显著性差异，也就是说中风后的性功能应该是正常的，但部分患者却发生了本症，实际上是心理因素造成的，是为心理性阳痿。

【临床表现】

本症绝大多数由心理因素所致。患者有性欲，并在手淫、睡梦中、早晨醒来等时候可以勃起，但难以产生或维持满意的性交所需要的阴茎勃起强度，或勃起不充分，或历时短暂，以至于不能插入阴道完成性交过程，此为本病的主要临床表现。

阳痿有器质性和功能性之分。器质性阳痿表现为阴茎任何时候都不能勃起（如睡梦中和膀胱充盈时），亦无自发性勃起。功能性阳痿则有自发的勃起，但临房勃起又失败，可资鉴别。

本病患者在中风后心理上受到严重创伤，对家庭和社会带来的负担忧心忡忡，身心处于不同程度的紧张、惧怕、抑郁、焦虑和苦恼等精神状态中，并误以为本症是中风后的必然后遗症，故在医者面前也难以启齿，成了患者的难言之隐。

【针灸处方】

[头皮针疗法]

取穴：额旁3线、顶中线、额旁1线（右侧）、额旁2线（左侧）。

操作：常规消毒。针额旁3线和顶中线前，先让患者排空小便，然后用快速进针法破皮，针进帽状腱膜下层后缓缓刺入1寸，行抽提法，边抽提边配合运动：由术者或患者本人用手在小腹向龟头方向施压。抽提额中线、顶中线时要求意守丹田，排除杂念，腹式呼吸；抽提额旁2线时要求做深呼吸，用手按摩右胁部。

疗程：隔日1次，10次为1个疗程。

［毫针刺法］

方1

取穴：举阳（于秩边穴与环跳穴连线中点）、四神聪、印堂、关元、神门、命门、三阴交、心俞、肝俞、肾俞。

操作：常规消毒。举阳穴以2.5~3寸毫针深刺，以获得电击感向尿道根部放射为佳。余穴以局部出现酸胀重麻为度。针感强，得气明显者，以平补平泻法，轻快捻转提插，运针1分钟，留针10分钟。得气差者，用缓慢有力的提插捻转，施以补中有泻之法，运针2分钟，留针20分钟。

疗程：每日或隔日1次，10天为1个疗程，疗程间隔3~5天。

方2

取穴：主穴关元、中极、曲骨、大赫、肾俞、命门、次髎、足三里、三阴交、太溪。加减：肝郁不舒者，配太冲、行间；神经衰弱者配内关、神门、百会。

操作：常规消毒。使用2寸长毫针，仰卧位刺关元、中极、曲骨、大赫，针尖向会阴方向刺入，运用提插、捻转手法，使针感传于阴茎、龟头部。俯卧位刺次髎、肾俞、命门，针刺次髎使针感放散于会阴部或阴茎部，余穴施以平补平泻手法，使之出现酸、麻、胀感为度。然后对关元、中极、曲骨、次髎施以针刺治神法：针前令病人全身放松，排除杂念，使其入静。针刺入腧穴后使之得气，然后嘱病者慎守勿失，全神贯注于针下。针下有胀热感之后，捻动针柄，左转180°，并让病人以意引气，使气至病所，而后守气，使气聚而生胀生热。

疗程：隔日1次，10天为1个疗程。

［电针疗法］

取穴：关元、气海、长强、足三里、阳陵泉、三阴交、太溪、太冲。

操作：常规消毒。毫针刺，虚则补之，实则泻之。在针刺下腹部穴位时，要求得气后务必使针感下传到会阴、阴茎、龟头等部位，以耐受为限，然后接G6805电针仪，连续波。通电30分钟。后用红外线灯照射下腹部及腰部，每次30分钟。

疗程：隔日1次，10天为1个疗程。

［穴位注射疗法］

方1

取穴：主穴长强。配穴肾俞、命门、关元。

药物：硝酸士的宁注射液。

操作：每次取主穴及配穴2个。常规消毒皮肤，用7号针头，2ml注射器抽取硝酸士的宁2mg，每穴注射0.6mg。注射前注意搜寻针感，以得气后注入药物为佳。

疗程：隔日1次，3次为1个疗程。

方2

取穴：曲骨。

药物：复方丹参注射液。

操作：治疗前嘱病人先排空小便，取仰卧位，腹中线耻骨联合上缘凹陷处取曲骨穴。常规碘酒、酒精局部皮肤消毒，取注射器抽取复方丹参注射液2ml，用6号针头垂直刺入0.5~1寸，得气后，促使针感放射到阴茎，轻轻旋转针头，抽取无回血，即注入复方丹参注射液1.5~5ml。

疗程：隔日1次，7次为1个疗程。

方3

取穴：关元。

药物：鹿茸精注射液（每支2ml）。

操作：治疗前嘱患者排尿，使膀胱排空。患者仰卧位取关元穴，穴位常规消毒后，选用5ml一次性注射器，5号口腔科针头，抽取上述注射液2ml，用左手拇指、食指撑开穴位周围皮肤，右手持注射器快速刺入穴位皮下组织，缓慢向下微直刺40~50mm，提插捻转，使针感放射至会阴或龟头，回抽无血便可将药缓慢注入。嘱患者治疗期间严禁同房。

疗程：隔日1次，10次为1个疗程。

［火针疗法］

取穴：主穴肾俞、命门、关元、中极、三阴交。加减肾虚精亏者，配长强、曲骨；命门火衰者，配腰阳关、长强；心脾两虚者，配脾俞、心俞、足三里；肝郁气滞者，配急脉、行间、曲泉；湿热下注者，配阴陵泉、复溜、行间。

操作：按中医辨证法进行辨证，选定穴位后，常规消毒，然后点燃酒精灯。左手将酒精灯端起靠近针刺的穴位，将针尖、针体烧至发白，迅速准确地刺入穴位，并即刻敏捷地将针拔出。出针后即用消毒干棉球按压针孔以减轻疼痛。

疗程：4天治疗1次，8次为1个疗程。若1个疗程未愈，休息2周再行第2疗程。

［穴位埋线疗法］

取穴：①虚证：肾俞、关元、次髎、三阴交、命门。②实证：中极、阴陵泉、三阴交、长强。

操作：局部皮肤用碘酒、酒精消毒。用5ml一次性注射器抽取适量利多卡因，分别刺在每个穴位上，待有相应的针感，回抽确无回血，方可将药物注射到穴位中。2分钟左右将准备好的羊肠线用注射针头带入穴位中，针头退出。凡虚证配合灸法，即埋线3天后，每个空位灸10分钟，以皮肤温热潮红为度，并配合口服六味地黄丸。

疗程：每月1次，3次为1个疗程。

［穴位敷贴疗法］

取穴：神阙。

操作：①药物制备：熟地黄、山萸肉、山药、枸杞子、菟丝子、龟板各30g，鳖甲20g，丹皮15g，甘草5g。上药共研为细末，瓶装备用。②操作：用时取药末10g，以温开水调成糊状，纳入脐中，外盖纱布固定。

疗程：3天换药1次，10次为1个疗程。

［耳穴压丸法］

取穴：内生殖器、睾丸、皮质下、外生殖器、兴奋点、缘中、肝、额。

操作：每次3~4穴，以王不留行子贴压，两耳交替。

疗程：贴压3天1换，10次为1个疗程。

［温针疗法］

取穴：肾俞、命门、关元、三阴交、气海、中极、足三里、太溪、百会、神阙。其中肾俞、命门、关元、三阴交每次必用，其他穴位每次选用。

操作：取关元、中极。嘱患者仰卧位，常规消毒后用3~4寸毫针刺入，捻转进针，深度达2~3寸左右，要求出现触电样针感，对病程较长，体质较好的病人应采用强刺激，大幅度捻转提插，留针20~30分钟。针刺得气后，把1cm长的艾条套在针柄上点燃，燃完后取针。

疗程：隔日1次，10次为1个疗程。

[**皮肤针疗法**]

取穴：腰部、骶部、尾部、腹股沟、下腹部、耻骨联合上缘，带脉区，三阴交，关元、阳性反应物处。神倦体虚、心悸加大椎、百会、内关。

操作：常规消毒。中度刺激，重点叩打骶部、尾部，阳性反应物处。

疗程：每日或隔日1次，10次为1个疗程。

[**艾灸疗法**]

取穴：中极、次髎、三阴交、命门、肾俞。失眠加心俞、脾俞、神门，惊悸加气海。

操作：温和灸。每穴施灸20~30分钟。

疗程：每日1次，10次为1个疗程。

【评述】

1.心理性阳痿是针灸治疗的适应证，有较为满意的疗效。但中风患者本身情况比较复杂，如有糖尿病史，动脉粥样硬化、高血压、高脂血症等，都会影响勃起功能，再如有手淫习惯及吸烟、嗜酒等，有慢性前列腺炎或精囊炎史，有服用可影响性功能的药物史等等，都是本症的影响因素。所以一定要做中风前的病史采集，掌握好适应证至关重要。

2.据统计，60%~90%的功能性阳痿病人可以治愈。针灸治疗阳痿具有疗效显著，使用安全、简便易行的特点，而且还能对机体机能进行良性调节，显示出目前其他疗法难以比拟的优越性。由于针灸治疗方法众多，以上仅列其中的一些常用针灸处方，以供备用。在临床上，也可配合按摩、中药等方法提高疗效。并坚决改变吸烟、久坐不运动、不合理饮食等不良生活习惯，尽早开始有规律的生活和进行科学的康复运动。

3.在治疗功能性阳痿的过程中，无论何型、从何论治，都不能放弃从心论治，做好心理疏导工作。针对各个患者不同的心理障碍，采取不同的言词进行心理疏导，以消除患者固有的疑虑和恐惧，告诉他所患之阳痿绝非器质性病变，是属于功能性的，而且是因紧张，或恐惧，或疑虑，或抑郁，或焦虑等精神因素导致的。只要思想上解除了这些精神因素，性兴奋中枢的抑制状态得到了松弛，阳痿就可以不药而愈。

4.适当选用食疗。

①泥鳅250g，洗净，去内脏，放油、盐、姜、葱、蒜、花椒适量，同煮成

菜肴食之，连吃10~15天。

②牛鞭1条，洗净、切小段或切片。放盐、油、生姜、大茴香、葱、蒜适量，煮食或炒食，每星期吃1条，分两天吃，共吃9条。连续吃两个月余。

③雄狗之阴茎和睾丸三具，洗净，晒干，切片，放锅中温火焙燥，研细末，贮瓶中。以此细末4.5g拌匀于面条中，与葱、蒜、花椒粉同食之，每天一次，连吃10~15天。

④覆盆子、韭菜子各90g，炒熟、研细、混匀，黄酒1500g。以上两药浸黄酒中7天。会饮酒的患者每日可喝此药酒1~2次，每次不超过60g。高血压患者慎服。

第四节　二阴症状

一、小便失禁

【概说】

偏瘫患者由于大脑病变使上运动神经元受损，大脑皮层排尿中枢不能接受和发出"排尿"信息，而出现不择时间和地点的排尿，这种情况称为尿失禁。此外，由于偏瘫患者长期卧床，耻骨尾骨肌和尿道括约肌松弛，而出现患者自己不感到有尿，尿却流了出来，这也属于尿失禁。

正常人的膀胱排尿依赖于中枢神经和周围神经系统的共同调节。人体的排尿中枢分为低级排尿中枢和高级排尿中枢。额叶、颞叶、内囊等和其他枕叶的大脑皮层主要分布高级排尿中枢。腰骶部脊髓主要分布控制排尿的低级中枢，与其控制的相应神经支配膀胱逼尿肌和尿道外括约肌等控制排尿。其中，膀胱感觉传入纤维可分为有髓鞘的A纤维和无髓鞘的C纤维，C纤维中含有大量P物质等活性成分。中风后人体高级排尿中枢损伤，使得与表达排尿相关信息的神经递质的合成、释放出现紊乱，如P物质、胆碱能受体等，从而使相应的排尿神经反射失去控制，同时排尿中枢异常使得盆底肌和韧带松弛无力，不能控制膀胱和尿道，膀胱功能亢进，从而导致尿失禁。

中风后尿失禁是脑血管意外后常见并发症，发生率为32%~79%，而出院时仍遗留尿失禁的患者约占25%。中医认为中风后尿失禁，乃肾气不固、膀胱气化失约而致。

【临床表现】

患者自我不能控制尿液排出，伴有或不伴有尿频、尿急等症状。临床可分为5种类型：①腹压型，腹部加压时流尿，多由骨盆底部肌肉软弱无力引起。②迫切型，一旦感到尿意立即有尿液流出来，自己控制不住逼尿肌的收缩。③混合型，具有腹压型和迫切型的各种症状。④溢流型，到了厕所，每次仅能排出少量尿液，而充满膀胱的尿液却能自行溢出。⑤反射型，自己不感到有尿意，尿液却流了出来。

偏瘫患者的尿失禁多属混合型和迫切型。

【针灸处方】

［头皮针疗法］

取穴：顶中线、额旁3线（双侧）。

操作：常规消毒。针尖由上至下，行抽提法，行针时向小腹轻压，同时令患者尽量憋住小便，待急需时便出。留针2~8小时，间歇动留针。

疗程：每日1次，10次为1个疗程。

［毫针刺法］

方1

取穴：气海、关元、腰俞、会阳。

操作：常规消毒。气海、关元直刺1.5~2.0寸，腰俞向上斜刺0.5~1.0寸，会阳直刺1.0~1.5寸，行提插捻转补法。针后加灸10~20分钟。

疗程：每日1次，10次为1个疗程。

方2

取穴：曲池、关元、足三里、三阴交、天枢、次髎。

操作：常规消毒。直刺1.2~1.5寸，平补平泻。关元、足三里加针柄灸。

疗程：每日或隔日1次，10次为1个疗程。

［电针疗法］

方1

取穴：关元、中极、照海（双侧）。

操作：常规消毒。针前排空小便，关元、中极直刺1.5~2.0寸，照海直刺0.5寸，行平补平泻，得气后接G6805电针仪，连续波，强度以患者能忍受为度，通电15~20分钟。

疗程：每日1次或隔日1次，10次为1个疗程。

方2

取穴：双侧次髎、肾俞。

操作：常规消毒。用0.35mm×40mm不锈钢毫针，直刺0.5~1.0寸，以得气为宜，接G6805电针仪，连续波，频率为50Hz，刺激强度1mA，以患者能承受为宜，每次治疗30分钟。

疗程：每日1次，10次为1个疗程。

［**耳针疗法**］

方1

取穴：肾、膀胱、皮质下、枕，配脑点、尿道、遗尿点。

操作：严格消毒耳郭皮肤，用毫针刺，留针20分钟。症状控制后，可改为王不留行子药埋。每次选3~4穴。

疗程：先每日1次，后隔日1次，疗效巩固后每周1次。

方2

取穴：双侧膀胱、肾穴。

操作：耳郭常规消毒。用维生素B_{12}注射液，左手固定耳郭，右手持针，针尖对准穴位迅速地刺入皮下，每穴推入药液0.2ml。

疗程：每周2~3次，5次为1个疗程。

［**穴位注射疗法**］

取穴：肾俞、膀胱俞、关元，配中极、水分、三阴交。

药物：当归注射液，维生素B_1、B_{12}注射液，胎盘组织液。

操作：常规消毒。常规穴位注射法，每次选2~3穴。每次每穴注入所选药液0.1~0.3ml，推药速度宜慢。

疗程：每日或隔日1次，10次为1个疗程。

［**艾灸疗法**］

方1

取穴：关元、气海、足三里、三阴交。

操作：用艾条温和灸，每穴灸15~20分钟。

疗程：每日1~2次，10次为1个疗程。

方2

取穴：关元、气海、中极、神阙。

操作：取艾灸条点燃置入盒内，取生姜片（直径约2cm）并刺若干小孔，放在艾灸条及皮肤间并置于穴位上，以局部皮肤潮红、患者约感温热为佳，每个穴位治疗20分钟。

疗程：每天1次，10次为1个疗程。

[皮肤针疗法]

取穴：腰背部、下腹部、腹股沟、关元、中脘、大椎、百会、三阴交，阳性反应处。

操作：常规消毒。轻度或中度刺激。重点叩打腰部以及关元、中脘、大椎、百会、三阴交，阳性反应处。

疗程：每日或隔日1次，10次为1个疗程。

【评述】

1.针灸治疗有较好疗效。

2.治疗时要做好对症治疗护理，如在艾灸的过程中要及时将艾灰清理，以患者可感觉到温热且局部皮肤稍有红晕即可。特别需要观察好局部皮肤的变化，并且随时询问患者的感觉，如果有灼热或疼痛要立刻停止或可增加与皮肤的距离。居家艾灸时还要防止烫伤和火烛烧伤。

3.做好生活护理。需要加强基础护理，尿失禁者要及时为他们更换尿布、床单，同时做好会阴部清洁工作。如果患者插有导尿管，必须做好导管的通畅以及固定，避免非计划拔管。每天都要做好记录，记录患者的尿量、尿的颜色等。为防止出现感染，还要做好患者每日的膀胱冲洗护理。

4.在针灸治疗的同时，做好心理护理。患者中风后尿失禁，多数会产生焦虑的情况，心理压力大，对身体恢复不利。因此做好心理护理非常重要。心理护理主要是通过沟通、耐心为患者解答问题，争取得到患者的信任，为患者创造安静、舒适的治疗环境，让患者保持良好、稳定的情绪，让他们可以更好的配合治疗。

二、小便癃闭

【概说】

中风后小便癃闭，即中风并发尿潴留。是指急性脑血管病的病程中，因主管排尿的皮质中枢受到影响，引起尿道括约肌痉挛或逼尿肌弛缓等因素，导致患者排尿困难，甚至尿液潴留在膀胱而不能排出的症状。中医属"中风""癃闭"范畴。

【临床表现】

本病在急性脑血管的病程中发病，出现排尿困难，甚至尿液不能排出而留滞在膀胱内，癃闭时，患者耻骨上有胀满疼痛感，手能触及胀满的膀胱，叩诊为浊音。若从尿道插入导尿管，即可放出大量尿液。

【针灸处方】

［头皮针疗法］

取穴：顶中线、额旁3线（双侧）。

操作：常规消毒。针尖由上至下，行抽提法，同时术者或家属配合由膀胱部位向尿道方向加压。留针2~8小时，留针期间歇行针3~5次，并配合以上加压运动。嘱患者增强憋尿意识，尽量憋住，等到自以为实在憋不住时再排尿。

疗程：每日1次，5天为1个疗程。

［毫针刺法］

取穴：足三里、三阴交、气海、关元、中极、阴陵泉、肾俞、膀胱俞。

操作：常规消毒。平补平泻，足三里、关元针后加灸。

疗程：每日1次，5天为1个疗程。

［艾灸疗法］

取穴：气海。

操作：艾条灸，灸至穴位局部潮红。

疗程：每日1次，5天为1个疗程。

［耳针疗法］

取穴：肾、膀胱、交感、皮质下、尿道、脑点。

操作：耳郭常规消毒。每次取2~4穴，毫针刺入，中强刺激，留针30~60分钟。其间行针3次。

疗程：每日1次，5天为1个疗程。

［穴位贴敷疗法］

方1

取穴：中极。

操作：用甘遂散（甘遂粉9克，冰片0.6克，面粉适量），温开水调和成糊状，敷于中极，用塑料纸覆盖，外加热敷。

疗程：每日1次，5天为1个疗程。

方2

取穴：神阙。

操作：用大蒜（独头蒜）1个，栀子15个，食盐少许，共捣烂，敷神阙。

疗程：每日1次，5天为1个疗程。

[**皮肤针疗法**]

取穴：腰、骶部，下腹部，中极、关元、小腿内侧，阳性反应处。

操作：常规消毒。中度或较重度刺激。

疗程：每日1次，10次为1个疗程。

[**刺血疗法**]

取穴：少泽、委中、至阴。

操作：常规消毒。每次取2穴，以三棱针点刺出血5~10滴。

疗程：每日1次，10次为1个疗程。

[**艾灸疗法**]

取穴：中极、关元、三阴交、膀胱俞、命门、阴陵泉、三焦俞。

操作：用艾条温和灸，每穴施灸15~20分钟。

疗程：每日2次，3天为1个疗程。

[**穴位注射疗法**]

方1

取穴：曲骨、膀胱俞（双侧）。

药物：维生素B_1注射液。

操作：患者取仰卧位，首先按无菌操作用5ml注射器抽取维生素B_1注射液100mg，在曲骨穴位上常规消毒，直刺，得气后无回血，注射维生素B_1注射液50mg，留针片刻，拔出针头后按压1分钟，再用同样方法在膀胱俞（双侧）注射剩下的药液。

疗程：每日1次，5次为1个疗程。

方2

取穴：三阴交（双侧）、中极、足三里（双侧）、关元。

药物：维生素B_1注射液。

操作：从上述穴位中任选两个穴位（三阴交及足三里均选取单侧）实施穴位注射治疗。以6号针头5ml注射器抽取2ml维生素B_1注射液，消毒皮肤并刺入，得气后回抽活塞，若无回血将药物推注于穴位内，每穴注入1ml。

疗程：隔日1次，14次为1个疗程。

【评述】

小便癃闭因中风后大脑皮层受损而致，应与前列腺炎等引起的尿潴留相鉴别。该症几乎与中风同时发生，等膀胱潴留胀满时才发现。针灸有急则治标之功，能收桴鼓之效，可及时免除和减轻中风后插导尿管的痛苦，也便于提早下床功能锻炼。

三、大便秘结

【概说】

正常人大便每日排出1次，如果粪便在肠内留滞过久，超过48~72小时不排出者，称为便秘。

偏瘫引起的便秘，病因：①大脑皮层的神经细胞功能受损，使正常的排便反射被破坏。②偏瘫早期因抗脑水肿治疗，因脱水而引起便秘。③因长期卧床，胃肠蠕动减弱，食量少或经常只食用细软食物，容易引起便秘。④腹肌、膈肌、盆腔肌肉的肌力减弱，排便动力不足而引起便秘。⑤生物钟被破坏，患者不能按时排便，久而久之可引起习惯性便秘。

偏瘫患者便秘，若长期大便干硬，可引起肛裂、痔疮，甚而用力屏气排便可致脑溢血。粪便在肠道中停留时间过久，会产生有毒物质，这些有毒物质可进入血液循环，损害中枢神经而影响偏瘫的恢复。

中医认为中风后便秘属血燥，虚秘。

【临床表现】

血燥者大便干结，舌红脉数；气虚者便质正常，但长时间蹲坑急而难下。患者两天以上不解大便，会由此而感觉腹部胀满，食欲不振，甚而引起情绪郁闷。

【针灸处方】

［**毫针刺法**］

方1

取穴：大肠俞、天枢、支沟、上巨虚、丰隆，配脾俞、胃俞。

操作：常规消毒。实用泻法，虚用补法，寒用灸法。或取天枢、丰隆、上巨虚，用泻法。

疗程：1天1次，10天为1个疗程。

方2

取穴：承山。

操作：常规消毒。用苍龟探穴法针刺是穴。

疗程：隔日1次，10次为1个疗程。

[**头皮针疗法**]

取穴：顶中线、额旁2线（双侧）。

操作：常规消毒。行抽提法，留针2~8小时，行针和留针期间配合摩腹运动，患者自主或由家人帮助，用双手或单手将手掌放在腹部，用大鱼际和小鱼际轮流着力，顺时针方向转圈按摩，坚持60次以上。

疗程：每日1次。10次为1个疗程。

[**耳针疗法**]

取穴：大肠、直肠、三焦、脾、腹、便秘点、皮质下。

操作：常规消毒。中强刺激，间歇运针，留针10~20分钟。

疗程：每日1次，10天为1个疗程。

[**穴位贴敷疗法**]

方1

取穴：神阙。

操作：将党参、黄芪、首乌、当归、生地黄、肉苁蓉各等份研成细末，加水调成膏状，取适量药贴敷脐中，以纱布覆盖，胶布固定。

疗程：每日换药1次，10次为1个疗程。

方2

取穴：神阙。

操作：将大蒜500g捣碎拌成饼，贴于肚脐上，用热水袋烫蒜饼。

疗程：取得即时疗效即去除。

方3

取穴：神阙。

操作：取肉苁蓉适量，研细末，放入砂锅内炒热，用布包裹后敷灸于神阙。

疗程：药物灸每天换1次，10次为1个疗程。

[**浮针疗法**]

取穴：根据"浮针医学-患肌"理论，找到便秘的患肌。涉及的患肌可能有胫骨前肌、股直肌、腹直肌、腹斜肌、大腿内收肌等。

操作：①首先采取"远程"治疗。即从最远端患肌的离心端周边进针，针尖对准患肌群，以减少进针数量而达到最大范围解除患肌群。具体先作常规消毒，在胫骨前肌远端由下往上进针，皮下平刺至针体末端，然后进行最大幅度的扫散动作（扫散做2~3次，每次约15秒），扫散的同时嘱患者做胫骨前肌、股直肌、腹直肌、腹斜肌肌肉群的再灌注活动（患者自然平卧，双手交叉抱头，下肢不动，上半身起身抬离床面约30°，再做双手抱头身体左旋右旋动作，同时下肢小腿用力背伸脚尖，而医生反向用力下压脚尖。再灌注活动做2~3次，每次持续约15秒），扫散与再灌注活动完毕，随即检查患肌是否解除，如还有残余患肌可以定点局部处理。②局部处理：大腿内收肌存在患肌，可在内收肌患肌的周围进针，从下到上进针，然后再做扫散与再灌注活动（患者自然平卧，无需再灌注的一侧下肢自然平直，需再灌注一侧下肢伸直抬离床面45°~60°后外展，医生站在需再灌注一侧下肢外侧，手握紧患者脚踝处，用力往外拉，而患者反向用力内收下肢。再灌注活动做2~3次，每次持续约15秒）。如还有残留患肌，则对该患肌进行针对性处理。③右侧患肌处理完毕，按上述思路与方法处理左侧患肌。④患者不能主动做再灌注，可在医生和家属帮助下做被动再灌注。⑤全部治疗完毕，将金属针身退出并留置塑料软管于皮下，以胶布固定软管，留管4~6小时后患者可自行拔出。

疗程：前两周每2天做1次，后两周可将间隔时间拉长，每3天做1次。4周为1个疗程。

[眼针疗法]

取穴：①循经选穴：仔细观察眼部球结膜上各经区或穴区，凡有血管形态或色泽变化的，并在相应的脏腑器官有病变的，就取该穴。②看眼选穴：不论什么病，只依据经穴区内血管形态、色泽变化，凡变化明显者，即取该穴。选穴时可据病情取一侧或双侧。

操作：常规消毒。采用32号0.5寸毫针。进针前，先以左手指按压固定眼球，使眶内皮肤绷紧，右手持针，轻轻刺入，可直刺或横刺。直刺时达骨膜即可，不能过深；横刺为沿皮刺入，由经区边缘进针，不可超越所选的经区，针刺入深度以2~4分为宜。进针后可略作提插捻转，动作要轻巧。目的是使之得气，得气感通常为触电感、酸、麻及凉、热等。留针时间为10~15分钟，可每隔5分钟运针1次，方法是以拇指甲轻刮针柄，或轻微捻转，幅度以不超过10°为宜。

疗程：每天1次，10次为1个疗程。

[皮肤针疗法]

取穴：腰、骶部，下腹部。

操作：常规消毒。较重度刺激。重点叩打骶部，阳性反应处。

疗程：每日1次，10次为1个疗程。

[艾灸疗法]

取穴：天枢、支沟、大肠俞、神阙。

操作：①温和灸：每穴施灸10~20分钟。②隔姜灸：取艾炷如枣核大为1壮，每穴施灸5~7壮。③无瘢痕灸：取艾炷如麦粒大为1壮，每穴施灸3~5壮。

疗程：温和灸、无瘢痕灸和隔姜灸每日或隔日1次，6~12次为1个疗程。

【评述】

1.针灸治疗中风后便秘有一定效果。中风患者活动量少，肠蠕动差，故务须配合按摩活动，以提高疗效。

2.与中风偏瘫同治，坚持下床活动，坚持按时排便。

3.可配合中药辨证治疗，效果更佳。但切不可自行用药峻泻，以免伤正气。

4.做好饮食护理。告知患者饮水的重要性，指导患者每天至少饮用1500~2500ml的饮用水，白天多、夜晚少。饮食要低盐、低糖、低脂，多食用清淡、容易消化、粗纤维的食物，不能吃过油、辛辣、肥腻的食物，确保大便的通畅。

四、大便失禁

【概说】

大便失禁，又称滑泄。是指排便不能控制，滑脱失禁，甚至大便滑出不知而言。患者中风后，一是大脑皮层的神经细胞功能受损，使正常的排便反射被破坏，二是中风后久病必虚，脾肾虚亏、大肠滑脱，而致大便失禁。

【临床表现】

大便失禁。排出粪便淡薄成形，无恶臭气味，病程多较长久，兼有形体瘦弱，面色苍白或黧黑，四肢不温，小便清长或不禁，神疲乏力。

【针灸处方】

[头皮针疗法]

取穴：顶中线、额旁2线（双侧）。

操作：常规消毒。行抽提法，留针2~8小时，行针和留针期间配合提肛运动。

疗程：每日1次。10次为1个疗程。

[**毫针刺法**]

取穴：曲骨、关元、足三里、三阴交、天枢、次髎。

操作：常规消毒。直刺法，强刺激。

疗程：每日或隔日1次。10次为1个疗程。

[**电针疗法**]

取穴：长强、会阴。

操作：常规消毒。直刺法，捻转泻法，得气后，接G6805电疗仪，通电30分钟。

疗程：每日或隔日1次。10次为1个疗程。

[**耳针疗法**]

取穴：直肠、皮质下、神门、脑点、交感、内分泌、肾。

操作：常规消毒。毫针刺，中强度刺激，症状控制后，可改为王不留行子药埋。每次选3~4穴。

疗程：先每日1次，后隔日1次，疗效巩固后每周1次。

[**穴位贴敷疗法**]

方1

取穴：神阙。

操作：将丁香3g，吴茱萸、白胡椒、五倍子、厚朴、枳实、青皮各6克共研成细末，加200ml温开水调匀，文火熬成药膏，装瓶备用。应用时将脐用温水清洗干净，用酒精棉球消毒，然后将药膏摊在大纱布上如铜钱厚，敷在肚脐上，用胶布固定好。

疗程：隔日1次，20次为1个疗程。

方2

取穴：神阙。

操作：丁香、肉桂各等份，共研细末，密贮备用。贴敷时取药末适量，纳入脐窝（神阙）中，将脐填平，用胶布固定，使之四周勿漏气。

疗程：每日换散1次，3~5天为1个疗程。

【评述】

大便失禁要与中风同治。中风患者病程日久，脾肾两亏，阴阳俱虚，传送约束无权，大便滑脱。若遇饮食不节，外受寒邪，更易发生。针灸以补益脾肾、温阳固脱为治，有良好的治疗效果。在治疗的同时，患者应加强营养，起居保温防寒，饮食温养脾胃，避免滋腻滑肠、不洁食品；及时清洁肛门，以防次生疾病的发生。

第五节　五官症状

一、舌强不伸

【概说】

舌强不伸是舌体强硬，活动不利，伸缩不能，导致言语謇涩的临床表现。中医认为肝风内动，痰浊上扰，舌络阻滞所致。《诸病源候论·风舌强不得语候》："今心脾二脏受风邪，故舌强不得语也。"《医林绳墨》卷七："痰涎壅盛，则舌强而难吞。"《杂病源流犀烛·口齿唇舌源流》："痰迷而舌强……"中风后舌强，主因为肝风痰阻。

【临床表现】

舌体强硬，活动不利，伸缩不能，言语不利。中经络者可伴神志清楚，口眼㖞斜或半身不遂，舌强伸出费力或歪向一侧，脉浮弦、紧、滑。中脏腑者可突然昏倒，不省人事，喉中痰鸣如曳锯，牙关紧闭，撬开后舌亦强硬难处，吞咽不能，面赤气粗，脉弦紧。

【针灸处方】

[头皮针疗法]

取穴：额中线、额旁1线（右侧）。

操作：常规消毒。针进帽状腱膜下层后，进1寸，用拇指、食指同时捏住两针行抽提泻法，结合患者主动伸舌运动或由术者牵拉舌体的被动运动。

疗程：每日或隔日1次，10次为1个疗程。

[毫针刺法]

方1

取穴：廉泉透舌根，哑门、风府、上廉泉、金津、玉液。

操作：常规消毒。均用泻法，不留针，金津、玉液可速刺出血。

疗程：每日1次，10次为1个疗程。

方2

取穴：董氏奇穴肩中、正会，配商丘。

操作：常规消毒。捻转泻法。

疗程：每日1次，10次为1个疗程。

[刺络疗法]

取穴：瘫侧舌下舌体。

操作：左手持消毒纱布，将患者舌头牵拉出唇外后往上翻，右手用三棱针快刺出血，令患者吸吮后吐出。

疗程：隔日1次，10次为1个疗程。

[耳针疗法]

取穴：舌、心、小肠、耳尖、结节、神门、肝、脾。

操作：刺血法。先按摩耳郭使其充血，然后严格消毒，用粗毫针或三棱针点刺出血。每次2~3穴。

疗程：每日1次，10次为1个疗程。

【评述】

1.舌强每见失语，痰瘀阻滞舌络，针灸可通过醒脑开窍，疏通经络，活血化瘀，祛痰散结，取得较为满意的疗效。

2.舌强若伴神昏痉厥者，要密切观察病情，不失时机地全力抢救中风急症，待生命指征稳定后，再行治疗。

3.舌强也是中风后半身不遂的一种表现，故应与半身不遂同治，并需要定期的检查，防止中风复发。平时吃饭需要以清淡为主，多吃自己容易消化的食物，禁止吃辛辣刺激之品。

二、口角流涎

【概说】

中风后口角流涎，有因风中经络，经隧不利，津液失于收持；有因脾虚生痰，肝阳生风，浊阴上扰，风痰入络者；有因于中风日久，脾胃虚衰，气虚不摄，脾津不敛，涎流口角；也因久病肾虚，而津液不摄。

【临床表现】

口角流涎，颜面麻木，嘴角㖞斜，舌强语謇，头目眩晕，腰膝酸软，可伴见精神迟滞，耳目失聪，夜间尿频或失禁，尿后余沥不尽，口涎不可收持，伴有半身不遂或面瘫。

【针灸处方】

[头皮针疗法]

取穴：额中线、额旁2线（双侧）、颞前线、顶颞前斜线下1/3（均病灶侧）。

操作：常规消毒。快速破皮进针，平刺进入1寸后行抽提法，留针2~8小时。行针和留针期间，配合鼓颊、伸舌、吞咽等运动。

疗程：每日或隔日1次，10次为1个疗程。

[毫针刺法]

取穴：①地仓透颊车，承浆、合谷、内庭；②太冲透涌泉；③翳风、完骨、耳垂；④翳风、列缺、照海；⑤上廉泉、通里；⑥下关透迎香。

操作：常规消毒。直刺法，平补平泻。留针30分钟。

疗程：隔日1次，10次为1个疗程。

[艾灸疗法]

取穴：风池、颊车、地仓、颧髎、合谷、阿是穴、足三里、太冲、外关。

操作：艾条温灸。每次灸3~5穴，每穴10~15分钟。

疗程：每日1~2次，连灸10~20次为1个疗程。

[耳针疗法]

取穴：脾、口、内分泌、肾上腺、神门、胃。

操作：用王不留行子贴压，两耳交替，每日按压3~5次。

疗程：3~5天1换，10次为1个疗程。

【评述】

口角流涎是中风后之常见后遗症，皆因风中经络，半身不遂，口眼㖞斜，而致津液不摄。针灸治疗该症有满意疗效。可在治疗半身不遂和面瘫的同时兼而治之。

三、吞咽困难（假性延髓麻痹）

【概说】

吞咽困难是常见而严重的中风后并发症之一，是影响脑中风患者中风后康复的一个重要危险因素，增加患者的死亡风险。

正常人饮食的摄入都要经过吞咽动作而进入体内，吞咽动作的完成依赖于咽喉部肌肉、食道肌肉的共同协调运动。支配咽喉部肌肉的神经或肌肉本身发生病变或食道有新生物出现时，都会引起吞咽困难。神经损伤引起者称之为球麻痹或延髓麻痹。球麻痹又分真性、假性，临床最常见的是假性球麻痹，这是因为大脑半球两侧均有神经纤维下传至延髓，行经过程中一部分神经纤维交叉到对侧，一部分神经纤维不交叉而直接于同侧下传，所以当一侧大脑半球因出血或缺血而受损时，由于另一侧大脑半球的功能正常而不会出现球麻痹，但如两侧大脑半球均有病灶时，即会出现球麻痹表现，这种由大脑半球病变引起的球麻痹，称为假性球麻痹或假性延髓麻痹。

吞咽困难易导致误吸而引起吸入性肺炎，重度患者可因水和营养的摄取困难导致脱水及营养不良，影响卒中后康复，延长住院时间，甚至因咽喉阻塞窒息而死之。其在吞咽困难急性期的发生率为41%，慢性期为16%。

中医学虽无"假性球麻痹"之名，但据本病症状应属"中风""喑厥""类噎膈""喑痱"及"喉痹"范畴。本病多发于老年患者，因肌体脏腑精气亏虚，脾气不运，中风后阴阳乖戾、痰浊瘀血互结，造成气机闭塞不通，闭阻咽喉，从而导致假性球麻痹的发生。

【临床表现】

患者表现为舌、软腭、咽喉、颜面和咀嚼肌的中枢麻痹，轻者进食困难，饮水过程中或完毕后出现咳嗽或噎呛，或吞咽时有梗阻感，重者滴水不入。吞咽后声音嘶哑，出现吞咽障碍、发音障碍、情感障碍或表情呆滞等，还可出现强哭强笑等锥体束征。

【针灸处方】

[头皮针疗法]

方1

取穴：额中线。

操作：常规消毒。针进1寸，行抽提法，在用爆发力抽提时，患者主动配合吞咽动作。

疗程：每日1次，10次为1个疗程。

方2

取穴：顶颞前斜线（双侧），全线分5等份，取下2/5。风池、人迎、翳风、廉泉、夹廉泉。

操作：常规消毒。顶颞前斜线用1.5寸毫针，每1寸平刺1针，沿头皮15°斜刺进帽状腱膜下，分别各刺3~4针，得气后，于最上和最下针处连接，接

G6805电针仪。风池透喉结，选取4~5寸毫针，沿一侧风池，向同侧喉结部位缓慢透刺至2~3寸，小幅度提插、捻转，以喉咙部感觉麻胀为宜，并嘱患者在刺激的过程中连续练习发"啊"声，进行空吞咽练习，在刺激1分钟后出针，不留针，以同样方法再刺激另一侧风池。双侧人迎，医者押手拨开颈动脉，选取2~3寸毫针，刺手将毫针缓慢刺入机体约1.5~2寸，针尖向咽喉方向，患者出现有窒息样沉重针感为止，留针。翳风，选取2~3寸毫针，向舌根方向对刺1~1.5寸，施捻转、平补平泻法，以咽喉麻胀感为宜，留针。针刺完毕，取5ml注射器（5号长针头）抽取维生素B_1注射液针2ml、维生素B_{12}注射液1ml，混合后，选取廉泉、夹廉泉（双侧），消毒后针尖对准穴位分别向咽喉方向刺入1~1.5寸，得气回抽无血后每穴注入1ml。

疗程：每日1次，20次为1个疗程。此时再接通头针电源，以患者能忍受为度。针刺及电针治疗大约30分钟，每日1次。20天为1个疗程。

[**毫针刺法**]

方1

取穴：廉泉、风池、风府、金津、玉液。痰瘀气滞型加膈俞，阴虚火热型选太溪，风痰阻络型选阴陵泉；气虚血瘀型选血海、足三里；肝阳化风型选太冲、太溪。

操作：常规消毒。手法用捻转平补平泻法，行针30秒，留针20分钟。操作结束后予以温灸盒艾灸，将点燃的艾条插入温灸盒中，把温灸盒放在选好的施灸穴位（金津、玉液除外）上，用松紧带固定好温灸盒开始艾灸，可根据患者能耐受的程度调节艾条高度。

疗程：每日针刺1次，10次为1个疗程。

方2

取穴：翳风、廉泉、风池（双侧）、通里、天突。

操作：常规消毒。翳风向喉结方向进针，缓慢进入2~2.5寸，小幅度的捻转补法致咽喉出现麻胀感为最佳。廉泉针尖向舌根方向刺入1.5寸，持续捻转1分钟，退至皮下，再分别向左、右夹角15°刺入，捻转1分钟，形成"鸡爪刺"，最后向舌根方向留针。双风池穴，进针深1.5寸，针尖向喉部，针用平补平泻法。最后针天突，直刺1寸，亦用平补平泻法。通里穴直刺0.5寸，采用平补平泻法。

疗程：每日针刺1次，10次为1个疗程。

方3

取穴：风府、风池、廉泉、天突、阳溪。

操作：常规消毒。风府、风池平补平泻，不留针；廉泉，向舌根方向深刺0.8~1.2寸，至得气后，用提插结合捻转手法，平补平泻运针1~2分钟，使针感向舌体放射；也可采用"合谷刺"，先向患侧斜刺，然后退出浅层，再向舌根正中刺入，再退出浅层，然后向健侧刺入，可不留针；天突、阳溪，留针10分钟。

疗程：每日针刺1次，10次为1个疗程。

方4

取穴：风池、翳风、廉泉、完骨。

操作：向喉结方向针刺，进针0.8~1.0寸，快速捻转泻法，不留针。取廉泉（卧位）、完骨等（坐位）穴位，廉泉向舌根斜刺1.5寸，进行1~3分钟的提插捻转，在此过程中保持小幅度高频率，强度为咽喉或舌根出现麻胀感。风池、翳风等向喉结针刺，以较慢的速度震颤式刺入2.0~2.5寸，运用捻转补法1~3分钟，在此过程中保持小幅度高频率，强度为咽喉麻胀。

疗程：每日1次，10天为1个疗程。

方5

取穴：天突、丰隆、中魁。

操作：常规消毒。天突穴，用1.5寸毫针在胸骨上窝正中直刺2~3分后，沿胸骨后缘气管前缘向下进针1寸，施捻转泻法，使针感沿任脉下行至上腹部；丰隆穴，用2寸毫针，直刺进针1.5寸，得气后施提插捻转强刺激，使针感上行到下腹部；中魁穴，只灸不针，用艾条施雀啄灸1.5~2分钟。

疗程：每日或隔日1次，10次为1个疗程。

方6

取穴：内关、水沟、三阴交。

操作：常规消毒。醒脑开窍针刺法，先直刺双侧内关0.8~1.2寸，采用捻转提插结合法；继刺水沟，向鼻中隔方向斜刺0.5~1.0寸，用重雀啄法，至眼球湿润或流泪为度；再刺两侧三阴交，沿胫骨后缘与皮肤呈45°角斜刺进针1.5~2.0寸，用提插补法，使患者下肢抽动3次为度，不留针。

疗程：每日1次，10次为1个疗程。

方7

取穴：主穴天鼎（双侧），配穴扶突（双侧）。

操作：采用0.32mm×30mm不锈钢毫针。患者取仰卧位，头部微扬，充分暴露胸锁乳突肌，在平喉结旁开3寸处直下1寸，胸锁乳突肌后缘取天鼎。皮肤使用2%碘酊和75%酒精常规消毒。以指切式进针。患者喉部出现紧缩感及食道返流感后留针。留针时间为30分钟，每间隔10分钟行针1次。行针手法：提插捻转。补泻手法：平补平泻。患者取仰卧位，头部微扬，充分暴露胸锁乳突肌，在平喉结旁开3寸处，胸锁乳突肌后缘取扶突。皮肤选用2%碘酊和75%酒精常规消毒，以指切式进针。留针时间、行针手法及补泻手法同上。

疗程：采用每日按上述操作方法治疗1次，28天为1个疗程，疗程间隔5天。

[**刺血疗法**]

取穴：风池、风府、哑门、天柱、完骨、金津、玉液。

操作：常规消毒。用一次性放血针，提捏点刺风池、风府、哑门、天柱、完骨，少量出血，2~3滴即可。

疗程：隔日1次，10次为1个疗程。

[**电针疗法**]

方1

取穴：廉泉、天突、风池、翳风、合谷、足三里。

操作：常规消毒。廉泉、天突、风池、翳风采用泻法，合谷、足三里采用补法，得气后接G6805电针仪，疏波，强度宜轻刺激，留针20分钟。

疗程：每日1次，连续治疗2周为1个疗程。

方2

取穴：①主穴：耳枕切线、哑穴（哑穴位置：风池上0.4寸）。②配穴：上廉泉、天容。

操作：两个主穴任选其一，常规消毒。耳枕切线刺法：选用26号1.5寸毫针，先在枕外粗隆后正中处刺1针，然后在枕外粗隆与两耳连线处各刺2针，针尖自切线向下，针身与头皮呈15°角，刺入帽状腱膜。哑穴刺法：以28号1.5寸毫针，选准穴位以45°角进针，两侧对刺，刺时要谨慎，宜缓慢进针，得气为度，深度不能超过1寸；配穴均宜刺向舌根部。用G6805电针仪，将输出线连接针柄，通电后选择疏密波，也可用连续波，频度为每分钟180次左右，强度以能耐受为度，通电刺激20分钟。

疗程：每日1次，10~14天为1个疗程。

［耳针疗法］

取穴：神门、交感、皮质下、食道、贲门、胃。

操作：耳穴用探棒在穴区内寻找压痛点，然后常规消毒，用0.5寸毫针针刺，留针30分钟，中间每隔10分钟捻转2分钟。

疗程：每日施行1次，10次为1个疗程。

［穴位注射疗法］

方1

取穴：廉泉、天柱、哑门。痰多、舌苔厚腻者配丰隆、足三里；胸部满闷者配内关；腹部胀满者足三里。

药物：维生素B_1注射液和磷酸川芎嗪注射液等量混合液。

操作：主穴每次必取，配穴根据病情使用。选用10ml注射器和5号注射针头。常规消毒后，针廉泉时，如坐位则仰头取之，仰卧位时则在肩背部放一扁枕，针尖向舌根方向刺入，针感至舌体后注药。天柱、哑门均坐位头前倾取之，针感放散至颈部及头顶后注药。内关、足三里、丰隆，均可坐位针刺，针感向肢体上下方向放散后注入药物。每穴注入药液1ml。

疗程：每日1次，7次为1个疗程。

方2

取穴：双侧内关。

药物：维生素B_1、B_6注射液。

操作：常规消毒。以5ml注射器抽取维生素B_1、B_6注射液各100mg，垂直刺入内关内，出现酸麻胀感后，回抽无血后推注，每穴各注射1.5ml，注意防止神经损伤。

疗程：每日1次，7天为1个疗程。

方3

取穴：双侧风池，第3、4颈椎夹脊穴。

药物：复方麝香注射液、香丹注射液。

操作：以10ml注射器套6号针头，抽取2ml复方麝香注射液、4ml香丹注射液备用。嘱患者取坐位，选穴常规消毒，双侧风池穴向鼻尖方向进针1.5寸，双侧第3、4颈椎夹脊穴直刺1寸，以上穴位进针后采用适当的提插手法，使之有得气感，然后回抽无血，再缓慢推入药物，每穴1ml，出针后用无菌干棉签按压针孔，以防出血。

疗程：每日1次，每周6次，每周日休息1次，连续治疗4周为1个疗程。

[**火针疗法**]

取穴：廉泉、水沟，风池、完骨、内关、足三里（均双侧）。

操作：针刺前向患者解释火针的感应，嘱患者放松；而后选取合适体位，充分暴露所刺穴位，消毒后采用细火针（直径0.5mm，长度45mm）在各穴行速刺、点刺，深度2~5mm，不留针；刺时要求火针在酒精灯上加热至白亮，在穴位上施刺要求稳、准、快；每穴刺毕，用干棉球迅速按压针孔。

疗程：隔日1次，2周为1个疗程，疗程间休息2天。

[**眼针疗法**]

取穴：眼针穴区的上焦区、下焦区、肝区、肾区（均为双侧）。

操作：选用规格为0.35mm×25mm的毫针，针刺前常规消毒，嘱患者正坐仰靠位，闭目。医生左手固定眼球以暴露针刺部位，迅速进针后，针身缓缓刺入，不施提插捻转等手法，以患者出现酸麻胀痛等针感为得气。若未得气，可将毫针缓慢提出至皮下，换一个角度重新刺入，留针30分钟。以轻缓手法缓慢出针后，以干棉球压迫针孔2~3分钟，以防止局部出血。

疗程：每日治疗1次，14次为1个疗程。

[**穴位敷贴疗法**]

取穴：天突、廉泉、人迎。

操作：药物制备分为寒证型、热证型2种。寒证型：细辛10g，制附子10g，半夏8g，胆南星5g；热证型：冰片10g，胆南星5g，半夏8g，川贝10g。各研细末备用。

按照辨证分型，先选取对应药末用酒或醋调成糊状，进行穴位贴敷，并加以固定。

疗程：隔日1次，10次为1个疗程。

【评述】

1.本病具有一定的自愈性。但对于长期罹患假性球麻痹的患者尚无有效的治疗方案。由于假性球麻痹可表现为饮水呛咳及吞咽困难，患者极易诱发吸入性肺炎，造成肺部感染，加重病情，致使患者多次入院，严重影响患者的生存质量。据流行病学调查显示，有51%的假性球麻痹患者伴吞咽困难及饮水呛咳。故应该十分重视本病的治疗。

2.今对假性延髓麻痹的针灸治疗，已经积累了相当多的病例。无论是应用电针还是体针，选经外奇穴还是经穴，都取得了较好的效果，平均有效率在95%以上。如毫针刺法方1选主穴位为廉泉、风池、风府、金津、玉液。廉泉可清利咽喉、理气，是任脉与阴维脉交会穴，研究显示针刺廉泉能促进颅内血液循环，刺激和促进中枢神经兴奋，迅速改善脑细胞功能代谢，加速神经反射弧修复，促使患者吞咽功能改善。风池、风府穴均位于头项部，风池穴是足少阳、阳维脉之交会穴，可通达阳气，同时为驱风要穴。风府穴为督脉之穴，督脉不但为阳脉之海，针刺之可疏通脑络瘀滞，通行脑内气血，以振奋督脉阳气。研究发现针刺风池穴可增加脑内小动脉的血流量，改善病灶部位血液供应，恢复假性球麻痹受损的神经反射功能，同时还能激活舌咽、迷走及舌下神经，从而进一步恢复受损神经功能。金津、玉液位于舌下系带上，针刺此穴可调节舌咽肌群，通过刺激舌下神经，促进患者增强其吞咽功能。而选配穴膈俞为"血会"，具有活血化瘀之功。太溪穴为足少阴肾经的输穴，可滋阴降火；阴陵泉为足太阴脾经之合穴，取其通络之功；足三里有益气健脾之功，血海补血活血，两穴共用，可有益气活血化瘀之功；太冲可平肝息风，太溪滋阴潜阳，可达到平息肝风的作用。由此表明针灸对于本症来说，是一个颇有疗效的方法。在具体治疗上，由于假性延髓麻痹往往是急性脑血管病的严重并发症，部分病例还需配合其他中西药物治疗。另外，用头皮针结合体针治疗延髓麻痹，也已取得初步效果。

3.饮食调护：吞咽困难患者，常表现为吃流质时易呛，吃普食时易噎，故食物改良为比较黏稠、但能从勺中流下的液体，如奶昔、藕粉冲调后的稠液体，其较单纯的牛奶、清水等清流质更为适合，固体食物可从泥状向均匀一致但不易松散的布丁样食物再到松软的半固体食物如粥、炒蛋，最后向软食过渡，吞咽难度从易到难，逐层递进。需要避免水分、碎屑、纤维素过多的食物。进食体位可以采取半仰卧位，床头适当抬高，食物由健侧咽部进入食管，既保证食物随重力进入咽部，又减少误吸的风险。同时，注意饮食禁忌，糖尿病患者控制热量和碳水化合物的摄入，高脂血症患者控制脂肪摄入，高血压患者采用低盐饮食，多予富含镁钾的食物。

4.情志疏导：中风患者往往卧床时间比较长，易出现情绪不宁、胸闷胁胀、失眠及易怒善哭等悲观和焦虑不安情绪。中医认为其病因病机多系气机逆乱、心脑之府受扰，脑失所养所致。病位在心脑。《素问·六元正纪大论》曰"木郁达之"，故护理过程中应关注患者的心理状态，及时给予心理暗示，音乐怡情；采取启发诱导式对患者进行健康教育及用药指导，提高患者治疗的信心，从而达到疏通经络，调理脏腑气血，平衡阴阳的目的。

5.功能康复训练：包括面部训练、舌部肌肉运动训练、咽、喉部的训练，即提高吞咽技术、咽部冷刺激和吞咽动作练习、声带闭合训练。主管护士对吞咽困难患者进行康复动作的示范并指导，督促鼓励其完成，直至熟练掌握。

附：洼田氏饮水试验评价吞咽能力标准：嘱患者床边端坐，饮30ml温开水，观察饮完所需时间及饮水过程中有无呛咳，程度分为5级。1级（优）：不呛咳地将30ml水1次咽下，记1分；2级（良）：不呛咳地咽下30ml水，但需2次以上分开饮下，记2分；3级（中）：能1次饮完30ml水，但中间有呛咳，记3分；4级（可）：饮完30ml水需要分2次以上，且有呛咳，记4分；5级（差）：饮水时频繁呛咳，不能饮完30ml水，记5分。

四、口干舌燥、口臭

【概说】

口干舌燥是指口中津液不足。口臭是指口气秽浊难闻，如食物发酵的异味感。

中风后出现口干舌燥，患者多系阴虚体质，加上久病，阴血更加亏损，阴虚火旺，痰热内蕴，津液不能上布而口干舌燥。

口臭也称口气，是指呼吸时从口腔中所散发出的难闻的异味。口臭有生理性口臭、病理性口臭、饮食性口臭、心理性口臭等，中风患者多并发病理性口臭，主要原因是，脑的病变引起面瘫，出现歪嘴，喝汤时外流，进食时食物可从瘫痪侧口角掉出来，食物残渣在瘫痪侧的口腔中贮留，加上中风后长期卧床，活动量减少，消化不良，胃失和降，积热上冲，或出现复发性口腔溃疡，在口中厌氧菌的作用下而致口臭。

【临床表现】

口干舌燥就是主症，患者鼻干咽燥，夜间尤甚，虚烦失眠，头目眩晕，手足心热，或潮热骨蒸，口渴便结。患者口臭，嗳腐吞酸，似有食物发酵气味，脘腹胀满，不思饮食，大便臭秽。

【针灸处方】

1.口干舌燥的治疗

［头皮针疗法］

取穴：额中线、额旁2线（双侧）、额旁3线（双侧）。

操作：常规消毒。行抽提法，配合吞咽唾沫运动。

疗程：隔日1次，10次为1个疗程。

［**毫针刺法**］

取穴：少泽。

操作：常规消毒。捻转泻法，不留针。或点刺出血。

疗程：隔日1次，10次为1个疗程。

［**耳穴压丸法**］

取穴：口、肺、肾、皮质下、脾、交感。

操作：用王不留行子贴压，每天按压5次以上。两耳交替。

疗程：3天1换，5次为1个疗程。

2.口臭的治疗

［**毫针刺法**］

取穴：内庭。

操作：常规消毒。直刺0.5~1.0寸，捻转泻法，不留针。

疗程：隔日1次，10次为1个疗程。

［**穴位贴敷疗法**］

取穴：涌泉。

操作：将中药细辛30克研末，密封备用。用时取药末适量，用陈醋或黄酒、甘油均可调成糊状，做成0.5cm厚的药饼，晚上临睡前贴于涌泉穴，外面用伤湿止痛膏覆盖。

疗程：每日1次，5次为1个疗程。

［**艾灸疗法**］

取穴：少商、地仓、合谷、列缺、承浆。

操作：艾条温灸。每次灸4~6穴，每穴10~15分钟。

疗程：每日1次，连灸5~7次为1个疗程。

［**放血疗法**］

取穴：四缝。

操作：常规消毒。用三棱针直刺0.1~0.2寸，挤出少量黄白色透明液或出血。

疗程：每隔2~3日1次，3~5次为1个疗程。

［**耳穴压丸法**］

取穴：胃、脾、交感、皮质下、口。

操作：用王不留行子贴压，两耳交替，每天自行按压3~5次。

疗程：3~5天1换，10次为1个疗程。

【评述】

1.针灸对口干舌燥、口臭疗效满意。中风患者中，瘫痪程度重的比轻的口臭明显，老年患者比年轻患者口臭明显，吸烟者比不吸烟患者口臭明显，疗效则正好反之。

2.患者平时要注意刷牙漱口，要求早晚各1次，及时清理口腔中的残留食物，保持口腔清洁；饮食宜清淡，少吃多餐；坚持每天总和为2个小时的运动，促进肠胃蠕动；保持大便畅通；治疗牙周炎等口腔疾病。

五、耳鸣、耳聋

【概说】

耳鸣，指患者自觉耳中有鸣响，鸣响声如蝉或如潮，声响或细或暴；听力减弱，甚至听觉丧失，而不可闻外声者，则为耳聋。耳聋可由耳鸣发展而来，常可并见，二者病因病机、辨证施治原则也基本相同。故中医常将耳鸣耳聋并称。

耳鸣耳聋为常见病，多发病。中医传统定义为耳鸣即耳中鸣响，耳聋即不同程度的听力减退，甚至失听。西医学定义为无外界声源而主观听到声音为耳鸣，听觉系统中传音，感音或综合分析部分的功能异常，致使听力有不同程度的减退，听不清或听不到外界声响统称为耳聋。总之，耳鸣是指患者自觉耳内有鸣响的感觉而周围环境中并无相应的声源。耳聋是指不同程度的听力障碍。

《医学入门·杂病分类》记载："耳鸣乃是聋之渐。"《杂病源流犀烛·耳病源流》指出："耳鸣者，聋之渐也，惟气闭而聋者则不鸣，其余诸般耳聋，未有不先鸣者。"中医对中风后耳鸣耳聋多从肝、脾、肾、三焦进行辨证论治，有肝火上扰、痰火郁结、瘀血阻络、中气下陷、肾精亏损等证型。

【临床表现】

耳鸣、耳聋、眩晕是临床较为常见的症状。耳鸣患者自觉耳内有鸣响声，外界并无相关声源。根据耳鸣轻重、鸣声性质可分为单侧性、双侧性及高音性耳鸣、低音性耳鸣；高音性耳鸣有如哨声、蝉鸣、汽笛声等，低音性耳鸣声音粗浅，如吹风样、机器声、嗡嗡声等。

耳聋是指听力器官传音和感音系统发生病变时产生不同程度和性质的听觉

障碍。患者听力有不同程度的减退，听不清或听不到外界声响。部分耳鸣患者伴有耳聋，但耳聋患者未必有耳鸣。

《灵枢·决气篇》曰："精脱者耳聋，液脱者耳数鸣。"中风后精气虚亏，临床可见耳鸣耳聋，劳累则加剧，兼见头晕乏力、胸闷脘痞、心烦易怒、失寐多梦、腰膝酸软等症。

【针灸处方】

［头皮针疗法］

取穴：顶中线、额旁1线、额旁2线、额旁3线、颞后线。

操作：常规消毒。顶中线由前顶向百会，额旁1线、额旁2线、额旁3线、颞后线针尖均由上向下。行提插捻转补法，留针2~8个小时。

疗程：每日或隔日1次，10次为1个疗程。

［毫针刺法］

方1

取穴：肾俞、足三里、三阴交、太冲、翳风、外关、听会。

操作：常规消毒。肾俞直刺0.5~1寸，足三里直刺1~1.5寸，三阴交直刺1~1.5寸，均行捻转补法，太冲直刺0.5~1寸，施泻法。翳风直刺0.8~1.2寸、外关直刺0.8~1.2寸，听会微张口位，直刺0.5~1寸，均平补平泻。

疗程：每日1次，10次为1个疗程。

方2

取穴：膻中、中脘、气海、血海、足三里、外关。

操作：常规消毒。膻中针尖向上平刺0.5寸，中脘及气海均直刺1~1.5寸，各穴得气有酸胀感后施小幅度高频率捻转补法；外关直刺0.5寸，施平补平泻手法；足三里直刺0.5~1.0寸，施以大幅度低频率捻转提插泻法；血海，针尖向股内侧斜刺0.5~1.0寸，肌肉䐃动后施大幅度低频率捻转提插泻法。

疗程：每日或隔日1次，10次为1个疗程。

方3

取穴：听宫、听会、耳门、翳风、侠溪、中渚。

操作：常规消毒。《内经》"发蒙针"法，针刺得气后，让患者闭口、鼓气，医者用双手按压患者对耳屏使其耳孔堵住，行捻转泻法使酸胀感直达耳内，以患者觉得针感循经上行为佳。同时按摩乳突。

疗程：每日1次，10次为1个疗程。

注："发蒙"为古刺法名之一。《灵枢·刺节真邪》："发蒙者，刺府输，去腑病也。""发蒙针"法，即中指按压对耳屏使其堵住耳孔，拇指和示指在针柄行捻转泻法，使病人感到有强而沉重的酸胀感直达耳底，然后中指、拇指、示指突然松开，以达开发蒙聩之效。

方4

取穴：董氏奇穴驷马、肾关。

操作：常规消毒。泻驷马，补肾关。

疗程：每日或隔日1次，10次为1个疗程。

[**电针疗法**]

取穴：翳风、完骨、风池、耳门、听宫、听会、百会、中渚。

操作：常规消毒。翳风直刺0.8~1.2寸，风池向对侧斜刺1~1.5寸，耳门、听宫、听会微张口位，直刺0.5~1寸，百会平刺0.5~0.8寸，中渚直刺0.3~0.5寸。运针得气后，接G6805电疗仪，连续疏波，通电15~20分钟。

疗程：隔日1次，10次为1个疗程。

[**穴位注射疗法**]

方1

取穴：听会、翳风。

药物：甲钴胺注射液、利多卡因注射液。

操作：局部常规消毒后，将药液直刺推入听会、翳风穴，每穴注射1ml，退针后局部形成一包块，用消毒棉签按压，任其自然吸收，同时予耳部红光照射。

疗程：隔日1次，10次为1个疗程。

方2

取穴：耳迷根。

药物：2%利多卡因与天麻素注射液。

操作：局部常规消毒后，按穴位注射常规操作，将2%利多卡因与天麻素注射液各2ml注入穴位。

疗程：每日1次，2周为1个疗程。

[**艾灸疗法**]

取穴：耳门、听宫、翳风、中渚、外关。

操作：艾条灸，每穴每次灸15~20分钟。

疗程：每1~2日灸1次，1个月为1个疗程。

[**耳针疗法**]

取穴：耳尖、内耳、外耳、肾、肝、胆、三焦、颞。

操作：耳郭局部常规消毒后，耳尖放血，余穴中强刺激，间歇运针，留针10~20分钟。也可王不留行子贴压。

疗程：1天1次，10天为1个疗程。

[**皮肤针疗法**]

取穴：耳区、后颈部、颌下、腰部、骶部、小腿内侧、外关、百会、翳风、风池、肝俞、胆俞。

操作：施术部位常规消毒后，中度刺激，或较重刺激。重点叩打耳区、翳风、胸锁乳突肌、风池、阳性反应物处、肝俞、胆俞。

疗程：隔日1次，10次为1个疗程。

【评述】

1.针灸对耳鸣耳聋的治疗有较好的效果。治疗以耳周腧穴和辨证取穴为主，治疗时应结合对偏瘫等其他后遗症的治疗，同时要注意心理调节，保持身心愉快。

2.中风后发生该病，与病人血液处于高凝状态有关。故在针灸治疗的同时，应该加强对饮食的控制。避免吃高脂肪和高胆固醇的食品。例如动物的脑髓、黄油、鸡肝和蛋黄等。不吃甜食，多吃水果和蔬菜。在烹调动物性食品中，避免油炸。戒烟戒酒，适量饮茶，适当运动，控制体重，避免肥胖。

六、眼球震颤

【概说】

眼球震颤，是指由眼球缓慢飘移远离欲注视目标而启动的重复的、往复的、非自主的眼球运动。按眼球震颤方向分为水平型、垂直型、斜向型、旋转型或混合型。中风后，中脑、脑桥或延髓梗死患者均可出现眼震，但表现多样，可为水平型、垂直型或旋转型等。有时临床上也可见到一些少见的眼震形式，如有报道延髓病变所致的"跷跷板"型眼震和一侧脑桥梗死引起的上跳性眼球震颤等。据震颤的节律，可分为跳动型、钟摆型，其中以跳动型为多见。

有人统计，临床中脑桥梗死的患者眼球震颤发生率较高。脑桥病变常伴眼球震颤的原因在于脑桥和小脑同是由胚胎后脑演变而来，该理论同时也解释了脑桥梗死早期常有小脑性共济失调。

眼球震颤属中医眼科学"辘轳转关""辘轳自转"或"目转"等范畴。也有称为"不安眼""眼徘徊"者。中医学认为肝主藏血，开窍于目，目得血而能视；肾为先天之本主藏精，主一身之真水。中风患者因肝肾阴亏，虚火上扰，清窍不利，头痛目胀；神水淤滞，则眼球变硬，眼睛无水不精（晶），无血不明，精血匮乏，阴虚阳亢，水不涵木，肝之风阳上旋则眼球震颤，转动不已。

【临床表现】

临床中，水平性震颤最多见，旋转性震颤和垂直性震颤次之，眼球摆动性震颤少见。脑干病变由肿瘤、炎症、多发性硬化也可引起眼球震颤，故应由CT扫描确诊鉴别。患者临床表现：突然发病，年龄大于45岁，有高血压病史；常于安静或睡眠时发病；先后出现眩晕、呕吐、站立不稳和辨距不良等症状，眼球震颤，有的表现为眼球以每分钟100次左右的速度呈水平方向往返摆动，而后出现颅压升高、意识障碍、瞳孔改变和凝视麻痹等脑干受压征象。甚而出现精神错乱、反应迟钝或昏迷等精神改变，同时有眼球运动异常。

【针灸处方】

［头皮针疗法］

取穴：枕上正中线、枕上旁线（健侧）。

操作：常规消毒。行抽提法，配合眼皮外按摩和视物动作。

疗程：隔日1次，10次为1个疗程。

［毫针刺法］

方1

取穴：率谷透颅息。

操作：常规消毒，行平补平泻。

疗程：隔日1次，10次为1个疗程。

方2

取穴：球后、攒竹、瞳子髎。

操作：常规消毒，提插不捻转。

疗程：隔日1次，10次为1个疗程。

方3

取穴：阳白、丝竹空、太阳、四白、风池、翳风、合谷、太冲（单眼颤动选取患侧腧穴，双眼跳动选取双侧腧穴）。

操作：穴位常规消毒后，选用0.30mm×25mm的毫针。阳白、丝竹空向鱼腰方向透刺25mm，太阳、四白直刺15mm，风池向鼻尖方向斜刺25mm，翳风直刺25mm，均行平补平泻法；合谷、太冲直刺15mm，用泻法。留针30分钟。配合上述穴位按摩。

疗程：每日治疗1次，5次为1个疗程。

方4

取穴：睛明、上睛明、下睛明、丝竹空、太阳、阳白、四白、手三里、足三里、合谷、太冲、风池、百会、神阙、气海、关元、三阴交。

操作：常规消毒。每日或每隔2~3日交替选穴针刺，每次取近眼穴位2~3个，头部穴位1~2个，四肢穴位1~2个，体穴1~2个。下睛明、太阳、阳白、风池施以捻转泻法，余穴为补法，神阙用隔盐灸。

疗程：每日1~2次（上午、下午各1次），20天为1个疗程，疗程间隔1~2天。

[**皮肤针疗法**]

取穴：后颈部、眼区、颞部、第8~12胸椎两侧、腰部、骶部、正光、内关、太阳、风池、百会。

操作：常规消毒。轻度或中等强度刺激。重点叩打眼区、风池、百会、阳性反应处、腰部及骶部。

疗程：隔日1次，10次为1个疗程。

[**耳针疗法**]

取穴：耳尖、肾、肝、眼、目2、脾、脑点、神门。

操作：常规消毒。耳尖放血，余用毫针中强刺激，留针30分钟；或用王不留行子贴压，每日按压3~5次，较强刺激。两耳交替。

疗程：隔日1次，10次为1个疗程。

【评述】

眼球震颤是中风后的重要并发症之一。脑干各部位病变均可出现眼球震颤。脑干病变由肿瘤、炎症、多发性硬化引起的眼球震颤出现较早，并持久恒定；出血、梗死引起的眼球震颤多在发病后1~3周逐渐消失。以旋转性、垂直性震颤比水平性眼球震颤消失早。该病症严重影响了患者的生活质量，且目前尚未有治愈的特效方法，针灸治疗运用补泻手法，调节六经之气血上荣于目，搜泻六经之风邪以解痉，通过疏通经络，调节人体的气血得以取效。治疗中也可配合中药辨证论治。

七、偏盲

【概说】

偏瘫、偏身感觉障碍和偏盲三症，被称为中风"三偏"症。偏盲是指一侧或双侧眼睛正常视野缺失一半。如果双眼的视野缺失为同侧，但每侧眼睛视野的缺损小于一半（不完全同侧偏盲），损伤也许位于枕叶，否则有可能是顶叶及颞叶的损伤。

中风引起的偏盲多数是脑梗死或脑出血损伤视放射和枕叶皮质所致，以同向偏盲较为常见。临床表现为不同程度的视力障碍和视野缺损，国外统计有37.6%的患者为完全性同向偏盲，62.4%为不完全性，其中部分为象限盲，常伴有脑干、小脑或大脑半球症状和体征。约有30%的中风患者合并有同向偏盲和同象限盲，其中70%是由后循环病变枕叶损伤所致。尤其是后视路、大脑枕叶部位病变的主要症状。临床主要表现为偏盲、复视、视力减退，甚至失明。脑出血常发生于内囊部位，起病急剧，除眼部症状外，常伴有肢体运动和感觉障碍，首诊于眼科者较少。脑梗死范围较小、起病缓慢，尤其是脑分水岭梗死、脑腔隙性梗死患者。偏盲属中医视瞻昏渺范畴。《诸病源候论》中称为"目眇"。

【临床表现】

中风后偏盲，主要临床症状有视觉障碍：其中表现为视物模糊、视野缺损、视物变形、黑朦、复视、闪光幻视、上睑下垂、眼胀、眼震、失明等，伴随症状有头晕、头痛、恶心、共济失调、偏瘫、偏身感觉障碍、肢体麻木、语言障碍等，还有的伴反应迟钝，记忆力下降等。但也有少数病人虽为中风（经CT或MRI证实），而并没有偏瘫或偏身感觉障碍等典型症状，却常以视物模糊、视力下降等视觉障碍为第一主诉。所谓同向偏盲，就是一侧鼻侧与另一侧颞侧视野缺损。以左边为例，双眼向右同向偏盲，就是说如果中枢损伤的一边右眼看不到右边的事物。产生视觉失认和视物变形，有视觉行为异常如拿错物，走错路，撞人，碰门框及重复绕圈行走等。

【针灸处方】

［头皮针疗法］

取穴：枕上正中线、枕上旁线。

操作：常规消毒。用0.25mm×40mm不锈钢毫针快速破皮进针，枕上正中线针尖方向由脑户刺向强间，针进帽状腱膜下层1寸，枕上旁线在枕上正中线旁开0.5寸平行刺入，行抽提法，一抽再抽5分钟，留针2小时以上，其间行针5次以上。配合眼球、眼周腧穴的按摩运动。

疗程：每日或隔日1次，10次为1个疗程。

[电针疗法]

方1

取穴：百会、四白、太阳、睛明、合谷、光明、三阴交、太溪、照海、太冲。

操作：常规消毒。针刺得气后接G6805电针仪，连续波，每次通电30分钟。嘱患者饮食清淡，注意休息，进行功能训练。

疗程：每日1次，10次为1个疗程。

方2

取穴：头针视区、上星、印堂、完骨、丝竹空、攒竹、养老、光明、翳明。

操作：常规消毒。针刺视区时，针体与头皮呈15°角，快速进针至皮下，然后顺帽状腱膜下进针1.5寸左右，快速捻转至每分钟200转，后通上G6805Ⅱ型电针仪，采用连续密波；针刺丝竹空时，斜向外眼角方向进针1.5寸；针刺攒竹时向睛明穴方向透刺，均使眼部产生酸胀感。针刺其余穴均得气即可，共留针30分钟。

疗程：每日1次。15次为1个疗程，疗程间休息3天。

方3

取穴：百会、睛明、太阳、四白、合谷、养老、光明、足三里、太溪、太冲。

操作：常规消毒。针刺得气后在太阳、四白穴接G6805电针仪，选用连续波，刺激量以患者能耐受为度，留针30分钟。

疗程：每日1次。6次为1个疗程。

[毫针刺法]

方1

取穴：主穴取内关、水沟、三阴交；配穴取极泉、委中、尺泽、后溪、申脉、照海及睛明、球后、光明。

操作：常规消毒。先针刺双侧内关，进针20~25mm，施捻转提插复式泻法，施术1分钟；水沟进针10~15mm，采用雀啄泻法，以眼球湿润或流泪为度；余穴常规操作，留针30分钟。

疗程：每天治疗1次。10次为1个疗程。

方2

取穴：睛明、球后、承泣、上明、太阳、百会、窍明、风池、完骨、足三里穴、光明、三阴交、太冲、申脉、照海。交替取穴。

操作：常规穴位消毒后，一般取用0.25mm×25mm或0.25mm×40mm针灸针，从眶上缘或眶下缘沿眼球走向缓慢进针0.5~1.5寸，不予捻转提插手法，留针40分钟。余穴按常规操作。

疗程：每日针刺1次，10次为1个疗程。

方3

取穴：人中、内关（双侧）、上睛明（双侧）、球后（双侧）、承泣（双侧）、攒竹（双侧）、四白（双侧）；四神聪、光明（双侧）、合谷（双侧）、太冲（双侧）、足三里（双侧）、三阴交（双侧）、枕上正中线等。

操作：患者仰卧位或坐位，令其闭目，常规消毒后，选用0.25mm×40mm和0.30mm×75mm一次性针灸针，人中施雀啄泻法，至眼球湿润为度；内关施捻转泻法；上睛明左手按压眼球、右手沿眼眶进针0.5~1.0寸，至眼球有酸胀感为度，禁提插捻转；球后与承泣交替使用，左手向上按压眼球，余操作同上睛明；四白右侧眼球向目内眦方向斜刺、左侧眼球向目锐眦方向斜刺，进针0.3~0.5寸，至眼球有酸胀感为度；攒竹眼眶内缘斜刺0.3~0.5寸，施捻转补法；光明直刺进针0.8~1寸，施提插补法；合谷配合太冲，行捻转泻法；风池向鼻尖方向直刺1.8~2.0寸，施捻转补法；枕上正中线沿头皮15°斜刺，捻转进针1.5寸后快速捻转，频率每分钟240次；余穴施常规手法。留针30分钟。

疗程：每天1次，14天为1个疗程。

方4

取穴：董氏奇穴下三皇穴（天皇、人皇、地皇）。

操作：常规消毒。天皇、人皇、地皇分别直刺0.5~1.5寸。

疗程：每天1次，10天为1个疗程。

[**穴位注射疗法**]

取穴：翳明。

药物：维生素B$_{12}$注射液。

操作：取2ml注射器抽取药液1ml，常规消毒后刺入翳明穴，针尖向着同侧眼球方向，得气后，回抽无血后注入药液，出针按压针孔。

疗程：每日1次。15次为1个疗程，疗程间休息3天。

[**皮肤针刺法**]

取穴：后颈部、眼区、颞区、腰部、骶部，正光，太阳，风池。

操作：常规消毒。中等度刺激，重点叩打眼区、正光、第8~12胸椎两侧，后颈部及太阳穴，阳性反应物处，风池。阳性反应物处较重刺激。

疗程：隔日1次，10次为1个疗程。

【评述】

1.每一个眼球的视野都是有两个视束合并而成的。即左侧视野由右视束传导，右侧视野由左视束传导。而当损害在某一视束时，就会造成两个眼睛的左侧看不到东西，而右侧可以。这就是同向性偏盲。在同向性偏盲中，又分完全性同向偏盲和不完全性同向偏盲，预后后者好于前者，关键因素在于脑损害程度的不同。针灸对两者均有疗效，可改善视力，缓解部分症状，或能得到消失。其机理在于调神导气、活血祛瘀、滋补三阴、通关利窍、疏通经络。

2.中风后偏盲应与中风偏瘫等其他合并症同治，须早发现、早介入，急性期或恢复期给予针灸，以改善视觉皮层中枢损伤后局部缺血、缺氧、水肿等状况。拖延越久，预后越差。

第六节　全身症状

一、血压偏高

【概说】

高血压病患者虽然已经得了脑出血或者脑梗死，但高血压病仍然伴发，有资料显示，中风发病后体检时血压增高者占63.9%。高血压仍然是再次发生中风的最危险因素，故在中风康复的过程中，必须经常检测血压，保持血压的稳定。

如果患者舒张压≥90mmHg，不论其收缩压高低，都可定为血压升高。凡是收缩压≥140mmHg，舒张压≥90mmHg，均属高血压。

中医将高血压责之由肝、心、肾等脏阴阳虚实消长失去平衡所致。属"眩晕""头痛"等范畴，中风后血压偏高有肝阳上亢、痰浊中阻、气血亏虚、肾精不足等证型。

【临床表现】

头部胀痛，头晕目赤，目眩耳鸣，视物昏黑，性格暴躁，心烦易怒，失眠多梦，心悸乏力，腰膝酸软，呕吐痰涎，纳呆嗜卧，四肢浮肿等。血压>140/90mmHg。

【针灸处方】

[头皮针疗法]

取穴：顶中线、额中线、额旁1线（右侧）、额旁2线（左侧）。

操作：常规消毒。行抽提法，留针2~8小时。配合调心志：意守丹田，腹式呼吸，平心静气，排除杂念。

疗程：每日1次，5~10次为1个疗程。

[耳针疗法]

方1

取穴：肾上腺、降压沟、心、神门。配以内分泌、太阳、额、肝、肾。

操作：常规消毒。毫针中等强度刺激，每次4~5穴。降压沟点刺放血。血压稳定后，采用王不留行子耳压穴位。两耳交替。

疗程：每日1次，3~7次为1个疗程。

方2

取穴：耳尖。

操作：先用手指按摩耳郭使其充血，取患者单侧耳轮顶端的耳尖穴，常规消毒后，左手固定耳郭，右手持一次性采血针对准施术部位迅速刺入约2mm深，随即出针，轻按针孔周围，使其自然出血，每侧穴位放血5~10滴，每滴如黄豆般大小，然后用消毒干棉球按压针孔。两耳交替放血。

疗程：1周治疗3次，12次为1个疗程。

[毫针刺法]

取穴：风池、曲池、足三里、内关。肝阳上亢加太冲、悬钟，痰湿中阻加丰隆、阴陵泉，阴虚阳亢加三阴交、太溪，阴阳两虚加关元、气海。

操作：常规消毒。足三里、关元、气海，以针刺补法，余穴针刺泻法。

疗程：每日或隔日1次，10次为1个疗程。

[艾灸疗法]

取穴：关元、足三里、气海，风池（双侧）、阳陵泉（双侧）。

操作：艾条灸。风池、阳陵泉直接灸，各10壮。

疗程：每日或隔日1次，10次为1个疗程。

[穴位注射疗法]

方1

取穴：足三里、内关、合谷、三阴交、太冲、曲池。

药物：1%盐酸普鲁卡因注射液2ml、利血平注射液1ml。

操作：用一次性5ml注射器，抽取上述药液混合后摇匀。穴位局部皮肤用碘伏或乙醇常规严格消毒，直刺穴位，至有酸胀感回抽无血时，即将药液缓慢注入。每穴位注入药液0.5ml，左右穴交替。

疗程：每天1次，10次为1个疗程，疗程间休息7天。

注意事项：注射盐酸普鲁卡因液前要做皮试。

方2

取穴：合谷、太冲、内关、风池、四渎。

药物：5%或10%葡萄糖注射液，或维生素B_{12}注射液。

操作：每次选2~3穴，常规消毒后，每次注射3~5ml，或维生素B_{12}注射液0.5ml。

疗程：隔日1次，5~7次为1个疗程。

[刺血疗法]

取穴：太阳、印堂。前额胀痛加攒竹，头顶痛加百会、四神聪，颈项强痛加风池，眩晕耳鸣加头维。

操作：取坐位，先对所选穴位消毒，再用三棱针点刺各穴约2mm深。每穴令出血5~6滴，多至10余滴。

疗程：每日或隔日1次，10次为1个疗程。

【评述】

1.高血压是诱发中风和中风复发的最危险因素，病人中风后必须保持血压平稳，切不可麻痹大意。针灸治疗本病在临床上有较为满意的疗效，有时候对改善症状和降低血压起到"立竿见影"的效果。

2.患者要保持心境平静，不必过度悲观，乐观面对病情；同时，要克服以自身为中心的思想，以防肝火上炎，肝阳上亢。

3.患者要保持血压稳定，适当加强营养，饮食以清淡食物为主，避免过食辛辣、肥厚油腻之品，控制每日食盐量不超过6g，戒烟限酒，以防风阳升散、痰湿阻滞。

4.适当参加户外活动，不看刺激惊悚影视，定时作息，保证充足的睡眠。

保持大便畅通。

二、胸闷痰壅

【概说】

痰湿壅滞，风痰上扰，闭阻经络，是中风发病的主要因素之一。痰是脏腑病理变化的产物，它的产生与肺、脾、肾三脏有密切关联。患者中风后，气血阻滞，七情内伤，饮食劳倦，生活失宜，导致肺、脾、肾三脏失去正常的生化输布功能，三焦气化不利，水谷不化精微，渐聚成痰。中风后胸闷痰壅，盖因患者素体肥胖，痰浊壅盛，肺失宣肃，气机不利，故胸闷。中风后情志不遂，气郁化火，炼液成痰，痰郁互结，会蒙蔽清窍，突然昏仆，口吐涎沫，易怒善惊，喜太息，心悸失眠，精神失常；脾主四肢，中风后运动量小，脾不健运，水谷不化，聚湿成痰，故神疲乏力；中风病久，肾阳不足，温化无权，水湿内停，上泛为痰。

痰既已成，会随气升降，无处不到，伤及脏腑，变生诸症，更会流窜经络，加重中风后遗症。因而要重视对该病及时有效的治疗。

【临床表现】

形体肥胖，头晕心烦，胸闷心悸，气短乏力，少言懒动，肢体困重，嗜睡打呼，鼾声如雷，脘腹痞满，食欲不振，痰多色白，泡沫黏稠，便溏或秘。

【针灸处方】

[头皮针疗法]

取穴：额中线、额旁1线（双侧）、额旁2线（双侧）、顶中线。

操作：常规消毒。令患者憋气进针，行抽提泻法，当患者憋不住时，令其大口呼吸。留针2~8小时，留针期间行针3~5次，配合腹部按摩。

疗程：隔日1次，10次为1个疗程。

[毫针刺法]

取穴：①中脘、天枢、膻中；②足三里、丰隆、内关、中脘。

操作：常规消毒。足三里温针，余用平补平泻法，也可用G6805电针仪，通电15分钟。

疗程：每日或隔日1次，10次为1个疗程。

[耳针疗法]

取穴：肺、神门、气管，配平喘、大肠、脾、肾。

操作：耳郭常规消毒。每次取4~5穴，用埋针或王不留行子耳压。

疗程：隔日1次，10次为1个疗程。

[拔罐疗法]

取穴：大椎、气喘、肺俞、风门、膏肓、脾俞。

操作：每次3~4穴，闪火拔罐法。每穴3~5分钟。

疗程：3~4天治疗1次，5次为1个疗程。

[艾灸疗法]

取穴：大椎、肺俞、脾俞、膻中、膏肓、足三里、丰隆。

操作：温和灸，每穴15~30分钟。以局部皮肤潮红为度。

疗程：每日或隔日1次，10次为1个疗程。

【评述】

1.针灸治胸闷痰壅有良好的疗效。在治疗的同时要配合饮食调节，忌食生冷肥腻之品，少吃甜食，戒烟少酒，少吃多餐，切忌过饱，不吃零食，晚上八点以后不进食。

2.多运动，控制体重，多做功能锻炼和生活训练。切忌整天卧床或坐沙发看电视连续剧度日的消极态度。

3.可结合中药辨证治疗，以提高疗效。

三、顽固性呃逆

【概说】

呃逆是指气逆上冲，出于喉间，呃呃连声，声短而频，不能自制的临床症状。《素问·宣明五气论》："胃为气逆，为哕。"故呃逆中医古称为"哕"。《丹溪心法》："古谓之哕，今谓之呃，乃胃寒所生，寒气自逆而呃上；亦有热呃，亦有其他病发呃者，视其有余不足治之。"自此才统称为呃逆。

当呃逆症状持续48小时以上者，则称为顽固性呃逆。顽固性呃逆在中风时较为常见，其原因亦较为复杂，既可以是原发性或继发性脑干（特别是延髓）损害引起，亦可以是胃肠功能紊乱、电解质紊乱、精神因素等原因引起。如《景岳全书·呃逆》所言："唯屡呃为患，及呃之甚者，必其气有大逆，或脾肾之气大有亏竭而然，然实呃不难治，而唯元气败竭者，乃最危之候也。"西医提示在中风病初就出现呃逆者，常由于延髓受累引起，预后较差。

【临床表现】

主要症状为呃逆频繁、气逆冲喉、喉间呃呃连声，声频而短，难以自制。

严重的会影响患者的呼吸、饮食、睡眠、血压、情绪等，因影响呼吸功能而加重脑部缺氧致使脑部肿胀，或者造成血压波动，从而增加颅内再次出血的风险，常导致预后不良，甚至死亡。

【针灸处方】

［头皮针疗法］

取穴：额中线、额旁1线（双侧）、额旁2线（双侧）。

操作：常规消毒。令病人深呼吸，平心静气，然后吸气、屏气，快速进针，针尖朝下，针进至帽状腱膜下1寸，令患者大口呼吸，行抽提法，可配合憋气、频咽唾沫，按摩上胸到下腹，并结合意念呼吸之气下行等动作。留针2小时以上。

疗程：每日1次，10次为1个疗程。

［毫针刺法］

方1

取穴：内关、足三里、中脘、膈俞、膻中、水沟、太冲。

操作：针前要求患者彻底放松自己，所针穴位常规消毒后，内关针尖略向上斜刺1.2寸，最好针感向上传导；足三里、中脘直刺1.5寸，得气后温针；膈俞向脊柱斜刺1.2寸，膻中向上平刺。留针30分钟。其间行针1~2次。可针后加拔火罐5~10分钟。人中向鼻中隔方向刺1寸，雀啄法，不留针；太冲直刺1~1.2寸，强刺激。

疗程：每日1次，10次为1个疗程。

方2

取穴：中魁。

操作：常规消毒。用0.5~1寸28号毫针直刺，并在进针同时嘱病人从鼻深吸一口气，如此连续3~5次。或可用灸法。

疗程：每日1次，10次为1个疗程。

［穴位注射疗法］

方1

取穴：中脘。

药物：氯丙嗪注射液。

操作：局部常规消毒后，左手固定穴位皮肤，右手持注射器快速刺入皮下，然后缓慢上下提插2~3次，进入1~2cm后，抽吸无血液回流后即注入药液

12.5mg，拔针后消毒棉球覆盖。

疗程：每日1次，7日为1个疗程。

方2

取穴：呃逆（位于第3颈椎棘突下旁开0.5cm，左右各一穴）。

药物：维生素B$_6$注射液。

操作：采用5ml注射器抽取维生素B$_6$注射液2ml，常规消毒双侧"呃逆穴"，开始穴位注射，根据脂肪厚度刺入0.5cm左右，针尖偏向脊柱棘突根部，回抽注射器无回血，稍后退，每穴各注入0.3ml。

疗程：隔日1次，7日为1个疗程。

方3

取穴：足三里。

药物：阿托品注射液。

操作：按穴位注射常规在足三里注射阿托品1mg。

疗程：隔日1次，7日为1个疗程。

[**耳穴压丸疗法**]

取穴：皮质下、膈、胃、肝、交感、神门。每次取单侧，左右交替。

操作：在上述穴位用火柴梗寻找压痛点，挑选压痛较明显的2~3穴为治疗点，每日按压5次以上，尤其呃逆发作时必压。

疗程：每日1次，5次为1个疗程。

[**皮肤针疗法**]

取穴：胸部、腰背部、内关、膻中、肘下心包经循行线、气管两侧、肩部。

操作：常规消毒。以较重刺激。对第5~12胸椎两侧、后颈部、内关、膻中、阳性反应物处进行重刺激。

疗程：每日1次，5次为1个疗程。

[**艾灸疗法**]

取穴：膻中、中脘、关元。

操作：艾炷灸（隔姜），每穴5~9壮。

疗程：每日1次，5次为1个疗程。

[**拔罐疗法**]

方1

取穴：背俞穴。

操作：走罐法。以局部皮肤潮红起痧粒为度。

疗程：隔日1次，5次为1个疗程。

方2

取穴：中脘、膻中、膈俞。

操作：用投火法拔罐，留置穴位20~30分钟。

疗程：每日1次，5次为1个疗程。

[**穴位贴敷疗法**]

取穴：神阙。

操作：将生山楂30g捣烂，与代赭石末15g混合调匀成膏状，备用。用时取药膏10g，贴敷肚脐上，外用纱布覆盖，胶布固定。

疗程：每日换药1次，5次为1个疗程。

【评述】

1.呃逆俗称"打嗝"，西医学称为膈肌痉挛，是胃气上逆动膈，气道上冲，喉间呃呃连声，声短而频，令人不能自制为特征的病症。中风后呃逆，乃病后体虚、正气亏虚、肝气偏盛、胃失和降、胃气上逆动膈而成，故治则以宁神调气、降逆止呃为主。针灸止呃方法众多，效果颇佳。穴位按压天突、攒竹、翳风也有止呃效果。

2.顽固性呃逆损伤在膈，针灸治疗时往往责之于胃、脾、肝、肺。情志不舒、木郁横逆亦是该病的重要致病因素，故患者一定要克服不良情绪，保持一个好的心态，才有利于康复治疗，越是焦躁不安，越难取得疗效，而影响中风病的康复。

3.饮食宜清淡，忌腥冷辛辣油腻之品。

四、形羸神疲

【概说】

中风日久，脏腑亏损，气血阴阳不足，形成虚劳。《素问·通评虚实论》说："精气夺则虚"，患者中风前其气本虚，又加烦劳过度，或饮食不节，或情绪失控，才致突发中风。中风后更是瘀血内结，损及五脏，而致正气大伤，若再失于调理，正气亏损难复，必致精气耗伤，由虚致衰而形羸神疲。

中风后形羸神疲、气息低微，无非气血阴阳亏虚，应在辨证的基础上辨经取穴，施以补泻，让正气慢慢得以恢复。

【临床表现】

气虚者气短纳呆，神疲肢倦，食后脘腹不舒，面色萎黄，舌淡脉微；血虚者面色不华，心悸怔忡，健忘，失寐多梦，舌淡或结代；阳虚者面色苍白，形寒肢冷，腰酸腿软，精神萎靡，苔薄白，脉沉细；阴虚者五心烦热，腰酸腿软，眩晕耳鸣，舌红少津，脉沉细。或有气血两虚，或有气阴两虚，或有阴阳俱虚者，临床当以明察。

【针灸处方】

［毫针刺法］

方1

取穴：肾俞、大椎、关元、三阴交、足三里。脉结代者心阳虚加大陵、郄门，五更泻者加命门、大肠俞，喘息肾不纳气者加太渊。

操作：常规消毒。施以捻转补法，针后加灸。

疗程：隔日1次，10次为1个疗程。

方2

取穴：心俞、巨阙、神门、三阴交。眩晕肝血虚者加膈俞、肝俞，健忘血虚者加百会、风池。

操作：常规消毒。心俞针1寸，捻转补法；巨阙向下斜刺0.5~1寸，神门直刺0.3寸，三阴交直刺1寸，均施捻转补法。膈俞、肝俞向脊柱方向斜刺，进针0.5~1寸，均捻转补法，百会、风池均用捻转补法。

疗程：隔日1次，10次为1个疗程。

方3

取穴：膻中、中脘、气海、关元、足三里、肾俞、神阙。

操作：常规消毒。膻中平刺，余穴直刺，提插捻转补法，针后加灸。神阙隔盐灸。

疗程：隔日1次，10次为1个疗程。

［艾灸疗法］

方1

取穴：足三里、百会、关元、气海、三阴交。

操作：艾条灸，每穴30分钟。足三里、百会艾条灸或隔附子饼灸、麦粒灸。

疗程：每日1次或2次，10次为1个疗程。

方2

取穴：脾俞、胃俞、足三里。心悸怔忡心气虚者加厥阴俞、膻中，咳喘自汗肺气虚者加肺俞、膏肓俞，便泻不止中气下陷者加百会、天枢。

操作：艾条灸，每穴30分钟。以局部皮肤潮红为度。

疗程：每日1次或2次，10次为1个疗程。

方3

取穴：膏肓俞。

操作：常规消毒。直接灸或发泡灸。

疗程：7日1次，3次为1个疗程。

［头皮针疗法］

取穴：顶中线、额中线、额旁1、2、3线（均双侧），腰酸腿软加顶颞前斜线（双侧），枕上正中线、枕上旁线（双侧）。

操作：常规消毒。针行添气法，留针2~8小时。

疗程：隔日1次，10次为1个疗程。

［电针疗法］

取穴：①肾俞、脾俞；②膻中、中脘；③气海、关元；④足三里；⑤三阴交、太溪。

操作：常规消毒。分仰卧位组穴和俯卧位组穴，分两次接电。仰卧位三组加足三里温针灸，俯卧位二组，分别在施以捻转补法后接G6805电针仪，连续波，通电20~30分钟。中脘、足三里针后加灸。

疗程：隔日1次，10次为1个疗程。

［耳针疗法］

取穴：心、肺、脾、肝、肾、神门、交感、肾上腺、皮质下。

操作：常规消毒。每次3~6穴，每次留针30~60分钟。或采用耳穴压丸法。

疗程：每日或隔日1次，5天为1个疗程。

［皮肤针疗法］

取穴：①足太阳膀胱经第一侧线，以五脏俞穴为重点。②第3胸椎~第2腰椎夹脊穴。

操作：常规消毒。中等强度刺激，以被扣打皮肤潮红为度。

疗程：隔日1次，10次为1个疗程。

[穴位贴敷疗法]

取穴：肺俞、脾俞、肾俞、膏肓。

操作：贴敷药物制作：先将五灵脂、白芥子、白鸽粪各30g，生甘草12g研末混合过筛，将猪脊筋100g研粉，备用。然后，将醋适量放入锅内加热，入人工麝香1g融化，加以上备用药粉和大蒜（去皮）30g、白凤仙花连根药1株一起捣融如膏。贴敷时，每穴取药膏如蚕豆大一块，贴于穴位，覆以纱布，以胶布固定。

疗程：2日换药1次，15日为1个疗程。休息3天，再继续贴用。

【评述】

1.中医认为"久病必虚"，中风后体质下降是常见之证。针灸对本证的治疗，古籍早有记载，如《备急千金要方》说"膏肓俞无所不治，主羸瘦虚损"，历来都有较好的疗效，能起到益气、养血、滋阴、温阳的作用，培本固元，健壮身体，有利于中风后诸证的康复和痊愈。

2.患者宜保持精神乐观，起居有常，坚持功能锻炼和康复训练，有条件的话可作一些轻微的家务劳动，有益于提高身心健康，有利于本病的恢复。

3.要加强营养，保证有足够的蛋白质摄入，多食蔬菜水果，适当饮水，少吃辛辣甜食，也可吃点补益之品，做到饮食有节，少吃多餐，养胃健脾，培植后天之本，有利于中风康复的体力支撑。

| 第六章 |
中风病危险因素的针灸治疗

　　《灵枢·逆顺》首次提出"上工刺其未生者"的针灸治未病思想。明代高武的《针灸聚英》又将应用针灸来治未病的方法称为"逆针灸"，即"无病而先针灸曰逆。逆，未至而迎之也。"指在机体无病或疾病发生之前，预先应用针灸方法，通过不同的针具及手法刺激人体腧穴，调整人体经络、脏腑、气血的功能，激发经络之气，增强机体的抗病与应变能力，使人体阴阳平衡，从而防止疾病的发生、减轻随后疾病的损害程度或促进健康保健延年的传统方法。"逆针灸"在中国古代应用非常广泛，是当时主要的防病保健方法之一。是结合经络腧穴理论而设立的一种极具针灸特色的扶正祛邪、调整阴阳、疏通经络的具体方法。同时，也已经成为当今治未病的重要手段之一。

　　中风系因血栓形成或栓子阻塞了脑血管、脑血管破裂等因素造成脑组织缺血缺氧，致神经细胞变性、坏死而出现的一系列神经精神症状。中风好发于长期高血压、糖尿病、风湿性心脏病、房颤等高危人群，其主要危险因素有年龄（在65岁前发病率30%，在65岁后发病率70%）、高血压、性别（50岁以前男性发病多于女性，50岁后差异不大）、家族史（直系亲属遗传）、糖尿病、心脏病、卒中史、短暂性脑缺血发作（TIA）、颈动脉杂音、吸烟等，其他危险因素有高脂血症、饮食、久坐的生活方式、肥胖、高尿酸血症、偏头痛、季节和气候、A型个性和酒精消费等。由此可以看出，有的危险因素无法干预，如年龄、性别、家族史等，有的危险因素是可以干预的，如高血压、吸烟、高脂血症等，再如卒中史、短暂性脑缺血发作（TIA）也是重要的可干预性因素，其他如糖尿病、酗酒和肥胖等，都可以通过针灸治未病的方式加以干预，至于饮食、生活方式等，则须自身提高健康意识而加以防范。很多中风患者就是因为忽视了对自身已经生成的可干预因素进行治未病，而造成中风的严重后果。同时，据统计，中风5年内复发率高达41%，因此，在已经中风的患者中消除中风复发因素，预防复发，是中风康复的第一要务，同样也是针灸治未病的重要内容。

一、高血压

【概说】

高血压是最重要的中风危险因素。中风患者不论年龄和性别以及何种中风类型，血压（无论是收缩压还是舒张压）与中风的发生均成正比相关关系，也就是说，血压增高均可增加发生脑出血和脑梗死的危险性。有人做过统计，高血压总患病率为8%左右，城市高于农村，北方高于南方，女性绝经期前低于男性，绝经期后高于男性，随着年龄增高而增高，但有年轻化的倾向。由高血压导致中风，比高血压病引起的心肌梗死要多5倍；高血压病发生中风者比血压正常者高7倍，中风发病前有高血压病史者要占42.4%，因此，高血压是诱发中风的首要危险因素。而很多高血压病患者却对此没有足够的认识和重视，往往为此付出了惨重的代价，突如其来的脑出血或脑梗死，使他们悔之已晚。

中医对高血压及高血压诱发中风早有相关记载，如《素问·生气通天论》："阳气者，烦劳则张，精绝，辟绝于夏，使人煎厥。"《素问·至真要大论》"诸风掉弦，皆属于肝"等，无不说明人体精气不足，烦劳过度，会导致水不涵木，肝阳偏亢，引动内风。高血压属"眩晕""头痛"范畴。从证型上分有肝阳上亢、痰浊中阻、肝胆郁热、气血亏虚等。

【临床表现】

高血压是指血压≥140/90mmHg者。分三级，临界高血压：140~150/90~95mmHg；1级（轻度）高血压：140~159/90~99mmHg；2级（中度）高血压：160~179/100~109mmHg；3级（重度）高血压：≥180/110mmHg。

临床可见头胀痛，以后脑为主，恶心呕吐，头晕目赤，耳鸣耳聋，心烦易怒，心悸气短，少寐多梦，纳呆嗜睡，神疲懒言，腰膝酸软，四肢浮肿，手指、脚趾麻木，皮肤有蚁行感，手肢不灵活，其他部位可能出现麻木、异常感觉，面红，口干苦等。

【针灸处方】

［头皮针疗法］

取穴：顶中线、额中线、额旁1线（右侧）、额旁2线（左侧）。腰膝酸软、头晕目赤加枕上正中线、枕上旁线（双侧）、顶旁1线；耳鸣耳聋加颞后线。

操作：常规消毒。行抽提法，留针2~8小时。配合调心志：意守丹田，腹式呼吸，平心静气，排除杂念。

疗程：每日1次，10次为1个疗程。

[**毫针刺法**]

方1

取穴：百会、风池、太冲、侠溪、三阴交、太溪。

操作：常规消毒。百会向后平刺，提插泻法。风池向对侧眼球刺1~1.2寸，太冲直刺1寸，侠溪直刺0.5寸，施以捻转泻法。三阴交直刺1~1.5寸，太溪直刺0.5寸，施以捻转补法。留针30分钟。

疗程：隔日1次，10次为1个疗程。

方2

取穴：中脘、膻中、足三里、丰隆、阴陵泉、内关。

操作：常规消毒。中脘直刺1~1.5寸，膻中向下平刺0.5~0.8寸，局部有胀麻，足三里直刺1.5~2寸，局部有酸胀麻感，得气后加灸，丰隆直刺1.5~2寸，阴陵泉1.5~2寸，使针感上传至股内，向下放窜至足背，内关直刺1~1.2寸，透外关，针感放射至中指。施捻转泻法，均留针30分钟。

疗程：隔日1次，10次为1个疗程。

方3

取穴：肝俞、胆俞、期门、阳陵泉、阳交、悬钟、行间、太冲。

操作：常规消毒。肝俞、胆俞均斜刺0.5~1寸，期门斜刺0.5~0.8寸，阳陵泉、阳交均直刺1~1.5寸，悬钟直刺0.5~1寸，行间直刺0.5~0.8寸，太冲直刺0.5~1寸，捻转泻法。留针30分钟。

疗程：隔日1次，10次为1个疗程。

方4

取穴：心俞、膈俞、脾俞、肾俞、命门、关元、足三里、三阴交。

操作：常规消毒。心俞、膈俞、脾俞向棘突斜刺1~1.5寸，肾俞直刺1.5寸、命门直刺或针尖稍向上斜刺0.8~1.2寸，均施以捻转补法，关元直刺1.5寸，针后加灸，足三里直刺1.5~2寸，捻转补法，针后加灸，三阴交直刺1~1.5寸，捻转补法。

疗程：隔日1次，10次为1个疗程。

[**耳穴压埋法**]

取穴：耳背沟、降压点、交感、肾、神门、心、皮质下、肝。

操作：每次选2~3穴，交替贴压，每耳隔天轮贴，每天按压穴位3~5次，中强度刺激。

疗程：隔日1次，10次为1个疗程。

[穴位贴敷疗法]

方1

取穴：涌泉。阳亢者加太冲，阴阳两虚者加足三里。

操作：将肉桂、吴茱萸、磁石等份研成细末，密封备用。贴敷时每次取所备药末5g，用蜂蜜调匀，贴于穴位上。每次贴两穴，交替使用。贴后外以胶布固定，并用艾条悬灸20分钟。每天于临睡前换1次药。

疗程：隔日1次，10次为1个疗程。

方2

取穴：神阙。

操作：将吴茱萸、川芎各等份混合研成细末，密贮备用。治疗时将神阙常规消毒，取5~10g上述药粉纳入脐中，上盖麝香止痛膏固定。

疗程：3天换敷1次。10次为1个疗程。

方3

取穴：心俞、肝俞、肾俞、关元。

操作：贴敷药物由白花蛇3条、蜈蚣9条、土鳖虫6g、地龙9g、蝉蜕9g、葛根15g、黄连6g、甘遂3g、白芥子6g、细辛3g、延胡索6g、三七3g、麝香1g组成，将上述药物除麝香外共研细末，用姜酊将药末拌成膏状，做成药饼（直径2cm，厚0.5cm），药饼中间放少许麝香末，置放在有纱布的塑料纸上，将两侧心俞、肝俞、肾俞及关元用酒精擦拭干净，以使药力易于渗透和固定。贴药后局部有凉爽感，45~60分钟后逐步发热，随后会局部产生灼热感，重者会起水疱。

疗程：贴药前，患者休息1天，测血压3次，记录在册。贴药后，1小时内每15分钟测血压1次。2~3小时内每30分钟测血压1次。准确记录血压下降时间、下降值及患者症状改变情况。贴药时间为8~12小时，气候凉爽时可延长到24小时，以局部有灼热感为标准。

[艾灸疗法]

取穴：风池、曲池、足三里、太冲、三阴交、内关、丰隆、气海、关元。

操作：艾条温灸。每次灸3~5穴，每穴10~20分钟。

疗程：每日或隔日1次，连灸2~3个月。

[激光穴位照射疗法]

方1

取穴：人迎、涌泉、大椎、曲池、足三里、内关、神门、太冲。

操作：每次取4~6个穴位，用氦氖激光器或半导体激光器，波长632.8~650nm，输出功率为6~15mw，每穴照射5分钟。两侧交替照射。

疗程：每日1次，10次为1个疗程。

方2

取穴：耳穴降压沟、高血压点、心区、交感、神门。

操作：同方1。

疗程：同方1。

[眼针疗法]

取穴：双侧上焦区、肝区。

操作：常规消毒。采用31号0.5寸不锈钢毫针，以左手指按压眼球，使眼眶皮肤绷紧，右手持针在距眼眶2mm处眼睑相应穴位处，按取穴顺序在经区界限内沿皮横刺进针，不用手法，留针30分钟，起针时右手拇食二指缓缓拔出1/2，停几秒钟慢慢退出，用干棉球紧压针孔以防出血。

疗程：每天1次，10天为1个疗程。

[皮肤针疗法]

取穴：①镇静、缓解降压法：后颈、骶部，乳突部，气管两侧，臀部以及阳性物处，内关、风池、三阴交、足三里。②调整、巩固已降血压法：脊椎两侧、腰骶部及阳性反应物处、气管两侧，乳突部，足三里，小腿内侧。

操作：常规消毒。轻度或中度刺激。重点叩打腰骶部，阳性反应物处，气管两侧，乳突部，足三里，小腿内侧。

疗程：每日或隔日1次，10次为1个疗程。

[刺络疗法]

取穴：太阳、内关。加减：肝阳亢盛加大敦、太冲；肝肾亏损加照海、肾俞；心悸加膻中、少冲；腰膝痿软加阳陵泉；眩晕加丰隆、风池。

操作：常规消毒。太阳、内关各刺血2~3ml。大敦、太冲各刺血1~2ml，照海刺血3~5滴，肾俞点刺出血如珠，膻中、少冲、阳陵泉刺血3~5滴，丰隆、风池出血如豆。

疗程：每周2次，10次为1个疗程，休息1周后继续下一个疗程。

【评述】

1.控制血压对中风治未病有十分重要的意义，而针灸治疗高血压病有较为满意的效果。对高血压病患者具有改善症状的作用和降低血压的效果。现代研究认为，针刺可促使患者左心室收缩和舒张功能恢复正常；认为针刺降压效应主要可能是交感缩血管中枢紧张性受抑制，使外周血管舒张产生的，且表现针刺降血压的作用明显，与改善微循环的异常以及血液的"浓、黏、聚"状态，使外周阻力减小，血液动力学平衡恢复有关。

2.合理膳食。控制食盐摄食量，每天6g要包括酱油、腌制食品等食物所含的盐；控制高脂肪、高热量等容易发胖、致使高脂血症和动脉粥样硬化的食品；戒烟限酒，更不能酗酒；要多吃含钾、钙的食品和绿色蔬菜、新鲜水果。

3.保持每天一定的运动量，走路、游泳、家务等都是很好的选项。保证充足的睡眠时间，有条件者适当午睡，避免熬夜，不要久坐。

4.按摩风池、太阳、涌泉、曲池、百会、合谷等腧穴，有清利头目、平肝潜阳的作用，有利于降低和平稳血压。

二、高脂血症

【概说】

血脂水平经常超过正常界限，称为高脂血症。高脂血症是脂质代谢紊乱的结果。它是一种常见的多发性疾病。临床上可简单分为高胆固醇血症、高甘油三酯血症及混合型等3型。血浆脂质增高是动脉粥样硬化的重要原因，形成的粥样斑块可使动脉管腔狭窄，甚至完全阻塞，从而造成供血部位缺血性损害，故而也是中风的重要危险因素。因此，治疗高脂血症对防治动脉粥样硬化所致的心脑血管疾病有重要意义，是中风治未病的重要内容。

高脂血症，中医责之于脾、肝、肾三脏功能失调，气化代谢失常，升降失司，清浊不分而致。认为血中脂质含量过高属于"痰浊聚止"。痰由湿生，为津液所化，本症患者每嗜甘肥油腻，加重脾胃纳化和肝胆疏泄的负担，日久则津液不布，痰浊自生。肝主疏泄，肝郁气滞胆气郁遏，清净无能，痰浊难化。人过中年，肾气渐衰，气化不利，津液不布，聚而成痰浊蕴阻。本症证分虚实，或虚实相兼。实证以痰、湿、热、浊蕴阻为主，每多兼瘀血痹阻、肝阳上亢。虚证则以脾虚失运、肝阴亏虚、肾气不足为主，而又见阴阳失调的阴虚阳盛、阳虚阴盛者。

【临床表现】

临床上分轻、中、重型。轻型者表现为形体肥胖，头晕胸闷，心悸气短，胁肋隐痛，肢体麻木，乏力等；中型者表现为头痛头晕，心悸胸闷，纳呆多梦，恶心烦热，神疲肢麻，大便偏干等；重型者表现为胸闷气短，腹胀纳呆，头晕耳鸣，腰膝酸软，形寒肢冷，四肢麻木，浮肿腹水等。

也有无明显临床表现者，但其血脂经常高于正常值。其空腹血脂正常参考值如下：

血清总胆固醇（TC）：3.1~5.7mmol/L；

血清甘油三酯（TG）：0.45~1.95mmol/L；

高密度脂蛋白（HDL）：0.83~1.96mmol/L；

低密度脂蛋白（LDL）：2.1~3.4mmol/L。

【针灸处方】

[头皮针疗法]

取穴：顶中线、额中线、额旁2线（双侧）、额旁3线（双侧）。胸闷气短加额旁1线（双侧）；腰膝酸软加枕上正中线、枕上旁线（双侧）、顶旁1线；耳鸣耳聋加颞后线（双侧）。肢体麻木乏力加顶颞前、后斜线（均双侧），顶旁1、2线（均双侧）；失眠多梦加额中线、四神聪。

操作：常规消毒。行抽提法，留针2~8小时。配合调心志：意守丹田，腹式呼吸，平心静气，排除杂念。

疗程：每日1次，5~10次为1个疗程。

[毫针刺法]

方1

取穴：阳陵泉、足三里、太冲、肝俞、胃俞、百会、中脘。

操作：常规消毒。阳陵泉直刺1.5~2寸，太冲直刺1寸，捻转泻法；足三里直刺1.5~2寸，肝俞、胃俞向棘突斜刺1.2~1.5寸，平补平泻，百会平刺，提插泻法，中脘直刺1~1.5寸，捻转泻法。留针20分钟。

疗程：每日1次，10次为1个疗程。

方2

取穴：神门、内关、间使、支正、足三里。

操作：常规消毒。神门直刺0.8寸，内关、间使直刺0.5~1寸，支正直刺0.5~0.8寸，足三里直刺1.5~2寸。中强刺激，每次针刺留针20~30分钟，其间行针2~3次。

疗程：每日1次，10次为1个疗程。

方3

取穴：丰隆穴。

操作：常规消毒后，迅速直刺入皮下1~1.5寸，得气后施以徐而重之手法。使针感至足二三趾部，针感随时间延长而呈持续性加强，直到出针为止。留针30分钟。

疗程：每日1次，10次为1个疗程。

方4

取穴：内关、曲池、足三里、三阴交。

操作：常规消毒。常规针法，每日针刺1次，每次20分钟。

疗程：每天1次，30天为1个疗程。

方5

取穴：①腰俞、曲骨、然骨、不容、行间；②悬枢、中极、水泉；③百会、三阴交、照海、归来。

操作：常规消毒。常规针法，三组交替。

疗程：每天1次，30天为1个疗程。

[**电针疗法**]

取穴：公孙、三阴交、曲泉、中脘。

操作：常规消毒。针刺得气后，接G6805电疗仪，连续疏波，通电30分钟。强度适当。

疗程：隔天1次，10天为1个疗程。

[**艾灸疗法**]

方1

取穴：双侧足三里穴。

操作：施艾条灸，约距皮肤5cm高，雀啄灸和回旋灸交替，灸10~20分钟，以局部皮肤潮红为度。

疗程：每天1次，30天为1个疗程。

方2

取穴：①关元、石门、下脘；②神庭、气海、中脘；③腰阳关、命门、涌泉。

操作：三组交替，施艾条灸。每穴10~20分钟，以局部皮肤潮红为度。

疗程：每天1次，30天为1个疗程。

［**激光穴位照射疗法**］

方1

取穴：内关。

操作：将输出功率2~3mw、光斑直径为1~1.5mm的G2–1A氦氖激光纤维光针仪直接置于内关上，每次15分钟，两侧穴位交替照射。

疗程：每天1次，10~20天为1个疗程。疗程间歇3~5天。

方2

取穴：肝俞、脾俞、期门、足三里。

操作：用氦氖激光器或半导体激光器，取波长632.8~650nm、输出功率为2~3mw，每穴照射5分钟。两侧交替照射。

疗程：每日1次，10~12次为1个疗程。

［**耳针疗法**］

取穴：心、小肠、皮质下、交感、肝、脾、胸。

操作：每次3~4穴，埋针或王不留行子贴压。每日自行按压3~5次。中强刺激。

疗程：两耳隔日交替，10次为1个疗程。

【评述】

1.引起高脂血症的病因很多，如饮食不当，恣食肥腻甘甜厚味，过多膏脂随饮食进入人体，输布、转化不及，滞留血中；又如多静少动，以致生多用少，沉积体内，浸淫血中；再如情志刺激导致气机不畅，血脂升高；年老体衰使膏脂代谢失常，也会引起血脂升高；有的更是因体质禀赋，形体肥胖，津液膏脂输化迟缓，血中膏质过多；其他如水肿、消渴、胁痛、黄疸、癥瘕等疾病均能影响膏脂的敷布转化等，须对因防范。

2.控制高脂血症是中风治未病的重要环节。一般都会采取饮食控制、戒烟、限制饮酒，运动等措施。但当饮食、运动治疗不能控制高脂血症时，必须采用降脂药物治疗，却因其对老年人的副作用及潜在的危险性，临床应用受到限制。而非药物疗法作为降高血脂的方法，则受到重视。作为中医学中的针灸疗法，以其操作简便，疗效确切，毒副作用少而具有独特的优势。针灸通过健脾理气，祛除痰湿，活血通络，能有效地改善代谢功能，降低血脂，且不易反弹，从而达到中风治未病的目的。

3.每天吃新鲜的蔬菜水果,适当食入香菇、蘑菇等菌藻类及紫菜、海带等海藻类,以补充维生素、膳食纤维和矿物质,对降血脂有益。

三、脑动脉硬化

【概说】

脑动脉硬化症是指脑动脉粥样硬化、小动脉硬化、微小动脉玻璃样变等动脉管壁变性所引起的非急性弥漫性脑组织改变和神经功能障碍。是全身动脉硬化的一部分。其病理改变为胆固醇和脂肪在动脉内沉淀,从而引起动脉内膜增厚、管腔狭窄、小血管闭塞、血管弹性减弱和血管壁粗糙等一系列脂质代谢障碍,最终引发脑动脉粥样硬化,使脑部的供血、供氧量减少,最后产生一系列脑功能障碍的症候群。

脑动脉硬化是中老年人的常见病、多发病。男性多于女性。临床研究发现,在所有55岁以上的老年人中,有90%以上的人都患有不同程度的脑动脉硬化症。是TIA和脑卒中的主要病理基础。据WHO统计显示,全球每年有1500万人死于心脑血管病,而我国就占到了五分之一。随着我国人口的日趋老龄化,其发病率呈上升趋势。

脑动脉硬化是中风的最危险因素。大脑中动脉有一个分支叫"豆纹动脉"直接流入大脑,又称"脑出血动脉",在有高血压或没有高血压,而有脑动脉硬化的情况下,加之情绪变化、劳累,豆纹动脉往往易发生破裂出血;而脑梗则是因为脑血管硬化,脑血管内膜脂质沉积形成"糜粥状"斑块,斑块阻塞血流易形成血栓,使脑的某一局部区域血流供应中断而发生缺血性中风。

在中医文献中没有"脑动脉硬化症"这一病名的记载,多归属于中医学"眩晕""头痛""不寐""健忘""痴呆"等范畴。与肝、脾、肾三脏关系密切。其发病与体虚劳倦、饮食、情志等有关。病机为肝肾阴虚,髓海失养;痰瘀阻络,脑脉不通。其病理关键是痰瘀阻滞脑络,属"本虚标实"之证。

【临床表现】

最常见的症状是眩晕,并可伴有恶心、呕吐、汗出甚至昏倒,此外还可见头痛,失眠,健忘,耳鸣,乏力等。

可伴有气血亏虚型症状:眩晕、腰膝酸软、四肢乏力、唇甲不华、少寐多梦;痰浊壅阻型症状:目胀、眩晕、耳鸣、头痛、胸闷、恶心、肢体沉重、纳呆、脘胀;肾精不足型症状:健忘、流汗、耳鸣、头晕目眩、肢软无力、疲乏、失眠多梦；肝阳上亢型症状：眩晕目胀、耳鸣、头晕、头痛、腰肢酸软、烦躁不安、口内苦涩。

【针灸处方】

[头皮针疗法]

取穴：顶中线、额中线、额旁1、2、3线（均双侧），顶旁1、2线，耳鸣加颞后线（双侧），腰脊酸软加枕上正中线、枕上旁线（双侧）。

操作：常规消毒。行抽提法，留针2~8小时。配合调心志，意守丹田，腹式呼吸。

疗程：隔日1次，10次为1个疗程。

[毫针刺法]

取穴：强间、脑户、玉枕、脑空、风池、完骨、翳风、百会、四神聪，配穴取神门、合谷、内关、足三里、三阴交、太溪、太冲。

操作：患者取坐位，常规消毒。用0.30mm×40mm针灸针沿头皮平刺强间、脑户、玉枕、脑空，进针0.5寸后，指下有明显阻力时，则小幅度提插法松解环枕筋膜，后留针；完骨平刺0.5~0.8寸，风池针尖微向下，向鼻尖斜刺0.8~1.2寸，翳风直刺0.5~1.0寸，百会、四神聪平刺0.5~0.8寸，完骨、翳风、百会、四神聪诸穴进针后以平补平泻法捻转1~2分钟，禁止提插，使局部有酸麻胀感。配穴均按照补虚泻实法常规针刺，留针30分钟。

疗程：每日治疗1次，1周休息1次，2周为1个疗程。

[耳穴压丸法]

取穴：神门、交感、皮质下、垂前穴。

操作：每天睡前取王不留行子1粒用胶布分贴于耳穴上，每天按压2~3次。每次5分钟，待耳部发红并感觉热胀酸痛即可。

疗程：两耳交替，次日换另一侧耳贴压。14次为1个疗程。

[艾灸疗法]

取穴：哑门、风府、风池、颈椎C_3~C_5夹脊穴、曲池、合谷、心俞、膈俞、脾俞、肾俞、关元、血海、足三里、阴陵泉、丰隆、太溪、太冲。

操作：艾条温灸。每次选5~6穴，每穴15~30分钟。

疗程：每日或隔日1次，连灸3~6个月。

[皮肤针疗法]

取穴：后颈、腰、骶部、头部、风池、足三里、内关、小腿内侧，阳性反应处。

操作：常规消毒。中度刺激。

疗程：隔日1次，10次为1个疗程。

【评述】

1.本病发生和老年人饮食习惯变化，活动少，血脂水平高、存在各种慢性病等因素有关。老年脑动脉硬化并颈动脉斑块患者血液中胆固醇的增加，会增加血液黏稠度，进而导致高脂血症，引起血脂代谢紊乱，加重斑块和硬化，阻碍了正常的血液运输并导致脑梗死。因此，预防脑动脉硬化对中风治未病意义重大。经常用针灸治疗，能起到很好的防治效果。

2.平日饮食宜多素食、多吃新鲜蔬菜水果，低脂、低胆固醇，忌烟限酒，生活注意劳逸结合，做到有规律。这里提供一些食疗方法，供脑动脉硬化患者选择食用。

（1）芝麻油蒜泥：①材料：大蒜50g、芝麻油100g。②做法：将大蒜剥去外皮，捣成泥状，与芝麻油拌和即成。佐餐或蘸馒头、面包食用。

（2）三七葛根羹：①材料：云南文山生三七粉1.5g、葛根粉50g。②做法：将两者放入碗中混匀，冲入白开水，调成羹状。当做早餐食用。

（3）山楂槐米饮：①材料：生山楂片15g、槐米10g。②做法：将山楂片、槐米洗净后放入干净茶杯中，冲入白开水，加盖闷泡15分钟后，代茶饮。

（4）玉米木耳粥：①原料：玉米150g，黑木耳10g。②做法：将木耳用冷水浸泡，待泡软后将其撕碎。将玉米煮熟，然后加入木耳一起煮成稀粥即可食用。③功效：玉米油中含有不饱和脂肪酸，能抑制胆固醇的吸收，有利于脂类的正常代谢。木耳能防止胆固醇沉积，有抗血小板凝聚等作用。

（5）红薯芝麻粥：①原料：红薯1000g，大米、芝麻各适量。②做法：将红薯洗净后切成片，与洗净后的大米一起煮成稀粥。将芝麻加适量的食盐炒熟后碾碎，装入瓶内备用。每次取一汤勺芝麻粉放红薯粥中拌匀后即可食用。③功效：芝麻含有较多的亚油酸及四烯酸，有良好的降胆固醇作用。红薯含有人体必需的八种氨基酸，还能供给人体大量的黏液蛋白，是预防动脉硬化的佳品。

（6）香菇冬瓜汤：①原料：香菇15g，冬瓜500g，食盐、葱白各适量。②做法：香菇、冬瓜做汤，出锅洒入葱花。

（7）素炒黄豆芽：①原料：黄豆芽300g，植物油、盐、花椒及味精各少许。②做法：将植物油放入炒锅中烧热后加入花椒，待散发出花椒的香味后，将花椒去除，放入洗净后的黄豆芽并翻炒至熟，最后加入盐及味精即可食用。③功效：黄豆芽中含有的维生素远远高于黄豆，经常食用黄豆芽可预防动脉硬化。

（8）素炒洋葱头：①原料：洋葱头200g，植物油、酱油、食盐各适量。②做法：将洋葱头洗净后切成细丝。将锅内放入植物油并炒熟，即可食用。

3.增加有氧运动，坚持锻炼身体，避免久坐不动，多喝水，勿过饱食，保持大便畅通等等，都能有效防止动脉硬化。平时也可按压风池、内关、中脘、天枢、足三里、下巨虚等腧穴。

四、糖尿病

【概说】

血糖升高是脑血管疾病的主要危险因素。一般正常人空腹全血血糖为≤6.1mmol/L，血浆血糖为≤6.9mmol/L，如果空腹全血血糖≥6.7mmol/L，血浆血糖为≥7.8mmol/L，经过2次重复测定结果相同，即可诊断为糖尿病。

糖尿病是一种以糖代谢紊乱为主的全身性疾病。对于很多的老年患者来说，危害性极大。糖尿病患者长期存在的高血糖，导致各种组织，特别是眼、肾、心脏、血管、神经的慢性损害及功能障碍。每年疾病当中，糖尿病发病率是最高的一种。糖尿病常见于中老年人，肥胖者发病率高，常可伴有高血压，血脂异常、动脉硬化等疾病。起病隐匿，早期无任何症状，或仅有轻度乏力、口渴，血糖增高不明显者需做糖耐量试验才能确诊。

糖尿病患者往往并发动脉粥样硬化，不仅发病年龄较早，而且动脉硬化的程度也较重。有资料表明，25%的糖尿病患者并发高血压病，8%的糖尿病患者可并发脑血管病，主要表现为脑梗死，少数为脑出血。因此，预防和控制糖尿病是防治动脉硬化、高血压和中风发生的重要举措。

中医认为糖尿病的发病，内因为素体阴亏、禀赋不足（有遗传因素）。外因主要为饮食不节，过食肥甘；精神刺激，情志失调；形体肥胖，活动减少；劳欲过度，耗损阴精等。病变部位主要在肺、脾（胃）、肾三脏。本病迁延，阴损及阳，而致气阴两伤、阴阳俱虚。五脏六腑、五体五官均可受累。

糖尿病主要分1型（即胰岛素依赖型糖尿病）和2型（即非胰岛素依赖型糖尿病）二型；中医称糖尿病为"消渴"，分上消、中消和下消。

【临床表现】

多饮、多尿、多食和消瘦，被称为"三多一少"症状。患者高血糖，烦渴多饮，口干舌燥，小便频数、量多，体重减轻，大便干结；但目前典型的"三多一少"的症状已不多见，患者可仅表现为疲乏无力、没精神、睡眠增多、肥胖等症状。

当胃热炽盛时，症状加重，多食易饥，形体消瘦，数溲尿甜，心烦、口渴、多饮。等到气阴亏虚，"三多"症状已不明显，而见精神不振，倦怠乏力，易疲劳，口干咽干，心悸气短，自汗盗汗，头晕耳鸣，饮食减少，大便干结；进而视物模糊，胸闷憋气或心前区疼痛、半身不遂。

【针灸处方】

［毫针刺法］

方1

取穴：脾俞、膈俞、足三里。

操作：常规消毒，常规针刺，留针30分钟。

疗程：每日或隔日1次，10次为1个疗程。

方2

取穴：肺俞、胰俞、肾俞、太渊、太白、太溪。

操作：常规消毒，常规针刺，留针30分钟。

疗程：每日或隔日1次，10次为1个疗程。

方3

取穴：气海、列缺、照海、会阴、中膂。

操作：常规消毒，常规针刺，留针30分钟。

疗程：每日或隔日1次，10次为1个疗程。

方4

取穴：曲池、阳陵泉、三阴交。

操作：常规消毒，常规针刺，留针30分钟。

疗程：每日或隔日1次，10次为1个疗程。

方5

取穴：肺俞、肾俞、外关、足三里、三阴交、太溪。

操作：常规消毒，常规针刺，留针30分钟。

疗程：每日或隔日1次，10次为1个疗程。

方6

取穴：神门、复溜、内庭、中脘、三阴交、关元、带脉、然谷。

操作：常规消毒，常规针刺，留针30分钟。

疗程：每日或隔日1次，10次为1个疗程。

[**艾灸疗法**]

方1

取穴：足三里、中脘、大椎、肝俞、肺俞、肾俞。

操作：隔姜灸。用艾炷隔姜灸，准备好生姜若干片，约2mm厚，用针在中间刺几个小孔，用大壮艾炷放在姜片上，点燃艾炷尖，若姜汁烧干，患者皮肤潮红，略感灼痛时，即在原姜片下再垫一片，艾炷烧灭为1壮，每穴灸10~30壮。

疗程：隔日治疗1次，50天为1个疗程。

方2

取穴：液门、阳池、脾俞、三焦俞。

操作：常规消毒。先针刺得气，用艾段温针，然后出针，行隔橘皮灸。

疗程：隔日治疗1次，10天为1个疗程。

方3

取穴：膈俞、脾俞、肾俞、三焦俞；中脘、气海、阳池、足三里、三阴交。

操作：用艾条温和灸，每次灸5~6穴，每穴5~10分钟，灸至局部皮肤潮红为度。麦粒灸，每次选2~3个穴，每穴灸3~5壮。

疗程：艾条灸每日或隔日1次，10次为1个疗程。麦粒灸每日1次，10次为1个疗程。休息5~7天后，再行下一个疗程。

方4

取穴：胰俞（第8胸椎棘突下旁开1.5寸）、肺俞、脾俞、肾俞、足三里、太溪、膈俞、中脘、三阴交、内关、关元、命门。

操作：艾条温灸。每次灸3~6穴，每穴10~20分钟。

疗程：每日或隔日1次，连灸2~3个月。

[**耳针疗法**]

方1

取穴：内分泌、屏尖、肺、胃、胰、脾、肾、三焦、缘中、渴点。

操作：每次用3~5穴，王不留行子压贴。每日按压3~5次，中强度刺激。

疗程：王不留行子3天1换，两耳交替，30次为1个疗程。

方2

取穴：胰、胆、内分泌、肾、三焦、耳迷根、耳神门、心、肝。

操作：耳郭常规消毒。用毫针轻刺激，每次用3~5穴，交替使用，留针20分钟。

疗程：隔日治疗1次，10天为1个疗程。

[穴位贴敷疗法]

方1

取穴：神阙。

操作：用牛苦胆、荞麦面粉为药。先将10克荞麦面粉滴入适量牛苦胆汁，调成糊状，然后洗净肚脐，将药糊填满肚脐，覆盖纱布，胶布固定。

疗程：每日1次，1只牛胆可用1个月。

方2

取穴：神阙，第6~7胸椎间，胃脘。

操作：敷药制备用党参、苦参、黄芪、生地、熟地、天冬、麦冬、五味子、枳壳、天花粉、黄连、知母、云苓、泽泻、山药、牡蛎、乌梅、葛根、浮萍草各30g，雄猪肚1个，麻油、黄丹各适量。除黄丹外，其余药物装入猪肚内浸入麻油内半天，移入锅中，用文武火煎熬，至枯黄色后，过滤去渣，再熬油至滴水成珠时离火，徐徐加入黄丹和益元散（滑石36g、炙甘草6g），用力搅拌至白烟冒尽，收膏。倒入冷水中3~5天去火毒，每天换水1次，然后取出膏药肉置阴凉处贮存。使用时将膏药肉置水浴上溶化摊涂布上，每贴重20~30g。上消贴脐部和第6~7胸椎间，中消贴脐部和胃脘处，下消贴脐部。

疗程：每3日更换1次，药贴完为1个疗程。

[激光穴位照射疗法]

取穴：胰俞（平第8胸椎棘突下旁开1.5寸）、八椎下（第8胸椎棘突下）、脾俞、胃俞。

操作：用氦氖激光器或半导体激光器，取波长632.8~650nm、输出功率为2~3mw，每穴照射5分钟。两侧交替照射。

疗程：每日1次，10次为1个疗程。

[腹针疗法]

取穴：主穴取引气归元，开四关。

操作：常规消毒。常规针法。

疗程：前3天连续每天针灸1次，3天后隔天1次，10次为1个疗程。

[**皮肤针疗法**]

取穴：①偏口渴引饮、血糖高和糖尿者：后颈、骶部、第5~10胸椎两侧，内关，气管两侧，三阴交，阳性物处。②偏消谷善饥，血糖、尿糖均高者：后颈、骶部、乳突区、第8~12胸椎两侧，足三里、中脘，阳性反应处。③小便频数，诸症较平稳者：脊柱两侧、颌下部，足三里，小腿内侧，合谷，大椎，阳性反应处。

操作：常规消毒。轻度或中度刺激。重点叩打第8~12胸椎两侧、腰部、骶部、三阴交，阳性反应处。

疗程：每日或隔日1次，10次为1个疗程。

【评述】

1.针灸对糖尿病有良好的治疗效果。有实验研究表明，针灸对足三里、三阴交等穴位的刺激，可双向调整血清胰岛素含量，减少拮抗胰岛素的激素。针刺可改善体内血糖调节机构，提高 β 细胞葡萄糖受体对葡萄糖敏感性，同时提高外周组织对胰岛素反应性发挥作用。针刺对血黏度改变明显，红血球压积、血沉及其方程K值均明显下降，且对糖尿病针刺后血浆胰岛素含量变化观察，发现糖耐量各时限血糖值均明显下降，血浆胰岛素大都有不同程度下降，同时，针刺可明显提高胰岛素指数。加强体内胰岛素的利用，增强体内抗过氧化能力，从而改善脂代谢紊乱。针灸对升糖激素的干预、神经体液的调节、组织修复等的作用，说明其疗效是多角度、多因素的共同结果。

2.增加体力活动可改善机体对胰岛素的敏感性，降低体重，减少身体脂肪量，增强体力，提高工作能力和生活质量。运动的强度和时间长短应根据病人的总体健康状况来定，找到适合病人的运动量和病人感兴趣的项目。运动形式可多样，如散步、快步走、健美操、跳舞、打太极拳、跑步、游泳等。

3.饮食治疗是各种类型糖尿病治疗的基础，一部分轻型糖尿病患者单用饮食治疗就可控制病情。

（1）总热量：总热量的需要量要根据患者的年龄、性别、身高、体重、体力活动量、病情等综合因素来确定。首先要算出每个人的标准体重，可参照下述公式：标准体重（kg）=身高（cm）-105或标准体重（kg）=［身高（cm）-100］×0.9；女性的标准体重应再减去2kg。也可根据年龄、性别、身高查表获得。算出标准体重后再依据每个人日常体力活动情况来估算出每千克标准体重热量需要量。

根据标准体重计算出每日所需要热卡量后，还要根据病人的其他情况作相应调整。儿童、青春期、哺乳期、营养不良、消瘦以及有慢性消耗性疾病应酌情增加总热量。肥胖者要严格限制总热量和脂肪含量，给予低热量饮食，每天总热量不超过1500千卡，一般以每月降低0.5~1.0kg为宜，待接近标准体重时，再按前述方法计算每天总热量。另外，年龄大者较年龄小者需要热量少，成年女子比男子所需热量要少一些。

（2）碳水化合物：碳水化合物每克产热4千卡，是热量的主要来源，现认为碳水化合物应占饮食总热量的55%~65%，可用公式计算。根据我国人民生活习惯，可进主食（米或面）250~400g。可作如下初步估计，休息者每天主食200~250g，轻度体力劳动者250~300g，中度体力劳动者300~400g，重体力劳动者400g以上。

（3）蛋白质：蛋白质每克产热量4千卡。占总热量的12%~15%。成人蛋白质的需要量为每千克体重约1g。在儿童、孕妇、哺乳期妇女、营养不良、消瘦、有消耗性疾病者宜增加至每千克体重1.5~2.0g。糖尿病肾病者应减少蛋白质摄入量，每千克体重0.8g，若已有肾功能不全，应摄入高质量蛋白质，摄入量应进一步减至每千克体重0.6g。

（4）脂肪：脂肪的能量较高，每克产热量9千卡。约占总热量25%，一般不超过30%，每日每千克体重0.8~1g。动物脂肪主要含饱和脂肪酸，植物油中含不饱和脂肪酸较多。糖尿病患者易患动脉粥样硬化，应以植物油为主，更有利于控制血总胆固醇及低密度脂蛋白胆固醇水平。

五、低血压

【概说】

收缩压在90mmHg以下，舒张压在40~50mmHg或更低时，称为低血压。引起低血压的因素很多，如遗传因素，有其低血压家族史；有体质因素，素体瘦弱，营养不良，刻意节食减肥造成气血亏虚等；有患慢性消耗性疾病者，有大失血、大吐大泻，造成血容量不足者；有长期服用或过量服用某些药物，如降压、安眠、抗抑郁药物等等；有患内分泌疾病者等。

低血压者若出现血压明显下降，可造成大脑一过性供血不足，致局限性神经功能缺失，或短暂性意识障碍，但不会留下任何症状和体征。这时人们就容易忽视麻痹。但若反复发作，则应视为中风先兆，是缺血性中风的重要危险因素。

【临床表现】

低血压轻症表现为心慌气短，疲乏无力，头晕健忘，食欲不振；低血压中症表现为头晕眼黑，大脑空荡，腰膝酸软，全身乏力，面色苍白，偏身麻木；低血压重症表现为眩晕、焦虑、恐惧、疲劳、面色苍白继而出现紫绀，并发生晕厥，发作后数分钟内有定向障碍、麻木、恶心、呕吐、头痛或抽搐。时有尿失禁，继而意识丧失。

【针灸处方】

［头皮针疗法］

取穴：顶中线、额中线、额旁1线（右侧）、额旁2线、额旁3线（均双侧）。

操作：常规消毒。令患者憋气进针，行添气补法，当患者憋不住时，令其大口呼吸。留针2~8小时，留针期间行针3~5次，配合腹部按摩。也可加艾条温灸顶中线。

疗程：每日或隔日1次，10次为1个疗程。

［毫针刺法］

取穴：百会、身柱、命门、中脘、气海、关元、足三里、三阴交、太溪。

操作：常规消毒。百会平刺0.5~1寸，施以捻转补法；身柱斜刺0.5~1寸，命门斜刺0.5~1寸，均施以小幅提插捻转补法；中脘直刺1~1.5寸，施提插捻转补法；气海、关元直刺1~1.5寸，足三里直刺1.5~2寸，均用提插捻转补法，关元、足三里针后加灸；三阴交直刺1.2~1.5寸，太溪直刺1~1.2寸，均施以提插捻转补法。

疗法：隔日1次，10次为1个疗程。

［耳针疗法］

取穴：①主穴：心、肾上腺、皮质下、下耳根。②配穴：交感、脑点、升压点、肾。

操作：用王不留行子贴压，每次单耳选3~4穴，两耳交替。

疗程：每3天1换，30天为1个疗程。

［艾灸疗法］

取穴：百会、神阙、脾俞、肾俞、命门、足三里、三阴交。

操作：艾条温灸，每穴每次灸15~20分钟。

疗程：每日或隔日1次，20~30次为1个疗程。

［穴位贴敷疗法］

取穴：神阙。

操作：将黄芪15克、党参15克、柴胡9克、升麻9克共研细末，备用。用生姜3片捣烂，加米醋少许，入药末15克调成糊状，贴敷肚脐处，上盖纱布，以胶布固定。

疗程：每日1换，10次为1个疗程。

【评述】

1.低血压先天在肾，后天在脾，病位在心。针灸遵"虚者补之""陷者升之"的治疗原则，以益肾、健脾、养心的方法升阳举气治疗该病，取得较为满意的疗效。

2.低血压患者应加强营养，注意原发疾病的治疗，积极锻炼身体，也可以配合中药、气功等治疗，以增强效果。

六、肥胖症

【概说】

肥胖症是指体内储存的脂肪含量及（或）局部脂肪含量，其程度已达到危害健康（或生命）的情况。BMI为24~27.9（Kg/M^2）即体重超重，BMI>28（Kg/M^2）即为肥胖。

肥胖症分周围性肥胖和中心性肥胖。周围性肥胖多在儿童期开始，青春期加重，常终身肥胖，脂肪堆积在身体周围。中心性肥胖多从中年起，脂肪堆积在躯干。

中心性肥胖主要以腰围来诊断，常以男性腰围85cm和女性腰围80cm为诊断分割点。BMI及腰围不正常者与BMI及腰围正常者相比，患2型糖尿病、高血压病和心脑血管病的危险程度明显升高。故控制体重、治疗肥胖不失为预防中风的一大重要措施。

肥胖一症，大多为本虚标实之证，且多有证候之间的转化。如痰湿内盛，日久可变生气滞血瘀、脾虚湿困等。许多证候类型兼夹出现，在临床处方时要综合考虑。肥胖日久每同时伴有其他疾患，如眩晕、中风、胸痹、消渴、痛风等，也有互为因果的关系，故对相关疾病的防治也显得十分重要。

【临床表现】

从肥胖程度上分，实际体重超过标准体重20%~30%者为轻度肥胖，实际体重超过标准体重30%~50%者为中度肥胖，实际体重超过标准体重50%以上者为重度肥胖。

中医证型不同，临床表现各异。

（1）痰湿内盛者：形体肥胖，体重超常，肢体困重，疲乏嗜睡，脘痞腹胀，头晕呕恶，胸闷痰多，口淡无味，女子月经少、闭经，男子可有阳痿。舌质淡胖，舌苔白腻或水滑，脉滑。相当于体质性肥胖或获得性肥胖。

（2）胃肠燥热者：体肥健壮，食欲亢进，消谷善饥，精力充沛，面红心烦口苦，脘腹胀满，口渴喜冷饮，大便秘结，小便黄。舌质红，舌苔黄，脉滑数。多为获得性肥胖，见于青少年、孕妇及产后发胖者。

（3）脾虚湿困者：形体肥胖，四肢沉重不温，神疲乏力，不耐劳作，气短懒言，头晕目眩，下肢轻度浮肿，晨轻暮重，劳则显著。饮食如常或偏少，食后腹胀，大便不干甚而溏稀，小便不利。舌淡胖边有齿印，苔薄白或白腻，脉沉缓或濡细。既往可有过度饮食史，多为获得性肥胖。

（4）脾肾阳虚者：形体肥胖，颜面虚浮，表情淡漠，神疲乏力，反应迟钝，嗜睡懒言，胸闷心悸，形寒肢冷。舌淡胖边有齿痕，苔白滑，脉沉迟无力。多属甲状腺功能减退引起的肥胖。

（5）肝郁气滞者：形体肥胖，心情抑郁，常叹息，胸胁胀满，脘痞纳呆，可有急躁易怒，妇女经前乳胀，经少或闭经，少腹胀而不舒。舌暗、舌苔薄，苔脉弦。

（6）痰瘀互阻者：形体肥胖，面色紫暗，胸胁胀满，心烦易怒，失眠，便秘。男子阳痿，女子闭经。舌暗红有瘀点（斑），舌苔薄腻，脉沉涩。本证常由肝郁气滞或痰湿内盛之证转化而来。

【针灸处方】

[头皮针疗法]

取穴：额中线、额旁1线（右侧）、额旁2线（双侧）、顶中线。

操作：常规消毒。令患者屏气，进针，行抽提法，当患者憋不住时，令其大口呼吸。留针2~8小时，留针期间行针3~5次，配合腹部按摩。

疗程：每天日或隔日1次，10次为1个疗程。

［毫针刺法］

方1 胃肠燥热型

取穴：支沟、天枢、梁门、上巨虚、足三里、内庭、曲池。

操作：常规消毒。虚补实泻，捻转补泻法。针刺得气后留针30分钟。

疗程：隔日1次，10~12次为1个疗程。

方2 痰湿内盛型

取穴：中脘、丰隆、内关、公孙、水道、足三里、阴陵泉。

操作：常规消毒。虚补实泻，捻转补泻法。针刺得气后留针30分钟。

疗程：每日或隔日1次，10次为1个疗程。

方3 脾虚湿困型

取穴：脾俞、太白、足三里、三阴交、水分、阴陵泉、气海。

操作：常规消毒。虚补实泻，施捻转补泻法。针刺得气后留针30分钟。

疗程：每日或隔日1次，10次为1个疗程。

方4 肝郁气滞型

取穴：百会、阳陵泉、间使、外关、足临泣、蠡沟、行间、太冲。

操作：常规消毒。虚补实泻，施捻转补泻法。针刺得气后留针30分钟。

疗程：每日或隔日1次，10次为1个疗程。

方5 脾肾阳虚型

取穴：百会、脾俞、肾俞、中脘、关元、命门、足三里、三阴交。

操作：常规消毒。虚补实泻，施捻转补泻法。针刺得气后留针30分钟。

疗程：每日或隔日1次，10次为1个疗程。

方6 痰瘀互阻型

取穴：足三里、丰隆、脾俞、膈俞、血海、三阴交、膻中、气海、关元。

操作：常规消毒。虚补实泻，捻转补泻法。针刺得气后留针30分钟。

疗程：每日或隔日1次，10次为1个疗程。

［电针疗法］

方1

取穴：中脘、下脘、气海、关元、天枢、滑肉门、梁丘、足三里、阴陵泉、三阴交、丰隆、内庭、阿是穴（平卧后肚子两侧最高点是穴）。

操作：常规消毒。中脘、气海一组，双侧滑肉门一组，天枢连梁丘两组，两侧阿是穴各一组，针刺得气后每组连接G6805电针仪，疏密波，中强度刺激，通电30分钟。足三里温针，余平补平泻，通电30分钟。

疗程：每日或隔日1次，10次为1个疗程。

方2

取穴：上腹部取太乙透下脘，下腹部取腹结透大巨，均双侧取穴；神阙。

操作：常规消毒。刺入主穴1cm后，再沿皮下1~2cm透刺至同一水平面的配穴。再在双侧的太乙、腹结（共4穴）加用脉冲电连续波30分钟。再加用神阙隔盐、姜各灸2壮。

疗程：隔日1次，15次为1个疗程。

[耳穴压丸法]

方1

取穴：口、胃、肺、神门、交感。获得性肥胖加食道、大肠、直肠下段、渴点、饥点，继发性肥胖加内分泌、皮质下、缘中。

操作：用王不留行子压丸，左右交替，每次用4~6穴。并嘱其自行按压，每天5次以上（饥饿时，餐前）。每次每穴按压5~10分钟。以略有痛感为度。

疗程：2~3天1次，1个月为1个疗程。一般进行3~4个疗程。

方2

取穴：①脾、神门；②肺、交感，双侧穴。两组交替。

操作：耳穴用王不留行子压丸，并嘱其每天自行按压5次以上（饥饿时，餐前）。每次每穴按压5~10分钟。以略有痛感为度。

疗程：2~3天1次，1个月为1个疗程。一般进行3~4个疗程。

方3

取穴：肺、脾、肾、三焦、内分泌为主穴，肝、胃、神门、皮质下、饥点为配穴。主穴必用，配穴用2~3个。

操作：用耳穴王不留行子压丸，并嘱其每天自行按压5次以上（饥饿时，餐前）。每次每穴按压5~10分钟。以略有痛感为度。

疗程：2~3天1次，1个月为1个疗程。一般进行3~4个疗程。

[耳穴埋针法]

方1

取穴：口、咽喉、胃、膈、食道。每次取一侧耳穴，不超过4个穴位，以1~2个耳穴（双）为宜。

操作：耳郭常规消毒。用一次性无菌掀针对准耳穴给以固定，并嘱其自行按压，餐前必须按压1次。

疗程：耳穴埋针每5~7天1次，10次为1个疗程。

方2

取穴：①主穴：口、食道、胃。②配穴：饥点、渴点、脾、肺。每次共取3穴，2个主穴、1个配穴；或一侧穴2个，另一侧穴1个。

操作：耳郭常规消毒。用一次性无菌掀针对准耳穴给以固定，并嘱其自行按压，餐前必须按压1次。

疗程：耳穴埋针每5~7天1次，10次为1个疗程。

方3

取穴：肺、胃、饥点、下耳根，左右交替。

操作：用一次性无菌掀针对准耳穴给以固定，并嘱其自行按压，餐前必须按压一次。

疗程：耳穴埋针每5~7天1次，10次为1个疗程。

方4

取穴：三焦、肺、内分泌，每次用一穴（双侧），交替用。

操作：耳郭常规消毒。用一次性无菌掀针对准耳穴给以固定，并嘱其自行按压，餐前必须按压一次。

疗程：耳穴埋针每5~7天1次，10次为1个疗程。

方5

取穴：肺、脾、胃、内分泌、神门，每次1~2穴。

操作：耳郭常规消毒。用一次性无菌掀针对准耳穴给以固定，并嘱其自行按压，餐前必须按压一次。

疗程：耳穴埋针每5~7天1次，10次为1个疗程。

[**穴位埋线法**]

取穴：天应（腹部最高点）、天枢、中脘、足三里、三阴交。

操作：用轻身1号汤方水煎2次取汁100ml，加75%酒精300ml，浸泡00号医用羊肠线3天，备用。每次取2~6穴，常规消毒，以穴位埋线法埋入上述药线，外贴创可贴24小时。

疗程：每周1次，4次为1个疗程。

[**腹腰群针疗法**]

取穴：①腹群针组以腹部任脉、肾经、胃经、脾经、胆经5条经脉在腰、腹部的腧穴为主，以天枢、大横、中脘、关元为重点，双侧腰部取胆经的带脉、五枢、维道为主，包围针刺腰腹部脂肪堆积处，每次双侧共需30穴左右。②背群针组以背腰部督脉、足太阳经第一二侧线经穴为主，以肾俞、大肠俞为中心，在腰臀部脂肪堆积处取穴，每次双侧共需20穴左右。③配穴：丰隆、足三里、上巨虚、三阴交、阴陵泉、曲泉、支沟。

操作：穴位常规消毒，将毫针刺入皮下脂肪层，针呈丛集状。6组电针，左右分3组，负极接在向心穴上（如腹部），正极接在离心穴上（如腰部），连续波，通电30分钟。

四肢穴不加用电针，但要求有针感。腰、腹部的腧穴交替进行，前后及四肢穴均留针30分钟。

疗程：每日1次，5次后休息2天，30次为1个疗程。

〔艾灸疗法〕

取穴：①痰湿内蕴：中脘、胃俞、足三里、丰隆、内关。②气虚肥胖：脾俞、足三里、气海、梁丘、列缺。③便秘加天枢、支沟，肢体浮肿加阴陵泉、三阴交，高脂血症加太冲、阳陵泉。

操作：艾条温灸。上述两种类型每次选灸3~4穴，每穴每次灸10~15分钟。

疗程：每日或隔日1次，连灸20~30次。

〔皮肤针疗法〕

取穴：脊柱两侧，上、下腹部，小腿前部和内侧，颌下部，足三里，三阴交，中脘，内关，大椎，阳性反应物处。

操作：常规消毒。较重或重度刺激。叩打腹部时，让患者站立，作深吸气动作。

疗程：每日或隔日1次，10次为1个疗程。

〔穴位贴敷疗法〕

取穴：神阙。

操作：将番泻叶5g、泽泻30g、山楂30g、干荷叶100g共研细末，备用。用时取药末15~20g，以红茶水调成软膏状，敷于肚脐上，外用纱布盖上，胶布固定。

疗程：每日换药1次，30次为1个疗程。

【评述】

1.对于亚洲人来说，肥胖多是向心型或中心型肥胖，脂肪常常集中在腹部/

腰部，对于患疾病的风险来说，这种肥胖比全身性肥胖要危险的多。肥胖可以引起高血压、糖尿病、高脂血症、动脉硬化等诸多疾病，进而引起心脑血管病，足见减肥在中风治未病中的重要临床意义。

2.针灸具有一定的减肥疗效。在控制饮食，减少摄入量，使机体能量摄入低于其消耗量，从而形成梯度逆差状态下，针灸通过动员机体的脂肪分解代谢，促使机体能量梯度逆差达到平衡，从而达到降低体重的效果。因此这种疗效的获得，不仅取决于针灸治疗，还应在积极坚持治疗的同时，配合适当的运动和饮食控制，改变不良的饮食和生活习惯，才能有效降低体重而不致反弹。

3.针灸通过阴阳调节、经络补泻，抑制饥饿中枢、兴奋饱食中枢，达到控制"进出口"，进而达到减肥的目的。而肥胖症患者大多腹部皮下脂肪堆积，穴位敏感性差，故在腹部穴（如天枢）加用电针，加强穴位功效，同时腹部有节律的振动，也可加速局部脂肪细胞分解代谢速度，尤其对腹围大的中心性肥胖有显著疗效。

4.进行局部减肥的正确时机，是在脂肪进行分解、体内脂肪重新分布刚开始（整体减肥疗程过半）时，此时进行局部减肥，往往可以事半功倍。当然也应因人而异，需要具体分析。

5.必须明确的是，减肥不是减重。人的体重由两部分组成：一部分是相对不变的，包括骨骼等的重量，另一部分是可变的体重，包括水分、肌肉、脂肪等。错误的减肥方法在减重时并非减脂肪，而是大量减去了水分和肌肉，造成脱水现象或营养不良，导致活性组织重量减轻。所以，减肥不当的人往往会有一些不适症状，如四肢无力，心情烦躁，不想运动，暴食，对职业产生厌恶感等。这是因为人体已经处于慢性营养不良状态，严重的会造成神经性厌食。其结果不但身体常觉得疲倦，而且在精神上还会产生强烈的非减肥不可的意识。因此，减肥过程要做到控制饮食但没有饥饿感，有规律运动但不会感到太累。

七、嗜烟酗酒

【概说】

吸烟是中风的危险因素。国内外大多资料显示，烟中的尼古丁可提高血浆纤维蛋白原含量，促进红细胞聚集，白细胞沉积，使血液黏度增高；还可以使肾上腺素分泌增多，引起脑血管痉挛，血压升高；同时降低血浆中高密度脂蛋白，加速动脉粥样硬化形成。长期大量吸烟可使颅内大血管发生病变，可引起血管内皮细胞损伤，单核细胞与内皮细胞黏附增强。吸烟使sICAM-1表达升高可能为吸烟致脑动脉粥样硬化和脑血栓形成的主要分子机制。有研究显示，每天吸烟者比不吸烟者中风的危险性大3倍多；戒烟2年后，危险性显著下降。戒烟5年可降至不吸烟者的水平。所以，嗜烟者戒烟是中风治未病的重要手段。

无论急性酗酒还是慢性酗酒，都是中风的危险因素。酒精可直接刺激血管壁，使血管失去弹性；促进胆固醇和甘油三酯合成，导致动脉硬化；使血小板聚集，增加细胞压积，增加血黏度，还可兴奋交感神经，促进儿茶酚胺的分泌，引起血压升高和脑血管痉挛。有人统计，24小时内饮酒超过40ml比不饮酒者脑梗死危险性女性增加5倍，男性增加3.5倍。至于老年人，特别是患有高血压病的老年人，大量饮酒对中风的影响更为明显而危险。

【临床表现】

嗜烟者吸烟的数量不断增加，一旦不吸烟就会产生消极反应，如打瞌睡、打呵欠、流眼泪、心情郁闷、坐立不安等，外向而冲动，具有好交往、合群、喜冒险、行事轻率、冲动、易发脾气、情绪控制力差等个性特征。嗜好多，有71%的人同时还伴有其他嗜好，如饮浓茶、喝酒、喝咖啡、赌博等。患者面色无华，咳嗽痰多，口苦舌燥，纳减恶心，神疲力乏，少寐多梦，阳痿早泄，肾功能紊乱等。

酗酒者为长期过量饮酒，有时甚至出现晨饮，有对酒的渴求和经常需要饮酒的强迫性体验，停止饮酒后常感心中难受、坐立不安，或出现肢体震颤、恶心、呕吐、出汗等戒断症状，恢复饮酒则这类症状迅速消失。由于长期饮酒，逐渐加重的个性改变和智能衰退是慢性酒中毒者的特征，病人渐变得自私、孤僻、无责任心、情绪不稳定、情感迟钝、工作能力下降，记忆力下降，对周围的人不易相处，并常把工作生活中的困难归咎于别人；酒精依赖后期耐受性会下降，每次饮酒量减少，频数增多。当减少饮酒量或延长饮酒间隔，就出现四肢震颤、出汗、恶心呕吐等戒断症状，且戒断后极易重新饮酒。患者面色无华，食少纳呆，恶心呕吐，头重如蒙，神疲困顿，情感迟钝，癫痫发作；或两胁胀痛，心绪不宁，头晕少寐，恶心呕吐，口苦而干，大便秘结，小便热赤；或头目昏眩，胁肋隐痛，腰膝酸软，心中烦热，遗精耳鸣，情绪激越等。

【针灸处方】

1.戒烟的治疗

[毫针刺法]

取穴：甜蜜（阳溪和列缺之间的敏感点）。

操作：常规消毒。毫针刺。

疗程：每日1次，戒断为止。

[**激光穴位照射疗法**]

方1

取穴：内关、率谷、风池、合谷、太冲、足三里、百会。

操作：用氦氖激光器或半导体激光器，波长632.8~650nm、输出功率为10~15mw，每穴照射5分钟。两侧交替照射。

疗程：每日1次，7次为1个疗程。

方2

取穴：耳穴神门、肾、交感、肺、肝、口、胃、皮质下、内分泌、脾、气管。

操作：用氦氖激光器或半导体激光器，取波长632.8~650nm、输出功率为6~25mw，每穴照射10~25秒。两侧交替照射。

疗程：每日1次，5~10次为1个疗程。

[**耳穴压丸法**]

取穴：神门、肺、口。

操作：用王不留行子压丸，并嘱其自行按压每天5次以上（烟瘾发作时）。每次每穴按压5~10分钟。以略有痛感为度。

疗程：每日1次，7次为1个疗程。

[**刺血疗法**]

取穴：列缺、中冲。戒烟时心烦者加神门，全身不适者加足三里。

操作：常规消毒。列缺、中冲用毫针点刺放血3~7滴。神门出血3~5滴，足三里出血约1ml。要求患者配合每天递减吸烟量。若最后两天觉得难受，点刺出血量可加倍。

疗程：每日1次，连续治疗9次，以后隔1~2日治疗1次，直至戒除后，则2~3天治疗1次，巩固疗效，连续治疗3~4次。

2. 酗酒的治疗

[**头皮针疗法**]

取穴：额中线、额旁2线。内关、足三里、合谷、三阴交、百会。加减：腰膝酸软加额旁3线（双侧）、枕上正中线、枕上旁线，心悸心烦加额旁1线（右侧）、通里、巨阙，心绪不宁加神门、劳宫，湿滞痰多加丰隆，大便秘结加支沟、天枢。

操作：仰卧位。皮肤常规消毒。额中线由神庭向下1寸，额旁2线由头临泣向下针1寸，行抽提法，配合按摩上腹部运动，额旁3线、枕上正中线、枕上旁线、额旁1线向下平刺1寸，并长留针2~8小时，间歇性动留针。内关直刺1~1.2寸，施捻转泻法；足三里针1~1.2寸，施捻转补法，针后加灸；合谷直刺0.8~1寸，施捻转泻法；三阴交直刺1~1.2寸，施捻转补法；百会向前斜刺0.5~0.8寸，施提插捻转泻法；神门、劳宫、通里、巨阙直刺0.3~0.5寸，施平补平泻；丰隆、支沟、天枢直刺1~1.5寸，施提插捻转泻法。

疗程：每日1次，10次为1个疗程。

[**毫针刺法**]

取穴：内关、列缺、太冲。

操作：局部消毒后，用1寸毫针刺入内关，待得气后退针，再向上斜刺，使针感上传上臂或腋胸，行捻转手法，平补平泻，毫针刺入列缺后，倒针向虎口斜刺，有强烈酸胀感为度；太冲直刺，提插捻转，使整个足趾出现酸胀感，然后留针30分钟。

疗程：每日1次，10次为1个疗程。

[**电针疗法**]

取穴：太阳、合谷或地仓、颊车（均双侧）。

操作：电针合并内部致敏法：①治疗前让病人饮酒30~50ml，行常规消毒进针，待病人感觉舒适时即用针疗电麻仪通电治疗。电流强度依频率调节及幅度调节综合进行调整，以病人感觉很不舒服但不出现严重恶心、呕吐情况为度。一般频率调节在2.0~4.0刻度，幅度调节在3.0~4.5刻度。②内部致敏法治疗，每次电针治疗结束后，在医生指导下让病人嗅酒，诱发对酒的渴求，然后让病人自己想象被电针治疗时的情景，以引起恶心不适感受。

疗程：电针每日1次，每次30分钟，10次为1个疗程。治疗结束后让患者卧床休息10分钟，以消除病人紧张不适症状。内部致敏法每日1次，每次10分钟，10次为1个疗程。疗程之间休息3天，酌情续下一个疗程。

[**激光耳穴照射疗法**]

取穴：神门、心、胃、内分泌、皮质下、咽喉及耳郭内敏感点。

操作：用半导体激光治疗机，取波长830nm，输出功率450mw，接触照射，每点照射3分钟，照射后选4个穴位，贴压王不留行子。

疗程：隔日1次，5次为1个疗程，疗程间休息2天，嘱患者每日饭前5分钟自行按压贴处2分钟。

[耳穴压丸法]

取穴：神门、皮质下、心、胃、内分泌、咽喉等。

操作：在上述穴处寻找压痛点，用酒精棉球消毒耳郭，将王不留行子置于0.6cm×0.6cm的胶布上，对准压痛点贴压，用拇指按压，使疼痛感难以忍受，按压3分钟。病人宜在饭前自行按压耳穴1~2分钟。如戒酒者有饮酒欲望，可随时自行按压耳穴直至欲望消失。

疗程：3天后重换王不留行子，4~8次为1个疗程。

【评述】

1.吸烟和酗酒是一种严重危害人体健康的习惯，其中包括发生中风的危险性。很多人都知道其危害而有戒烟限酒的欲望，但苦于缺乏手段和决心，以及受戒断症状的影响和对烟酒依赖成瘾，故屡戒屡败。

2.针灸治疗对戒烟有很好的效果。刺激相关腧穴可使吸烟者觉得烟草淡而无味甚至觉得烟苦，点燃香烟会使吸烟者产生头晕、恶心、想吐等症状，从而产生不再想复吸的欲望。而且有研究表明，针灸可以诱发神经系统产生大量内源性阿片物质，从而弥补了尼古丁供应中止所造成的阿片物质缺乏减少戒断症状，达到戒烟目的。甜蜜穴是美国针灸师Olms发现的，他自己治疗1次就成功戒烟。

3.针刺对酗酒患者也有良好效果。针灸通过健脾祛湿、清肝利胆、镇静醒脑的良性作用，可降低对酒精的需求，清除体内的酒精积蓄，缓解戒断症状，减轻焦虑、敌意、应激、失眠和抑郁，增加其活力。预防酗酒应少饮酒或不饮酒，最好戒酒。同时可配合行为疗法、康复疗法等，鼓励患者积极参加社会活动、文体活动和戒酒组织，强化戒酒意识，也可配合中医药治疗。

4.充分认识和重视吸烟、酗酒可能导致中风的危害，对嗜烟、酗酒者戒烟限酒或戒酒，十分有益，可以起到坚定信念，痛下决心的作用。

八、中风先兆病症

【概说】

中风除了一些危险因素值得采取治未病加以防范外，中风前会发生一些先兆症状，预报中风即将来临，务必高度警惕，及时治疗，对预防和推迟中风的发生，发生后减轻症状的发展及改善预后都有积极的意义。

中医对本病的认识早在《黄帝内经》就已出现。《素问·调经论》："形有余则腹胀，经溲不利，不足则四肢不用。气血未并，五脏安定，肌肉蠕动，命曰微风。""微风"的表现是肌肉蠕动，属于现在所说的中风先兆的表现。金代刘河间在《素问病机气宜保命集》说："故中风者，俱有先兆之征：凡人如觉大拇指及次指麻木不仁，或手足不用，或肌肉蠕动者，三年内必有大风之至。"元代朱丹溪曰："眩晕者，中风之渐也。"由此可见，医籍文献早有论述。

【临床表现】

一侧面部或上、下肢突然感到麻木、软弱乏力、嘴歪，流口水。突然出现说话困难或听不懂别人说话，突然感到眩晕，摇晃不定，短暂的意识不清或嗜睡，出现难以忍受的头痛，而且头痛由间断性的变成持续性的或伴有恶心呕吐等。

【针灸处方】

[头皮针疗法]

取穴：顶中线、额中线、额旁1线（右侧）、额旁2线（左侧）、颞前线、顶旁1线、顶旁2线。

操作：常规消毒。顶中线由前顶刺向百会，额区三线由上往下，颞前线由颔厌刺向悬厘，顶旁1线由通天与正中线平行向后刺1寸，顶旁2线与顶旁1线平行由正营向后刺1寸。抽提法，配合患侧的运动。留针2个小时以上，间歇性动留针。

疗程：每日或隔日1次，10次为1个疗程。

[毫针刺法]

方1

取穴：百会、上星、印堂、内关、肾俞、三阴交、肝俞、肩髃、曲池、阳陵泉。头痛加风池、合谷；眩晕加头维、风池；夜寐不安加四神聪、神门；烦躁加太冲、合谷。

操作：常规消毒。百会直刺、印堂斜刺、上星平刺，施以捻转泻法1分钟，内关直刺0.5~1寸，中强度刺激，针感向指掌方向扩散，三阴交直刺1~1.5寸，施以提插捻转相结合的补法，令针感向四周扩散。肾俞、肝俞直刺0.5~1寸，施以捻转补法。肩髃施提插泻法，曲池、阳陵泉提插捻转泻法，令胀麻感达手足。风池施捻转补法，头维施捻转泻法，四神聪、神门施捻转补法。合谷、太冲施呼吸泻法。

疗程：每日或隔日1次，10次为1个疗程。

方2

取穴：水沟、内关、足三里、膻中、丰隆、曲池、阳陵泉、廉泉。

操作：常规消毒。水沟向上斜刺，提插捻转强刺激，令眼睛湿润流泪，内关直刺1寸，中强刺激，令针感向手指放散，足三里直刺1~1.5寸，施以提插捻转补法，令酸胀感向下达足跗。膻中直刺0.5~0.8寸，施以提插捻转补法。丰隆直刺1~1.5寸，施以提插捻转泻法。曲池、阳陵泉，直刺1~1.5寸，施以提插泻法。廉泉针尖方向刺向舌根，进针1.5~2寸，施捻转之平补平泻手法。

疗程：每日或隔日1次，10次为1个疗程。

［耳针疗法］

取穴：肝、肾、脾、内分泌、交感、耳尖、降压沟。

操作：耳郭常规消毒。用毫针刺，针刺深度以不透过背侧皮肤为度，中等刺激量，得气后留针30分钟。耳尖、降压沟点刺放血。

疗程：两耳交替，每日或隔日1次，10次为1个疗程。

［激光穴位照射疗法］

取穴：阿是穴（甲状软骨上缘平行的颈总动脉处）。

操作：半导体激光照射，输出功率20mw，每次照射30分钟。

疗程：每日1次，10次为1个疗程。

【评述】

1.对于中风先兆病症的治疗，针灸有较好的效果。在有中风先兆症状出现后，首先要求患者及其家属思想上不要紧张和恐惧，因为害怕和恐惧本身就是诱发中风的重要因素，对预防中风极为不利。正确的态度是积极配合医生作出正确的诊断和治疗。

2.要弄清患者是否存在年龄、中风家族史和中风史、体重过胖等危险因素，有没有高血压、糖尿病、高脂血症、脑动脉硬化等危险因素，要弄清楚发病前有没有过于兴奋、忧虑、愤怒等发病的精神因素，有没有过分疲劳、跌倒、外伤、气温突变、不规律的生活方式，有无用力性的屏气、垂头性的工作、下蹲性的工作等，然后结合病情综合判断，避免误诊。

3.症状消失后，不能掉以轻心，又一头扎进脑力劳动和体力劳动中去，而应该去做一次全面的体格检查，以便做出正确的防治规划。

九、偏头痛

【概说】

偏头痛是一类周期性发作的以单侧或双侧头痛为特征的疾病。为发作性神经、血管功能障碍。偏头痛分有先兆偏头痛、无先兆偏头痛和特殊类型的偏头痛。偏头痛发作时可伴恶心、呕吐、畏光、恐声和倦怠等症状，常在儿童期、青春期或成年早期发生。病因不明，已知与遗传、内分泌、环境等因素有关。偏头痛也是中风危险因素之一，微循环血管收缩、颅内大血管痉挛，导致局部脑血流量持续性减少，可能是偏头痛诱发脑卒中的主要原因。有流行病学的研究认为，偏头痛可能是年轻妇女卒中的独立危险因素。

中医学认为，偏头痛主要因浊阴内侵、血虚感寒、郁怒伤肝、五志化火等引起，中医古籍有"偏头风"（《济生方》）、"头半边痛"（《兰室秘藏》）、"偏头痛""头角痛"（《名医类案》）等记载。其发作多与足厥阴肝经气血逆乱有关。证型有肝寒血凝、肝火上炎、气血瘀滞、寒热错杂等。

【临床表现】

有先兆偏头痛也称典型偏头痛，约占偏头痛者的10%。开始有易激惹、抑郁等情绪改变和特喜欢甜食、巧克力等食欲改变、口渴、瞌睡、打哈欠、倦怠等前驱症状；而后产生偏头痛先兆：常突然出现视觉改变（闪光幻觉）或黑矇，还有口唇、面部、双手、双脚的麻木或麻刺感，一臂或一腿轻微无力，轻度失语、头晕嗜睡、步态不稳等症状；先兆逐步消退后，进入头痛期：出现单侧钝痛或胀痛，逐步加强为跳痛或钻痛，头痛的位置常在颞部、眶后、额顶部等。伴有面色苍白、恶心呕吐、食欲缺乏、精神萎靡、懒言少语，持续数小时或1天，睡眠后消失。

无先兆偏头痛也称普通型偏头痛，最为多见。前驱症状和先兆皆不明显，部位可在颞、顶、额或枕部。每次头痛（不经治疗）会持续4~72小时；头痛性质呈单侧性、搏动性，程度中到重度，头痛可由体力活动诱发或加重；伴有恶心呕吐、倦怠乏力或畏光、恐声等症状，这样的头痛会反复发作。

特殊类型的偏头痛有偏瘫型、基底动脉型。前者发作性头痛伴偏瘫，有遗传性，亦称家族性偏瘫型偏头痛，此型可能是一些青年女性和中年人中风的原因；后者多为年轻女性，部分有家族史，首先发现有视觉症状，如典型偏头痛者所见，如双侧视野受累，伴有眩晕、蹒跚、肢体共济失调、构音障碍、四肢麻刺感或木僵，症状类似于椎－基底动脉缺血，可发生基底动脉或大脑后动脉血栓形成。

【针灸处方】

[头皮针疗法]

取穴：顶中线、额中线、额旁1线（右侧）、额旁2线（左侧）、顶颞后斜线下1/3。两侧痛加颞前线、颞后线，枕部痛加枕上正中线、正上旁线，平衡失调加枕下旁线。

操作：常规消毒。均令患者憋气进针，行抽提泻法，当患者憋不住时，令其大口呼吸。留针2~8小时，留针期间行针3~5次。配合按摩痛侧风池、太冲、合谷穴等。

疗程：隔日1次，10次为1个疗程。

[毫针刺法]

方1

取穴：主穴取健侧风池、阳陵泉、太冲，配穴取太阳、率谷、外关、合谷。

操作：常规消毒。缪刺法，针刺得气后留针20~40分钟。

疗程：每周2次。5次为1个疗程。

方2

取穴：四关穴（即双侧合谷、太冲）。

操作：合谷向后溪透刺，太冲向涌泉透刺1.0~1.5寸，平补平泻，每10分钟行针1次，留针30分钟。

疗程：每天1次，5次为1个疗程。

方3

取穴：根据疼痛发生部位，循经取穴。

①痛偏两侧取少阳经，主取太阳、率谷、头维，配用中渚、侠溪。

②痛偏前额取阳明经，主取阳白、攒竹、头维、印堂，配用合谷、内庭。

③痛偏枕项取太阳经，主取风池、脑空、大杼、后顶，配用后溪、束骨、昆仑。酌配太冲、行间、足临泣、丘墟，恶心呕吐加内关、头临泣。

操作：常规消毒。施捻转泻法，留针30分钟，其间行针2~3次。

疗程：每天1次，治疗5~7次为1个疗程。

方4

取穴：董氏奇穴三重、四花外穴。

操作：常规消毒。用三棱针点刺出血。

疗程：若未止痛，隔日再治1次，5次为1个疗程。

[耳针疗法]

方1

取穴：额、颞、枕、交感、神门、皮质下、肝、胆、肾、胃。

操作：常规消毒。每次取4~5个穴位，针刺深度以不透过背侧皮肤为度，中等刺激量，得气后留针30分钟。

疗程：每天1次，左右耳交替，20次为1个疗程。

方2

取穴：神门、肝、胆为主，酌情配合枕、颞、额。每次单侧贴压，左右交替。

操作：用王不留行子敷贴固定，嘱自行按压。

疗程：2~3天贴压1次，再行更换，5次为1个疗程。

[电针疗法]

取穴：双侧风池、列缺，患侧太阳、率谷。肾虚加双侧太溪、肾俞，痰热内阻加双侧丰隆，肝阳上亢加双侧行间、太冲。

操作：常规消毒。得气后主穴接G6805电针仪，取疏密波，刺激强度以患者能耐受为度，通电30分钟；余穴隔10~15分钟行针1次。

疗程：每天1次，5次为1个疗程。

[刺血疗法]

取穴：印堂、耳尖、太阳（单侧，交替进行）。

操作：常规消毒。用三棱针点刺出血。

疗程：每天1次，5次为1个疗程。

[穴位注射疗法]

取穴：双侧风池、太阳。配穴合谷、太冲、阳陵泉。

药物：维生素B_{12}注射液。

操作：常规消毒。风池、太阳进针不超过1cm，每穴注射0.3~0.5ml维生素B_{12}注射液，配穴针刺施捻转泻法，留针30分钟。

疗程：每天1次，5次为1个疗程。

[穴位埋线疗法]

取穴：风池（双侧）、太阳（双侧）、百会。

操作：常规消毒。以0号羊肠线剪成1cm长，置入穿刺针内，前端快速刺入穴位，得气后，边缓慢地推针芯边退针管，将羊肠线植于穴内。

疗程：20天埋1次，20天为1个疗程，连续3个疗程。

［**艾灸疗法**］

取穴：患侧率谷穴。

操作：患者取侧卧位，用艾条悬灸，距皮肤2~3cm，稍有温烫感为度，每次20分钟。

疗程：每天1次，20次为1个疗程。

［**刃针疗法**］

取穴：百会、患侧率谷、双侧风池。风寒阻络加大椎、外关，肝阳上亢加太冲、太溪，痰浊上扰加丰隆、足三里，气滞血瘀加膈俞、血海。

操作：坐位或俯卧位。常规消毒。针刃与后正中线平行，针体与局部体表垂直刺入，刺入皮肤后，头皮部分行斜行切刺，项部行纵切刺，然后用消毒纱布块压住进针点，迅速将针拔出，按压贴"创可贴"或戴头套固定。

疗程：1周治疗1~2次，缓解为止。

［**激光穴位照射疗法**］

取穴：太阳、印堂、攒竹、百会、风池、外关、率谷。

操作：用氦氖激光器或半导体激光器，取波长632.8~650nm、输出功率为5~30mw，每穴照射3~20分钟。

疗程：每日1次，5~10次为1个疗程。

［**眼针疗法**］

取穴：①主穴：取肝区、胆区、上焦区。②配穴：肝阳上亢型加肾区、脾区；气血两虚型加心区、脾区、肾区；肾精不足型加肾区、下焦区；痰浊中阻型加脾区；瘀血阻滞型加心区、脾区。

操作：常规消毒。在穴区距眶内缘2mm处平刺，由该区始点向该区终点方向，每穴轻刮针柄10次，以寻求得气，留针20分钟，留针10分钟时再每穴轻刮针柄10次，起针时按压针孔。

疗程：每日针1次，10天为1个疗程，疗程间休息2天。

［**穴位贴敷疗法**］

取穴：印堂、太阳（双侧）、百会、阿是穴。

操作：将生草乌、天南星、生白附子各30g，葱白7根，生姜40g共研末调匀，备用。上药用一层纱布包好，放入锅内蒸，趁热敷腧穴和痛处，包扎固定。须患处有热胀感。

疗程：每日换药1次，3~7天为1个疗程。

【评述】

1.家族性偏瘫型偏头痛，可能是一些青年女性和中年人中风的原因之一，基底动脉型偏头痛类似于椎-基底动脉缺血，可发生基底动脉或大脑后动脉血栓形成。无论是它的症状和发病机理，这两种证型的偏头痛都与中风相似且关联；而典型偏头痛和普通型偏头痛的主要症状和机理也都和肝阳偏亢、肝风上扰有关，导致肝经气血混乱、风木功能紊乱，无不与中风的成因类似，所以偏头痛患者应予以足够重视，积极治疗，防微杜渐，以防中风病的发生。

2.针灸治疗偏头痛方法众多，临床即时疗效明显，但偏头痛易反复发作，故在发作间歇期也应坚持治疗，消除致病因素。

3.患者要劳逸结合，按时作息，避免过劳和情绪激烈波动，以减少发作次数。饮食宜清淡，多食易于消化的食物和含维生素B族、维生素C的食品，如谷类、豆类、新鲜蔬菜水果，避免巧克力、奶酪、干果、腌制品及葡萄酒、啤酒等。

十、高尿酸血症

【概说】

高尿酸血症是引发急性脑梗死较为重要的独立的危险性因素。尿酸是人体和灵长类动物嘌呤代谢的终产物。高尿酸血症是指一种尿酸代谢障碍引起的血清尿酸水平增高，或尿酸盐沉积为主要临床表现的疾病。是由嘌呤代谢紊乱引起的，任何原因造成的尿酸生成过多和（或）排泄不足，均可导致高尿酸血症。目前我国约有高尿酸血症者1.2亿，约占总人口的10%。

国内外大量的临床流行病学研究提示，人体血清尿酸水平升高不仅常与高血压、高血糖、肥胖相伴，导致动脉粥样硬化的发生，影响高血压和糖尿病的发展，也与颅内动脉狭窄相关，而且国内外研究表明高尿酸血症可以独立参与心脑血管疾病的发生、发展和转归，或与这些传统心脑血管危险因素相互作用共同参与。通过对高尿酸血症的检测，有助于协助临床诊断急性脑梗死疾病。并且在急性脑梗死疾病的治疗过程当中，通过高尿酸血症监测，能够有助于观测脑梗死病情的轻重情况与发展情况，若尿酸水平较高，则表患者的病情相对加重，且恢复性较差，中风复发几率、心血管事件发生概率相对增高。

尿酸可能导致脑梗死的主要发病机制可能为：高血压的发生与尿酸水平升高相关，血清尿酸水平升高会加大肾小管对钠的重吸收，导致高血压；高尿酸水平极有可能会影响载脂蛋白代谢以及血脂水平，促进了胆固醇、低密度脂蛋白氧化，对脂质过氧化具有推进作用，动脉粥样化发展更加明显，管腔也会因此而逐渐变窄。血清尿酸水平会对颈动脉粥样硬化造成严重影响，尿酸若呈现结晶状态，便会在血浆中沉淀，进而影响血液黏稠度，尿酸形成晶体，对血管内膜细胞造成损害，平滑肌细胞也会因此受到刺激，而不断产生增生，血栓素A2合成、血小板源性生长因子合成都会不断加快，血小板更快地聚集以及黏附，血栓因此而增大。尿酸水平升高还会影响血管内皮分泌功能，使其产生紊乱，增加了内皮素分泌，一氧化碳清除氧自由基能力下降，增加了炎性反应的严重程度等等。

【临床表现】

高尿酸血症好发于中年男性，女性多在更年期后发病，但是近年该病初发年龄有日渐年轻化的趋势；酗酒、喜食海鲜和动物内脏以及肥胖，特别是减肥者是高危人群。

在日常饮食下，非同日2次空腹血尿酸水平男性>420μmol/L（7mg/dL）、女性>360μmol/L（6mg/dL）定义为相对性高尿酸血症；无论年龄、性别，在日常饮食下，非同日2次空腹血尿酸水平>420μmol/L（7mg/dL）诊断为绝对性高尿酸血症。临床又可分尿酸排泄不良型，尿酸生成过多型，混合型等。

高尿酸血症可无任何症状。很多患者如不做经常性体检，会等到痛风发作才发现。这个时间可能长达数年至数十年。但也仅有5%~15%的高尿酸血症者可发展成为痛风，因此，为消除中风的这个危险因素，应定期检测血尿酸。值得注意的是，高尿酸血症往往会与一些合并症产生一些症状，如合并高血压可出现恶心、呕吐、头痛眩晕、肢体麻木、失眠等。

"高尿酸血症"在中医学文献中并没有明确记载，若无临床症状，当可归属"未病"范畴。朱良春先生提出"浊瘀痹"新病名，认为本病乃浊毒瘀结，脾肾二脏清浊代谢失常所致。中医证候将其分为湿热蕴结证、瘀热阻滞证、痰浊阻滞证及肝肾阴虚证。

【针灸处方】

［头皮针疗法］

取穴：顶中线、额旁1、2、3线（均双侧），有痛风者，下肢加顶旁1线、顶颞后斜线上1/3，上肢加顶旁2线、顶颞后斜线中1/3。

操作：常规消毒。顶区3线针尖方向均由上向下，顶旁1、2线针尖由前向后，顶颞后斜线针尖方向由前神聪向曲鬓透刺，行抽提法，留针2~8小时，痛风者配合关节活动。

疗程：每日或隔日1次，10次为1个疗程。

［**毫针刺法**］

方1

取穴：百会、曲池、足三里、丰隆、太溪。

操作：仰卧位。常规消毒。百会斜刺1~1.2寸，施提插捻转补法；曲池直刺1.2~1.5寸，施捻转泻法；足三里直刺1.5~2寸，施捻转补法，得气后针柄加艾条灸；丰隆点刺1.2~1.5寸，捻转泻法，太溪点刺1~1.2寸，捻转补法。留针30分钟，其间行针3~5次。

疗程：每日或隔日1次，10次为1个疗程。

方2

取穴：膈俞、脾俞、肾俞、膀胱俞、内关、血海。

操作：常规消毒。诸穴直刺1~1.5寸，平补平泻，不留针。血海、内关施行捻转补法，使局部产生胀感。

疗程：隔日1次，10次为1个疗程。

［**电针疗法**］

取穴：肺俞、膈俞、脾俞、肾俞。

操作：俯卧位。常规消毒，肺俞向棘突斜刺0.8~1寸，膈俞向棘突斜刺0.8~1寸，脾俞直刺1~1.2寸，肾俞直刺1~1.2寸，得气后脊柱两边腧穴分别接G6805电针仪，连续波，通电20~30分钟。

疗程：隔日1次，10次为1个疗程。

［**艾灸疗法**］

取穴：大椎、身柱、曲池、膈俞、血海、脾俞、内关、膀胱俞、阿是穴、太冲、太溪、阳池、合谷、阳陵泉、委中、足三里。

操作：艾条温灸。每次灸4~6穴，每穴10~20分钟。

疗程：每日1次，连灸2~3个月。

［**耳针疗法**］

取穴：肾、脾、肝、内分泌、神门、交感。

操作：常规消毒。毫针刺，施捻转手法行针1分钟，留针30分钟，每隔10

分钟捻转1次，或埋掀针。

疗程：3日1换，30次为1个疗程。

[穴位注射疗法]

取穴：曲池、合谷、阳陵泉、足三里、阴陵泉、肾俞。

药物：当归注射液、川芎嗪注射液、丹参注射液。

操作：用5号注射器吸药液，皮肤常规消毒。用牙科5号针头针刺，提插得气后注入药液。每穴注射0.5~1ml。

疗程：隔日1次，10次为1个疗程。

【评述】

1. WHO在1989年根据世界许多国家和地区的大系列流行病学调查结果，把高尿酸血症列为一定会引起中风的绝对危险因素。但直至目前，不论是中医还是西医，对高尿酸血症尚缺乏病因治疗和根治措施。中医历代医家认为，先天禀赋不足，或调摄不慎，嗜欲无节，过食膏粱厚味，导致脾胃功能紊乱，水谷不化，浊毒内生，滞留血中，毒邪久留，蒸酿气血津液，生成痰瘀是其发病机理。针灸治疗主要是采取健脾益肾、利湿化痰、祛瘀活血之法，以预防为主，防病防变。

2. 本病患者中，男性、年龄增大、高甘油三酯、高低密度脂蛋白、高血压、体质指数高均为高血尿酸血症的危险因素，应定期体检、定期复查，在日常生活中加以防范和治疗。

3. 节制饮食，防止过胖，避免高嘌呤食物，如动物内脏，豆制品，海鲜，发酵的食物等。多食含嘌呤极少或不含嘌呤的食物，如谷物、蔬菜、水果、蛋类、脱脂牛奶等。严格戒酒，尤其是啤酒，试验证实，剧烈活动后饮1瓶啤酒，可使血中尿酸浓度成倍增高。高尿酸血症患者要尽量多饮水，最好每天至少保持2000ml的尿量，这样有利于尿酸的排泄，保护肾脏。同时要避免过度劳累、紧张，保持身心健康。

4. 已经发展为痛风的患者，应遵"急则治其标"的原则，积极治疗痛风性关节炎。

十一、短暂性脑缺血发作

【概说】

短暂性脑缺血发作（简称TIA），是指在脑血管病损的基础上由多因素导致脑局部短暂性血流受阻或中断，产生一过性局限性的神经系统症状和体征。一般持续数分钟至数小时，24小时内完全恢复，不留后遗症状，但可反复发作。TIA多由于颈动脉和椎－基底动脉系统动脉硬化，附壁血栓或血小板聚集物游离脱落阻塞脑动脉而致。好发于50岁以上的中老年人。

短暂性脑缺血的发作是多因素的，首先是脑内动脉粥样硬化，斑块脱落形成的微脑栓塞，当栓子自溶或侧支循环开放后，血流恢复，症状消失；也可能患者全身血压下降，特别是骤然下降，结果引起脑的平均动脉压降低和脑血流量减少而发生TIA；其他如严重的颈椎骨质增生在转头时压迫椎动脉，糖尿病、高血脂，脑血管痉挛、严重的心律失常等都会造成TIA。

短暂性脑缺血的发作虽然症状轻，容易被病人忽视，但如不及时诊断和治疗，1/3的病人在数年内有发生完全性脑梗死的可能，还有1/3的病人会经历长期的反复发作而损害脑功能，亦有1/3的病人可能出现自然缓解。因此，我们往往把TIA看成是中风的先兆或危险信号。

本病属于中医学的"小中风"。可分为肝阳上亢型、痰湿内阻型、阴精不足型和气虚血瘀型。

【临床表现】

临床上以急速发生与持续时间短为特征，俗称一过性脑缺血。

1.颈内动脉系统的TIA主要表现为一过性失语、轻偏瘫，或半身肢体麻木，偏盲、失认、失用，单眼黑蒙或昏倒等。

2.椎－基底动脉系统的TIA主要表现为脑干、小脑、枕叶、颞叶及脊髓首端部分缺血症状，有眩晕、恶心、呕吐、站立和行走不稳，短暂性意识障碍。可伴眼球震颤、黑蒙、复视、视物变形，语言不清，声音嘶哑，饮水呛咳，吞咽困难，交叉性瘫痪，四肢瘫痪。偏身感觉障碍，病变侧小脑性共济失调，猝倒发作等。

本病好发于50~70岁，男性多于女性。一般5分钟内即达高峰，一次发作常持续5~20分钟，最长不超过24小时，并在24小时内完全恢复而无后遗症。但可反复发作，次数多则一天数次，少则数周、数月甚至数年才发一次。

3.中医可分四型，如下。

①肝阳上亢型：平素头晕耳鸣，视物昏花，腰膝酸软，失眠多梦，五心烦热，口干咽躁，突然眩晕或发作性偏身麻木或一过性偏身瘫痪，短暂性语言謇涩，舌红少苔，脉弦数或弦细数。

②痰湿内阻型：平素头重如蒙，胸闷、恶心，食少多寐，突然出现阵发性眩晕，发作性偏身麻木无力，舌苔白腻，脉象濡缓。

③气虚血瘀型：平素头晕，面色白，气短懒言，身倦嗜卧，突然出现短暂性言语謇涩，一过性偏身麻木无力，舌质紫暗或略淡，舌苔白或白腻，脉细涩或迟涩无力。

④肾精不足型：平素精神萎靡，腰膝酸软或遗精滑泄，突然出现阵发性眩晕或短暂性语言謇涩，伴耳鸣、发落、齿摇，舌嫩红，少苔或无苔，脉细涩。

【针灸处方】

［头皮针疗法］

取穴：顶中线、额旁1线（右侧）、额旁2线（左侧）、顶颞前斜线（病灶侧）。

操作：常规消毒。针尖方向顶中线由前顶刺向百会，额区2线由上往下，顶颞前斜线由前神聪刺向悬厘。行抽提法，配合患侧的运动。留针2个小时以上，间歇性动留针。

疗程：每日或隔日1次，10次为1个疗程。

［毫针刺法］

方1

取穴：太溪、肾俞、三阴交、肝俞、上星、百会、印堂、肩髃、曲池、阳陵泉。眩晕加头维、风池；夜寐不安加四神聪、神门；烦躁加太冲、合谷。

操作：常规消毒。太溪直刺0.5寸，三阴交直刺1~1.5寸，施以提插捻转相结合的补法，令两穴的针感向四周扩散。肾俞、肝俞直刺0.5~1寸，施以捻转补法。上星平刺，施以捻转泻法1分钟，百会直刺、印堂斜刺，施以捻转补法。肩髃施提插泻法，曲池、阳陵泉施提插捻转泻法，令胀麻感分达手足。风池施捻转补法，头维施捻转泻法，四神聪、神门施捻转补法。合谷、太冲施呼吸泻法。

疗程：每日或隔日1次，10次为1个疗程。

方2

取穴：足三里、膻中、丰隆、曲池、外关、阳陵泉、廉泉。

操作：常规消毒。足三里直刺1~1.5寸，施以提插捻转补法，令酸胀感向下达足跗。膻中直刺0.5~0.8寸，施以提插捻转补法。丰隆直刺1~1.5寸，施以提插捻转泻法。曲池、外关、阳陵泉，直刺1~1.5寸，施以提插泻法。廉泉针尖方向刺向舌根，进针1.5~2寸，施捻转之平补平泻手法。

疗程：每日或隔日1次，10次为1个疗程。

方3

取穴：三阴交为主，肝阳上亢者加太溪和太冲，痰湿较甚者加脾俞和丰隆。

操作：常规消毒。常规针刺，每次留针20分钟。

疗程：每日1次，连续治疗1个月为1个疗程。

方4

取穴：内关、水沟、百会、三阴交、极泉、委中、尺泽、足三里。肝阳上亢型选内关、三阴交、水沟、极泉、委中、尺泽。气虚血瘀型选内关、三阴交、水沟、极泉、尺泽、百会、足三里。

操作：用碘伏棉签常规消毒穴位局部皮肤，先刺双侧内关，直刺0.7~1寸，采用呼吸捻转泻法，施手法1~2分钟；继刺水沟，向鼻中隔方向斜刺0.3~0.5寸，用雀啄法至眼球湿润为度，施手法1~2分钟；对极泉沿原穴经下移1.0寸，避开腋毛腋动脉，用提插呼吸补泻法强刺激，使上肢抽动2次为度；再到三阴交，沿胫骨内侧缘直刺，进针1.0~1.5寸，用提插呼吸补泻法，使下肢抽动2次为度；刺尺泽，屈肘，直刺1寸，用提插呼吸补泻法强刺激，使患肢前臂、手指抽动2次为度；刺委中，仰卧位，直刺1~2寸，用提插呼吸补泻法强刺激，使患侧小腿抽动2次为度；刺百会，沿头皮平刺0.3~0.5寸，用呼吸捻转补泻法强刺激，以患者能耐受为度；刺足三里，沿胫骨外缘直刺1~2寸，用提插呼吸补泻法强刺激，使患侧小腿抽动2次为度。不留针。

疗程：1日1次，7次为1个疗程，连用2个疗程，停1天继续治疗。

方5

取穴：风池（双侧）、第2、3、4、5、6颈椎棘突下旁开0.5寸。

操作：患者取坐位。皮肤常规消毒。用28号1.5寸毫针，直刺1.0~1.5寸（风池向对侧眼内眦部针刺），平补平泻，得气后留针30分钟。

疗程：每日1次，30天为1个疗程。

［**艾灸疗法**］

取穴：关元、足三里。

操作：重灸关元、足三里各2小时。

疗程：每日1次，治疗15天为1个疗程。

［**耳针疗法**］

取穴：肝、肾、脾、内分泌、交感、耳尖。

操作：常规消毒。用毫针刺，针刺深度以不透过背侧皮肤为度，中等刺激量，得气后留针30分钟。

疗程：两耳交替，隔日1次，10次为1个疗程。

[穴位贴敷疗法]

取穴：神阙。

操作：将黄芪、羌活、威灵仙各90g，乳香、没药各40g，肉桂10g共研细末，和匀贮瓶备用。用时每次取6g，用醋或黄酒调成糊状，于每晚睡前，先洗净脐窝，再将药糊敷入脐中，用风湿膏固定。可用热水袋热敷（勿过烫）。

疗程：每日1次，次夜如法换药；1周后改隔日换药1次，10次为1个疗程。

【评述】

1.短暂性脑缺血发作虽然症状较轻，容易被病人和家属忽视。据观察研究，短暂性脑缺血发作发病频次越高、每次持续时间越长，治疗前发作次数越多，进展至脑梗死的危险系数也相应增加，发作持续时间越长，脑组织缺血性损伤越严重，同时也影响侧支循环的形成而引起脑梗死。据美国一项多中心大样本短期预后的研究显示，9.5%~14.6%的患者在TIA发生后90天内发生脑梗死。因此，在中风治未病中，对其重视并及早加以干预，是防治中风的一个关键性的重要环节。

2.针灸治疗该病有很好的疗效。但由于本病起病急，患者多无思想准备，加之对疾病缺乏足够了解，故发病后患者易出现一些不良心理问题，如紧张、恐惧、焦虑、急躁、抑郁、悲观、厌世等，严重降低了患者的生活质量，也影响了治疗。因此需要做好患者的心理护理工作。应告知患者已对其进行了有效的治疗，不必过于担心预后不良，并告知患者通过治疗及预防措施是可以防止疾病反复发作的。

3.在治疗期间和治疗结束后，要定期检查血压、血脂、血糖、体重、腰围、心脏等，以便及时调整治疗方案和采取必要的其他治疗手段，预防中风的发生。

4.要改变不良的生活习惯，建立良好的健康的生活方式。指导患者摄入合理的饮食，以低脂、低胆固醇、低饱和脂肪酸、低盐、低糖的饮食为主，多摄入一些蛋白质、维生素、纤维素及矿物质，做到营养均衡丰富，有利于增强机体免疫功能，预防疾病复发，同时又可避免因不良饮食而导致病情加重或复发。控制肥厚甜腻之品，戒烟不酗酒，保持大便畅通，节制暴躁情绪，积极参加体育锻炼等，都有利于防止中风病的发生。

| 第七章 |
中风病的居家康复

居家康复，是中风患者康复的最后阵地，也是整个康复进程中的重要一环，应创造条件，加倍努力，通过一对一形式的康复训练，从躯体的运动治疗、日常生活的指导治疗到心理治疗等，帮助患者获得较大的进步。

一、改善居家环境，做好康复护理

首先家属要为患者创造一个安静、舒适、温馨的家庭康复休养的环境。室内温度以20~25℃为宜，湿度最好保持在50%~60%，要求室内的空气新鲜，经常开窗通风，但要避免直接风吹患者。寒冷季节要注意保暖，预防感冒及呼吸道感染。以方便患者为原则，要改造家庭环境，去除室内和患者康复无关的不必要物品、家具；最好要去掉门槛、台阶；出入房门改造成为倾斜度为5°~8°的斜坡，要腾出空间为患者创造良好的生活空间。病人的床要安装床档，以防从床上坠落。室内沿一面墙壁安装扶手，以方便病人康复锻炼或行走时扶持。卫生间要安装扶手，地面要保持干燥，以防病人滑倒；同时，要安装坐式便器，其高度要与轮椅坐垫相当，便桶旁边要安装把手，方便病人自行大小便。家中凡装有滑轮或容易移动的家具都要移除，以免病人依杖时滑倒。有条件的家庭可对居室颜色进行调配，墙壁、窗帘宜用淡蓝色，有利于平稳血压；对偏瘫患者可用粉红、淡绿、橙黄等多种颜色布置居室，可使患者能通过视觉刺激脑细胞，使之活跃，从而有利于神经功能的恢复。

要保持患者良好的个人卫生。因患者行动不便，大小便后要及时帮助其用温水清洗。保持衣物及床单的清洁干燥、平整。为预防并发症，卧床病人要定时翻身拍背，更换卧位，每2小时1次，每次5分钟左右，以促进痰液排出，并做好口腔护理。翻身时切忌在床上拖、拉，以防止擦伤皮肤，并对褥疮易发部位如骶尾部、髋部、肩肘部、外踝、足跟、枕部等部位进行及时检查，骨突出处可做一个棉圈垫上，使突出部位悬空，减少受压。还要选择合适的床垫，一般用海绵垫或气垫床。定期用温水给患者擦澡、擦背，局部按摩，以促进血液循环，改善局部营养状况。

中风患者居家环境舒适，家庭康复护理得当，能提高后遗症期患者日常生活活动能力，减少并发症，加快康复进程。

二、中风后的情志康复

突如其来的病祸，给每个中风患者带来的心理创伤是不言而喻的，如果让恐惧、悲观、绝望的心态蔓延下去，势必会影响到患者康复，甚至会有生命之忧，故情志康复是居家康复的重中之重。

1.患者的不良心态及其对康复的影响

居家康复的中风患者，都带有后遗症，如半身不遂、语言不利、口眼㖞斜、偏身麻木、吞咽困难等，轻则活动障碍，重则卧床不起，因此，罹病前后患者在社会和家庭中所处的地位发生了根本的改变，从而使患者萌发了许多不利于该病康复的不良心理状态。如：①丧失信心。认为中风乃不治之症，因此就意志消沉，精神萎顿，甚而思想崩溃，不容易接受家人的关爱和鼓励。②求愈心切。有这种表现的患者，平素性格急躁，好胜心强，富有事业心。病倒后往往心情焦急，爱发脾气，希冀一朝一夕康复如初，没有长期与疾病作斗争的心理准备。对医生的医疗技术容易发生怀疑，会不惜代价求名医、找偏方，甚至求神拜佛，无所不用其极。对家属的护理容易责难，结识病友，轻信谗言，以求及早解脱自己。一旦不能满足，容易丧失信心。③依赖思想。依赖药物特别是依赖高档药物、保健品，而不愿功能锻炼；依赖他人帮助，过着饭来张口，出行轮椅的生活。④害羞心理。觉得再也见不得人，整日闭户卧床，情绪抑郁。在功能锻炼时，吐字投足，怕人耻笑，不能面对现实。⑤怨恨嫉妒。认为操劳一生，落得如此地步，怨家人或领导、同事不体贴，有抵触情绪，不愿配合。嫉妒别人同样工作环境，甚至比自己年长也没患病，因此视人家的劝解为幸灾乐祸，对自己的同情为虚情假意，嫉妒别人（甚至配偶、子女）的任何言语、行为、表情等等。

精神状态很大程度上影响器质性疾病的病程和预后。中风后遗症患者的这些不良心理状态，对病人的危害有时可能比躯体上的致残还要严重而持久。首先，失去精神支柱会减弱人体的机能，使气机运行不畅，甚而崩溃。西医学也认为神经系统脆弱，则内分泌失调，失眠多梦，烦躁易怒，血压上升，胃纳不馨……诸症迭起，影响到病人各种机能状态失常。其次，情绪跌宕易生险情，而致病势恶化。患者不良心理状态，易郁怒伤肝，或忧思伤心，以致肝阳上亢，或心火上炎，轻者头痛头晕、面赤气粗，神志昏沉，诸症进行性加重，重者气血冲逆，血菀于上，痰浊凝滞络窍，以致脏腑经络功能骤然失常，再次中风。第三，会贻误时机，延长疗程。患者失去信心会久卧病榻，消极等待，不进行适度的主动运动和被动运动，而致"久卧伤气"（《素问·宣明五气篇》），出现精神不振，食少乏力，动则心悸气喘，甚至继发其他疾病，遂致康复疗程延长，患肢肌肉萎缩、拘挛，贻误康复时机。

2.中风患者情志康复的方法

情志康复主要通过医生和病人家属的语言、表情、姿势、态度及行为去影响和改变病人的感受、认识、情绪、态度和行为等，激发患者的康复愿望和动力，提高患者的自我调节能力，从而减轻或消除导致病人痛苦的各种紧张因素、消极情绪和异常行为，以及由此而引起的各种躯体症状。其方法有。

（1）开导祝由，移情变气法：《灵枢·师传》说："人之情，莫不恶死而乐生，告之以其败，语之以其善，导之以其所便，开之以其所苦，虽无道之人，恶有所不听者乎？"开导，就是以"人之情莫不恶死而乐生"为前提，掌握病人趋利避害的本能，对病人说理、开导、解释、劝告，使病人对疾病有认真对待的态度，解除病人的各种顾虑和消极的心理状态，增强其战胜疾病的信心。祝由，即祝说疾病发生的原因、转归、预后，是转移患者精神的一种方法，以此解除病人的思想负担，调整气机，改变气血紊乱状态，稳定其情绪。此法与现代心理治疗中的说理治疗、教育治疗和精神分析治疗等相似。

（2）以情胜情法：情志活动分属五脏。不同的情志活动会引起脏腑气机的不同变化。在病理情况下，用引发一种情志活动的方式，来纠正与其相对的过激情志变化所造成的脏腑气血紊乱，使之归于平衡而治愈疾病，即是以情胜情法。此法与西医学的行为矫正疗法接近。

（3）暗示疗法：此法在中医学中较为常见。暗示分他暗示和自暗示。他暗示经常与开导祝由法结合应用，在针灸、按摩、康复活动前，给病人讲述有关与疾病作斗争的经验体会，和病愈后参加生产劳动、社会活动等情景，激发其能动性；也可教患者自暗示方法，针对不同情志调整情绪，缓和紧张或兴奋状态。无论何种暗示法，都能增进和改善人的心理、行为和机体的生理功能，提高其他治疗方法的疗效，从而达到治疗疾病的目的。

（4）自我调整法和自我训练法：这是根据一套特定的程序，以机体的一种反应去改善机体本身的另一种反应的一种行为治疗方法。普遍使用的是教授病人几套最基础、最易学的气功，如放松功、强壮功、升降调息功等，使中风患者自身产生松静和松弛反应，以对抗紧张和焦虑，这对稳定患者的情绪，减少并发症和其他兼证的发生，能起到良好的作用。同时，培养患者的爱好和兴趣，参与适当的文娱活动，缓解孤独感，以增强战胜疾病的信心。

3.情志康复在居家康复中的作用和意义

中风病人居家后，相处的主要是家人，尤其是老伴，若病人有情志障碍，会失去和谐、和睦，矛盾会越来越深，最后导致两败俱伤的不良后果。因此，对中风病人的情志康复，其意义不可低估。

（1）有利于增强病人战胜疾病的信心：通过情志康复，病人会逐步适应突然改变的生活环境，会配合医生的治疗和家人的康复护理，对自己每一个症状的改善、功能的恢复，甚至是极其微小的进步，都会加以珍惜，视为继续努力康复的动力，而且情绪也会变得开朗乐观，就会增强大脑皮层和整个神经系统的功能，提高抗病和康复能力。

（2）有助于改进医患关系，促进家庭更加和睦：无论是医生上门服务，或者是家属、保姆在家护理，没有一个和谐气氛，得不到病人的密切配合，只会是事倍功半。只有建立了良好的信任关系，接受医生指导和家庭成员的督促、帮助，按时完成康复作业，才能提高康复效果。

（3）可以增强心理防御，减少并发症的发生：长期卧床的中风病人，体质虚弱，容易诱发肺部感染、褥疮等并发症，有的在性格、情绪的影响下，容易加重高血压、心脏病等病情，甚而再次发生中风。而当病人保持身心愉快，对康复充满信心的心理状态时，就可能减少这些并发症的发生，阻止病情的进一步恶化。西医学证明，受中枢神经系统，特别是丘脑下部直接调节的人体的免疫系统功能，对于维护机体的健康活动，适应和防御不良环境的刺激，对防止病菌、病毒的侵染等都有巨大作用。

（4）有利于调动机体的潜能：人的机体有一种潜在的能力，可以在发病时对伤害的组织和细胞进行调整、代替或补偿，使人体机能重新趋于协调，建立新的平衡。而这种潜能，只有在正常心理状态下才能得到充分的调动和发挥。

三、中风患者的家庭按摩治疗

按摩，对瘫痪肢体的恢复是十分有利的。患者居家后，家庭成员、保姆和患者本人若能掌握按摩要领，进行家庭和自我按摩，既方便，又对中风患者康复大有裨益。

1.按摩的作用和注意事项

（1）按摩的作用：①按摩可以使受作用的部位发生物理和化学变化。改变局部组织的生理反应，通过神经系统反射性地调节身体功能，使瘫痪肢体血液循环和淋巴循环得到改善，营养局部的皮肤和肌肉，增加肌肉和韧带的伸缩性，解除肢体的挛缩、畸形及肌肉痉挛。②按摩使局部毛细血管扩张，血流丰富，皮肤温度升高，促进汗腺分泌，增加皮肤弹性。③按摩能提高人体免疫功能，使白细胞总数增加，吞噬作用加强，血清补体效价增高。④按摩有调节神经功能的作用。在瘫痪肢体上按摩使神经系统的兴奋和抑制处于相对平衡状态。

（2）按摩的注意事项：①按摩时，患侧肢体能按摩的地方，都要进行按摩，但重点应按摩关节部位，以防畸形。②对于已有挛缩的部位，除按摩局部外，还应按摩患肌的起止点。③按摩年龄大、体质弱的中风患者，用力要轻，持续时间宜短，以不引起头晕、心跳、气短为原则，以5~10分钟为宜，每日1次，10次为1个疗程。疗程间隔3天。④对身体较强，瘫痪较轻的患者，按摩强度要大，持续时间要长，可以10~20分钟，每日1次，10次为1个疗程。⑤对于有心功能障碍及脑血管病进行性加重、或有再次出血倾向者，局部有褥疮的及身体不适者，暂不按摩。

2.家庭简易按摩法

中风患者居家康复，家庭成员最好能学会简易按摩法，对患者康复帮助很大。其方法如下。

（1）按法：在身体的一定部位上用力向下压，此法作用部位较深，分为指按、掌按、肘按等。

（2）摩法：用手指或手掌（大、小鱼际）在相应的部位上，做顺时针方向或逆时针方向的环形的有节律的抚摩、在皮肤上摩动，作用部位较浅，分为指摩、掌摩等。

（3）推法：用手指或手掌在一定的部位，紧贴皮肤，适当用力向前作直线的推动，分为指推、掌推等。

（4）拿法：用拇指和其他四指，对称用力拿住肌肉或肌腱，进行一捏一松。适用于肌肉丰满处或肩、肘关节部位。

（5）抹法：用拇和食、中指的罗纹面，紧贴皮肤，作左右或上下分抹，适用于头面部、颈项部。

（6）揉法：用掌根在一定的部位上作轻柔的回旋揉动，适用于腹部及四肢。

（7）掐法：用拇指指端，在一定的部位上掐按，达到强烈的酸胀感觉，主要适用于易产生较强刺激的部位，如人中、涌泉穴。

（8）拍打法：用虚掌拍打患侧肢体及躯干部，起到解除痉挛、消除疲劳的作用。

（9）捻法：用拇指和食指在患侧的手指等小关节部位做对称性反复交替的用力，防止指（趾）挛缩及畸形。

（10）捋法：用弯曲的食、中指夹住患侧手指根的上下两面，向指端捋去，防止和纠正手指挛缩。

3.家庭按摩主要穴位

用拇指按揉膻中、中脘、气海、关元。由上而下捏拿瘫侧上肢肌肉、肩关节周围的肩髃、肩髎、肩前、肩贞、臂臑穴，肘关节周围曲池、手三里、肘髎、小海、少海、曲泽、尺泽穴，腕关节周围的外关、内关、阳池、阳溪、合谷穴，捋患者手指。由上而下捏拿瘫侧下肢肌肉、重点按揉和捏拿髋关节周围的髀关、阴廉、鼠溪、居髎等穴，膝关节周围的梁丘、血海、内外膝眼、阳陵泉、阴陵泉等穴，踝关节周围的解溪、丘墟、商丘、太溪、昆仑、照海、申脉、绝骨、三阴交等穴。用两手拇指按揉背部脊柱两侧夹脊穴和膀胱经腧穴，臀部的秩边、环跳穴，下肢后侧的承扶、殷门、委中、承山等穴。

4.偏瘫病人自我按摩要领

（1）体位：不能下床活动的，取卧位，以仰卧为主，也可侧卧，也可以取坐位。能下床的，可以坐在椅子上按摩。

（2）手法：上面介绍的十种手法都是可以用一只手操作的，故均可采用。开始手法宜轻，用一种或几种手法，以后熟练了可用多种手法，并逐渐加大按摩量。

（3）时机：无论出血性中风还是缺血性中风，只要无意识障碍且生命体征稳定，即可按摩。

（4）要领：用健肢将瘫侧上肢放在胸前，普遍将下肢按摩一遍，然后重点按摩关节部位。肩关节、肘关节主要用拿法，指关节主要用捋法，大腿和小腿部位用按、摩、推、拿、揉、拍打等手法，按摩足趾用捻法、捋法，不能坐起的病人，用健侧足跟、足底，或足傍蹬、踩、搓动下肢，以促进下肢功能恢复。

此外，用手半屈曲梳头皮、用手掌擦洗面部、用指桡侧按揉眼眶部、用拇、食指按风池穴等等，都不失为自我按摩的好方法。

四、居家后的家庭运动疗法

运动疗法是康复医学的重要治疗手段之一，是应用某种运动来治疗运动障碍，矫正姿势的一种治疗方法。是家庭康复中最常用的方法。

1.被动运动

被动运动是指瘫痪肢体不能主动活动，而得依靠外力进行的运动。这种外力包括乡村社区医生、家人或病人自身的健肢带动或康复器械的帮助。其对象主要是肌力在2级以下的病人。运动时机越早越好，主要目的是保持瘫肢关节的活动度，防止关节粘连、挛缩、疼痛和失用性肌肉萎缩的发生，保持肌肉的静力长度，为主动运动的出现打下良好的基础。

被动运动时患者肢体要完全放松，关节应由小到大，部位应由近到远，运动幅度应由小到大，运动强度应由弱到强，手法宜轻柔，以病人能忍受为度。早期病人处于软瘫阶段，主要是防硬瘫；硬瘫发生后，其上肢应做与瘫肢挛缩相反的伸展运动。具体做法是让健手拿起患侧上肢，缓慢伸展和屈曲肘关节、腕关节、指关节，或由家人握病人患手，另一手相对固定肱骨下端，瘫肢掌面朝上，然后使瘫侧上肢有节奏地做外旋动作，还应被动的使手腕与手肢做背屈运动。下肢主要预防和治疗足下垂、足内翻，医生或家人取站位或坐位，病人取仰卧位，家人面朝病人足的远方，一手固定患肢踝关节上端，另一手握其患足，做到有节奏的向外向患者近心端搬动。时间根据病情程度而定。

2.助力运动

助力运动是指在外力辅助下，通过患者的主动收缩肌肉来完成的运动。常用于肌力在2级以上时病人的运动练习。做助力运动时，应明确病人以主动运动为主，要以最大的努力来参与运动。

上肢助力运动主要是反复练习上肢内外运动。病人仰卧位，家人将患者瘫侧上肢辅助推向离躯体较远处，呈最大外展伸直位，然后嘱病人将上肢移向躯体一侧，移动有困难时，家人用手指轻轻地给予辅助；反之，再将瘫侧上肢放于近躯体处并使之处于伸展位，然后嘱病人将瘫侧肢体向外移动，移动困难时，家人再给予辅助，将瘫侧上肢移动到离躯体最远处，如此反复练习直到完全能内外运动为止。

下肢助力运动时，可辅助将瘫侧下肢放于最大半屈曲位置，然后嘱病人瘫肢伸直，困难时给予适当辅助。再将患侧下肢微呈屈曲状，然后嘱病人做屈曲动作，有困难时再给予助力，帮助动作的完成，也可伸屈动作连续交替进行。如此反复练习到病人能做下肢伸屈动作为止。

还有躯体坐位、站立、行走助力运动，都要求姿势正确，反复练习，家人适当辅助，直到病人能完全独立完成动作为止。

3.主动运动

主动运动是指完全由病人主动用力收缩来完成的各种运动，多用于肌力3级以上的病人。

上肢主动运动有所恢复后，要加强甩手甩臂运动和上举、平伸运动，注意手功能锻炼，有规律地练习上肢高举及伸指握拳、对指、手指外展、手指内收等动作的练习。同时可练习拿碗、汤匙、筷，穿、脱衣服以及编织、打算盘等精细动作。

下肢主动运动要强化足趾训练。足趾训练的初期可在医师或家属帮助下进行，用双手握住患者脚趾，令其反复感觉足趾的屈伸动作，同时摩擦足背面肌肉以刺激患者对足趾屈伸的感觉。每次做20次，每日训练2~3次。当患者能够感到足趾屈伸后，在医师或家属的帮助下，逐渐促进患者加大自主运动的力量，完成足趾伸展及踝关节背曲动作，然后带动整个足的背曲运动。足趾的运动和训练对于偏瘫显得十分关键，因为足趾是整个下肢运动感觉的最末端，其运动感觉的恢复可影响整个下肢的运动感觉程度。而且刺激诱发所需要的背曲肌肉反应，可以提高踝关节的背曲能力，同时加强踝膝关节运动的伸展和髋关节的内收外旋等，加快下肢运动功能的恢复。除此之外，下肢主动运动主要是练习抬腿、屈腿、伸腿到站立、行走等动作。在出现划圈动作时，应练习屈膝和提腿动作。注意行走时要保护好病人，以防摔倒骨折。同时，要注意纠正不良运动姿势，嘱病人抬头、挺胸、收腹、平视，禁止形成健足迈得远，然后患足紧跟平齐的半步步态和两腿小碎步迈进等异常步态，并要循序渐进地练习坐、站、走平路、到上下楼梯等动作。

4.抗阻力运动

抗阻力运动是指在运动过程中，病人要克服外来阻力才能完成的运动。阻力由医生、家人、亲属、保姆或用器械施加，如沙袋、哑铃或以自身体重作阻力进行抗阻练习，达到更有效地增加肌力的目的。多应用于瘫肢肌力达到4级或5级偏低者的运动训练。

抗阻力运动时，施加的阻力应从小到大，整个活动范围施加的阻力，要起始或终末两头小、中间大。

5.居家生活动作训练 居家后，日常生活动作训练至关重要，这是中风后实现生活自理能力的重要环节。生活训练可按下列顺序进行：进食动作、洗漱动作、更衣动作、解便动作、读书写字动作等，最终达到生活自理的目的。

对失语的患者可先训练噘嘴、鼓腮、呲牙、弹舌等，每次5~10遍，每日数次。可从"1、2、3"开始训练患者的发音，由易到难，由简到繁，由短到长，由字到词，由词到句，最好配合彩图、实物形象，可以提高学习效果。要鼓励患者大声说话，通过张口动作和声门开闭，促进语言功能的恢复。语言表达能力可采取看、听、说、读、写等方式训练患者，细致观察患者的表情，正确判断患者的要求，要多与患者交流最感兴趣的事情，并反复强化，启发记忆。

上肢功能锻炼时，手指可握橡胶圈反复屈伸，患侧手练习拣拾东西，先大后小，如核桃、红枣，练习熟练后再捡拾花生米、黄豆等。协助患者练习穿衣、系纽扣、系鞋带等。注意穿衣服时先穿患侧，后穿健侧，脱衣服时先脱健侧，后脱患侧。练习洗漱，先用健侧洗脸、刷牙以后逐渐锻炼患手。逐渐让患者参加简单的家务劳动，如折叠被褥、洗刷碗筷、开关门窗、扫地抹桌等，既提高了患者的生活能力，又实现了患者发现自身价值的需要。

下肢功能训练时，开始患者背部垫被褥坐起，逐渐扶床栏或独立坐起，再坐于床沿双腿下垂。第二步站立和步行：患者扶床沿或墙壁独自站立并能保持体位平衡后，开始做跨步动作。注意姿势、步幅均匀、频率适中。站立及行走一定要根据肌力恢复情况，不可操之过急，以免造成误用综合征。

对吞咽功能进行康复指导时，由于真性或假性延髓性麻痹，部分患者存在饮水呛咳、吞咽困难等，有误吸的危险。患者进食时应抬高床头30°~45°，食物以清淡软食为宜，饮水呛咳时以粥代替水，食物尽量放在口腔健侧部。注意进食0.5~1小时后再放平床头。进食前应休息，不使用饮水管，用杯子饮水时，水保持半杯以上。要注意每次摄入的量（即一口量），一般从5ml开始酌情增加。一口量过多会滞留于咽部，而导致误吸或从口中溢出；一口量过少又难以诱发吞咽反射。进食后为避免食管反流，应保持坐、立位半小时。

6.自制家庭针灸康复器具

居家康复，可利用一些旧废料，自制一些简易的针灸康复器具，用于家庭康复。

（1）制作竹罐隔盐灸：取内径4~6cm的毛竹管一根，去节，把它锯成每段3~4cm高，然后，一头用四五层纱布覆盖，用松紧带扎紧备用。使用时，在竹罐内加入食盐，在食盐上面放一底部直径为2~3cm的圆锥形艾炷，点燃锥顶施灸。若患者感觉太烫，可作适当移动，并在下一次施灸前再加厚盐层，若不够温热，则减薄盐层。此法安全、省力、舒适、有效，适合艾灸疗法的所有适应证，如放在肩部可辅助治疗肩手综合征，放在上腹部中脘部位可缓解胃脘不适，放在脐部神阙和下腹关元部位可大补元气，放在腰部肾俞可强肾壮腰。

（2）制作上肢拉力器：可用旧自行车内胎做成弹力带，上端绑在门框或树上，下端做一个把手，高度正好上肢上举能拉住把手，可锻炼上肢关节和肌肉。也可横向设置，锻炼臂力。

（3）制作下肢踏板：同样用旧自行车内胎，上端固定，下端装一踏板，用患肢踩踏踏板，锻炼下肢关节和肌肉，可以防止失用性肌萎缩。

（4）用木板制成斜板：用患足踩踏斜板而使足外翻，用来纠正足内翻。

（5）用患肢手掌在木头桌子的桌面上滚动擀面杖，做非擀面运动，用来锻炼指关节。用患手拿筷子或勺子，将一只碗内的花生米、黄豆等，移位到另一只碗，用来练习吃饭能力。

五、中风患者的居家食疗

1.中风食材的气味和归经

患者居家康复，建立合理的饮食结构十分重要。中医学认为，食物同药物一样，具有"寒、热、温、凉"四气和"酸、苦、甘、辛、咸"五味特征。方凤贞等从研究中风食材功能和归经分类关联规则中发现，具有平肝息风、活血化瘀、补虚及祛风湿功能的归肝经，具有补虚功能的归肾经，具有补虚与温里功能的归脾经，具有温里与清热功能的归胃经，具有解表与清热功能的归肺经。此外，归脾、胃经的均有温里功能；归胃、肺经的均有清热功能；归肝、肾、脾经的均有补虚功能。因此，中风食材的功能主要以补虚为主，还可平肝息风、活血化瘀、温里、祛风湿、清热。而归肝经的食材具有辛、苦、咸、甘及温的气味特征；归肾经的食材具有涩、甘及平的气味特征；归肺经的食材具有凉、苦及辛的气味特征；归胃经的食材具有凉、辛、甘、苦及热的气味特征。故在饮食调配上要辨证施膳，不要一味峻补。

2.中风患者居家食疗的一般原则和配置

中风患者的饮食宜少量多餐，仍坚持一日三餐，由于晚餐到第二天早餐时间过长，晚间可适当进食一次。饮食要细嚼慢咽，进食时要情绪稳定，避免激动，不要在吃饭时讲话议事，以免咳呛。同时，要严把食品卫生安全关，食物要新鲜，并尽量现吃现做，尽量不吃剩饭剩菜，防止食物中毒或消化不良。根据个体血压、血脂、血糖、心脏或其他并发症，要遵医嘱用药。其他营养补充剂有维生素A、D、E、C、B_1、B_2、B_6、B_{12}、叶酸、善存银片等，可按照说明服用。保健食品有卵磷脂、鱼油等，服用时可咨询家庭医生。

饮食应低盐（食盐每日要少于6克）、低脂、高维生素、高蛋白、高纤维素，烹调多用植物油，多食蔬菜、水果，多饮水，戒烟限酒，保持大便通畅，以防用力排便诱发再次中风或其他疾病。培养健康的行为方式。

阴虚患者宜食甘凉食物，如绿豆、小米等；阳虚患者宜食甘温食物，如麦面、胡萝卜等；肝肾不足、头晕目眩者宜多食白菜、黄瓜等；便秘宜食高纤维素食物，如蔬菜、水果等；高脂血症患者饮食定时定量，忌食动物内脏等含油脂多的食物。

中风病位在脑，可在食谱中配置补脑食物。在补脑的营养素中，包括卵磷脂、脑磷脂、牛磺酸、谷氨酸、欧米伽-3、脂肪酸及维生素A、D、E、B族、C、矿物质碘、钙、镁、钾等丰富的食物，可有效促进脑功能的恢复，防止血管性痴呆的发生。①优质蛋白：各种蛋类尤以鹌鹑蛋为上品，做成卤蛋、蒸蛋、蛋花汤、豆腐脑、熘豆腐、豆腐紫菜蛋花汤等；鱼虾瘦肉制作的丸子汤，各种肝泥、益生菌、酸奶，各种坚果仁制作成的果仁粉，制作的玉米面核桃粉红糖粥、玉米面杏仁粉红糖粥及豆浆、牛奶、米糊都可以添加这类补脑坚果粉。②粥类：肉末粥、鱼片粥、鸡肉粥，均加适量的豆腐丁、胡萝卜丁等。桂圆莲子粥、芡实粥、何首乌粥等药粥，具体配方可咨询营养师或家庭医生。③半流质面食：鱼、虾、瘦肉小馄饨、蛋花面片、蛋花龙须面等均可加适量的紫菜或嫩菜叶。酵母发酵的面食如各种馒头、花卷、豆沙包、小包子、全麦面包等。④薯类食品：土豆泥、胡萝卜泥、红薯、山药泥等与奶粉拌在一起吃，也可以加少许低钠盐、橄榄油，喝粥时一块吃，可补充多种营养素。水分补充除了凉开水外，可增鲜榨的蔬菜汁、水果汁或者市售的番茄汁、葡萄汁，便秘者可用决明子茶饮用或饮牛蒡汤效果很好。

3.常用食材的营养成分

食材中有蛋白质、脂肪、糖类三大营养素。

（1）蛋白质：人体不可或缺的物质，是生命存在的基本方式，它的主要来源是豆类、鱼虾、蛋、乳等食物中。肉类含蛋白质丰富，一般在10%~20%之间。瘦肉比肥肉含蛋白质多。肉类食品含蛋白质是优质蛋白质，不仅含有的必需氨基酸全面、数量多，而且比例恰当，接近于人体的蛋白质，容易消化吸收。肉分白肉、红肉，白肉是指肌肉纤维细腻，脂肪含量较低，脂肪中不饱和脂肪酸含量较高的肉类，包括鸟类（鸡、鸭、鹅、火鸡等）、鱼、爬行动物、两栖动物、甲壳类动物（虾蟹等）或双壳类动物（牡蛎、蛤蜊）等。虽然三文鱼、煮熟的虾蟹等都是红色，也不能算作红肉。红肉指猪、牛、羊之类的哺乳动物的肉类。一般情况下，白肉和红肉要都吃，营养才能均衡。但因为红肉中含有很高的饱和脂肪，故白肉比红肉更适合易患心脑血管疾病的老人。

（2）脂肪：三大营养素之一，没有脂肪，脂溶性维生素就不能吸收。脂肪在血液中称为血脂，分为高密度脂蛋白和低密度脂蛋白，高密度脂蛋白有清除血管壁上的胆固醇、降低血液中胆固醇含量的功能，起到预防和治疗动脉硬化的作用；低密度脂蛋白能将胆固醇带进血管壁，促进动脉硬化的发生，因此，平时应注意多吃含蛋白质丰富的食物，少吃富含胆固醇的食物，应多吃植物油，因植物油中含维生素E较多，可加速胆固醇的分解，而降低胆固醇含量，少吃心、肠、脑、鱼籽、动物脂肪等，防止加重动脉硬化和心脑血管病。

（3）糖：三大营养素的组成之一。人体各组织、器官都依靠糖氧化后产生的热量来维持活动，是人体能量的主要来源，也是神经系统能量的唯一来源。大脑缺乏糖氧化供能，就会出现功能障碍，甚至昏迷、死亡。但中风患者又应控制甜食，以免发生糖尿病而加重脑血管病。同时，糖也可以转变为脂肪，糖吸收过多，血液中的胆固醇和甘油三酯增加，会促进动脉硬化，促使肝脏产生中性脂肪而转化为皮下脂肪，形成肥胖症，不利于中风偏瘫的康复。作为三大营养素之一，我们不必担心糖缺乏，面食、米食等主粮中都富含糖类。

4.部分食品在中风康复中的食疗作用

食品中不仅含有三大营养素，还有人体必需的维生素、矿物质、无机盐及微量元素。这里介绍部分食品的药效作用，供家庭制作食疗时选用。

（1）鱼类：鱼肉可以降低人体内胆固醇和甘油三酯的含量，降低血中的低密度脂蛋白，增加高密度脂蛋白，防止动脉硬化。

（2）蛋类：蛋类中尤其是鸡蛋清内含有硒元素，鸡蛋内的蛋白质是一种优质蛋白质，有良好的预防高血压、动脉硬化的作用。

（3）豆类：豆类中含有大量丰富的蛋白质，日常生活多吃各种豆制品，有助于体内的新陈代谢。

（4）羊肉：羊肉内含有丰富的蛋白质及钙质、铁质，对脑血管病体弱者具有营养作用。

（5）海带：海带中含有丰富的碘，还含有大量的蛋白质、矿物质及一些微量元素，有防止钙质在动脉壁中的沉积作用，并有降低血压、降血脂、防止动脉硬化的功能。

（6）芹菜：芹菜含有丰富的维生素D、钙、磷等，对高血压、动脉硬化患者具有镇静和保护血管的作用，对骨质疏松有治疗作用。

（7）芝麻：芝麻分黑白两种，黑芝麻具有较好的药理作用，它富含维生素E，能促进人体的能量代谢，促进血液循环，降低胆固醇含量，消除血管壁沉积的胆固醇，经常食用，可改善高血压、脑动脉硬化患者的临床症状。

（8）大枣：大枣内含有多种维生素和钙、铁、蛋白质、脂肪和糖类，还含有大量的cAMP，增强人体的免疫能力，被称为天然的营养药。

（9）山楂：内含各种维生素及矿物质，尤其富含维生素C，并含有大量的酶类，能提高人体的免疫力，增强防御能力。

（10）橘子：橘子内含有大量的维生素C，有保护血管的作用。特别是橘皮，增加血管的抗压力，防止血管破裂。

（11）香蕉：香蕉中含有丰富的钾盐，钾在人体内主要分布在细胞内，它维持着细胞内的渗透压，参与能量代谢过程，维持神经肌肉的正常兴奋性，维持心脏的正常收缩功能，有抗动脉硬化、保护心脏血管的功效。其次香蕉有类似转换酶的物质，具有降血压的功效。香蕉还能润肠通便，既能解除便秘，又能防止因便秘而用力憋气，使血压突然升高导致中风。

（12）大蒜：大蒜中含有硒元素，具有降低胆固醇、防止动脉硬化的作用。同时还有抑制细菌和病毒的作用。可生吃或做菜肴佐料。

（13）生姜：生姜能健脾温肾，活血益气。它的辛辣成分，对动物脂肪的氧化特性具有很强的对抗作用。因此，生姜具有抗衰老、延龄益寿的作用。新鲜生姜有散寒、止呕、发表的作用，可治呕吐、咳逆、感冒风寒等，同时可解鲜鱼、蟹及半夏、胆南星毒。

（14）食醋：醋由粮食酿制，含醋酸、维生素和矿物质。具有增食欲，助消化，消毒灭菌的作用，并能够清除血管壁的胆固醇，有效地防止动脉硬化的发生，降低血压，并从根本上防治高血压病。每天吃适量的醋，长期坚持，对防治高血压、脑动脉硬化是有益处。

（15）食盐：盐是日常生活中的必食品，没有盐，人类就无法生存。但吃盐要适度，食盐中主要含氯和钠，如钠摄入过多在体内就可以产生高渗透压，使血压升高，脑血管病者为防止病情加重，应以清淡为主控制盐的摄入，每日应该控制5g以下。

（16）茶叶：茶叶中含有多种维生素和儿茶素，对人体的新陈代谢具有生物效用，维生素C对血管壁的完整性具有保护作用，维生素P和儿茶素可增强血管的弹性。茶叶中富含咖啡因、茶碱，有明显的兴奋大脑皮层和呼吸、循环中枢的作用，能振奋精神、增强记忆、消除疲劳，并可使血脂浓度下降，起到治疗肥胖的作用。脑血管病者每日适当饮茶，特别是饮食绿茶，对脑血管病的康复有利。

5.中风食疗验方

具体食谱因中风患者的阴阳虚实、饮食习惯和个人嗜好而异，兹选用一些食疗验方，供患者及其家属选用。

（1）适宜于阴盛阳亢、火热偏盛型脑血管意外患者。有滋阴潜阳、清肝泻火、除烦安神的功效。

①蚌或珍珠母粥：蚌（或珍珠母）120g，粳米50g。先用水2000ml煮蚌（或珍珠母）取汁，再用汁煮米做粥，可做早餐食之。食时亦可加少许盐。

②海蜇马蹄汤：海蜇头60g，生马蹄60g。先将海蜇头漂洗去咸味，再与马蹄同煮，不拘时饮之。也可将海蜇头、马蹄取出蘸酱油食之。

③杏菊饮：杏仁6g（去皮尖打碎），菊花6g。用水煮泡代茶饮，也可煎煮几沸饮之。

④酸枣仁15g，鲍鱼1个（也可用牡蛎、蛤蜊、扇贝等代替）。将酸枣仁在热锅中炒香（勿炒焦），后加清水适量；鲍鱼洗净外壳，立即放入酸枣仁锅中，煮沸后加料酒少许，不放盐，汤中可放少许姜粒、米醋，再小火煮45分钟即成。吃鲍鱼肉、喝汤，酸枣仁嚼服。隔日吃1次，连吃1个月左右。

（2）适宜于形体肥胖、湿郁生痰、痰热生风型中风偏瘫、语言謇涩患者。有健脾涤痰、清热、息风通络的功效。

①竹沥粥：淡竹沥水10~15g，粟米（小米）50g，先煮米做粥，临熟下竹沥水搅匀，晨起做早餐食之。

②萝卜粥：大白萝卜1个，白米50g，先煮萝卜，熟后绞汁去渣，用萝卜汁汤煮米成粥，晨起做早餐食。

③芹菜粥：白米50g，芹菜适量（洗净切段）。如常法煮粥，米将熟入芹菜熬极烂，晨起早餐食之。

④橙子煎：橙子1个，蜜糖50g。先将橙子用水浸泡去酸味，然后带皮切开与蜜加水同煮成汁，频频饮之。

⑤山楂饮：山楂肉15g。将山楂肉用水煮熟，果饮并食。煮水代茶饮也可以。每日1次，连服1个月。

⑥土豆莴笋丝：土豆50g，莴笋50g。土豆、莴笋茎同洗净去皮切丝，后一起入盘，用橄榄油2g，食盐1g，鸡粉2g拌匀即成。佐餐食用。

（3）适用于肾虚精亏型脑出血、脑血管意外及中风后遗症者。有补气活血、滋阴通络的功效。

①栗子桂圆粥：栗子10个（去壳用肉），桂圆肉15g，粳米50g，白糖少许。先将栗子切成碎块，与米同煮如常法做粥，将熟放入桂圆肉，食时加入白糖少许，可做早餐之，或不拘时食用。

②枸杞羊肾粥：枸杞子30g，羊肾1个（切片），羊肉50g（切片），葱一茎，五味佐料适量，粳米50g。先煮枸杞、羊肾、羊肉，并入佐料成汤，下米熬成粥，晨起做早餐食之。

③黑豆桃仁煎：黑豆30g、桃仁6g，红糖30~50g，先以水煮黑豆、桃仁，至豆熟后去渣取汁，冲红糖饮之。每日1次。

④黑芝麻粥：黑芝麻、粳米适量。用黑芝麻和粳米煮成粥即可。每日早、晚餐坚持食用。

⑤木耳桃仁蜜：黑木耳、桃仁、蜂蜜适量。把黑木耳用温水浸泡，然后把桃仁、蜂蜜一起捣烂，一起放入锅内蒸熟，熟了以后可食用。每日1次。

⑥三味粟米粥：荆芥穗、薄荷叶各50g，豆豉150g，粟米150g。将上述食材水煎取汁，去渣后入粟米（色白者佳），酌加清水共煨粥。每日1次，空腹服。

⑦枸杞子、猪肉、大枣、黄芪同煮炖烂，可单独食用或佐餐。

⑧红花莲心茶：川红花3g，莲子心3g。川红花、莲子心共入茶杯中，冲入白开水，加盖闷泡15分钟。代茶饮用，每日1杯。

⑨木耳拌洋葱：黑木耳10g，紫洋葱1个。黑木耳用温水泡发，再入锅煮熟

后捞入盘中；鲜紫洋葱去皮，切成块状。二者用少许食用醋拌匀即可。佐餐食用。

（4）适用于素体虚衰、气虚血瘀型中风后遗症患者。有益气固脱、滋阴扶本、祛瘀通脉、凉血平肝、息风止痉、补益肝肾的功效。

①山药桂圆浆：鲜生山药100g，桂圆肉15g，荔枝肉3~5个，五味子3g，白糖适量。先将山药去皮切成薄片，与桂圆肉、荔枝肉、五味子同煮成浆汁，加入白糖。晨起或晚临睡前食之。

②黄芪粥：黄芪30g、粳米50g。先用水煮黄芪取汁去渣，再用汁煮米做粥，晨起空腹食之。

③核桃栗子糖羹：核桃肉30~50g，栗子（炒热）30~50g，白糖适量。先将炒熟之栗子去壳后，再与核桃肉同捣如泥，加入白糖拌匀即成。不拘时食之。

④蒸木耳：白木耳或黑木耳30g，冰糖适量。清水浸泡一夜，于锅上蒸1~2小时，加入适量冰糖。睡前服用。

⑤杜仲葛根羹：杜仲15g，葛根粉50g。杜仲撕成碎片，入砂锅，加清水500ml，煮取300ml，去药渣留汁；将葛根粉与煮沸的杜仲汁液搅匀，后熬成羹状即成。于早上7时左右空腹吃下。

六、肢体功能锻炼与社区健身器材的康复利用

1.肢体功能训练

（1）活动肩胛骨：一手握住患侧上肢，保持肩关节外旋位，另一手沿肩胛骨内侧缘向上方、前方运动，避免向后运动，以防肩关节回缩强化。

（2）肩关节：内、外旋，屈曲和外展1/2。

（3）前臂：一手固定患者上臂下部，另一手紧握腕部缓慢地充分旋转前臂。

（4）手指关节：腕、掌指、指间伸屈，拇指外展。

（5）髋关节：伸展患侧髋关节，髋外展内收、内旋，防外旋。

（6）踝关节：牵张跟腱，预防足下垂。

2.促进分离运动训练

可减轻患肢肌痉挛的程度和避免加强异常运动模式，促进分离运动恢复，加强患侧肢体的主动活动。

（1）坐-站立及站立平衡训练：患肢负重、坐-站立、站-坐位、站立平衡训练。

（2）步行训练：包括踝关节选择性背屈和跖屈运动训练、加强患侧下肢负重和平衡功能训练、向后方迈步训练、上下楼梯训练。

（3）仰卧及俯卧位屈膝运动。

（4）起立床训练。

（5）体位转移训练：仰卧位的侧方移动，向健侧、患侧翻身。

3.社区健身器材的康复利用

为了全民健身，几乎是全国所有乡村社区，都安装了运动健身器材。居家康复的中风后遗症患者可以利用这些健身器材进行康复训练，这里介绍部分健身器材的功能和训练方法。

（1）上肢牵引器

功能：锻炼肩、手腕、手臂部肌肉，提高上肢灵活性，增强肩关节周围肌肉与韧带的柔韧性，对肩关节功能性障碍与陈旧性损伤有康复作用。

方法：站在牵引器的正下方，两臂向上伸直，两手分别抓握牵引器上的手柄，健肢用力向下做牵引动作，利用滑轮改变力的方向，迫使患肢缓缓抬起，感到患肢十分紧张但不是疼痛的时候，停止两三秒钟，然后返回继续。每周练3次，每次练2~3组，每组6~10次。

（2）坐蹬器

功能：增强腰腹部及下肢力量，尤其能增强股四头肌的肌肉力量，增加髋、膝、踝关节的灵活性，改善下肢运动能力，防止肌肉萎缩。

方法：两脚抬起，蹬于器材前方圆管上，双手自然放置在两个膝盖骨上，两脚用力使双腿屈伸。（注：腿不要伸直，膝关节不要内扣，尽可能朝着脚尖方向运动，否则会对膝关节造成损伤。）每周练习3~5组，每5~10次为1组。髌骨软化症的老人不宜进行。

（3）坐推训练器

功能：锻炼人体的胸部肌群和肱三头肌的力量和耐力。

方法：坐在坐垫上，后背紧贴坐推器的靠背，双手推直坐推杆，肘部要伸直。

（4）太极揉推器

功能：舒展肩部肌肉，增强肩、肘、腕、髋、膝等部位的活动能力以及小脑的协调性。

方法：用双手的虎口部位握住转轮手柄，向相同或相反的方向转动，顺时针与逆时针交叉运动，提高患者的协调性，在运动时控制呼吸频率能有效提高肺部能力。每周可练习3~6次，每次练习2~3组，15~20圈为1组。

（5）健骑机

功能：增强人体的心肺功能，活动全身主要关节，发展上、下肢和腰背部力量。

方法：正坐在坐垫上，双手正握把手，挺胸抬头，两脚踏住脚蹬，用力向下蹬，同时双臂向后拉，直至双腿伸直，并且身体尽可能向后伸展，在自重的作用下，有控制地返回到初始位置。每周练3~5次，每次2~3组，每组50~100次。腰椎有病痛的患者、重度高血压和严重心脑血管病患者不可使用。

参考文献

1.陆寿康.中医症状治疗学［M］.北京：人民卫生出版社，2011.

2.赵钛.现代偏瘫治疗学［M］.北京：人民军医出版社，1996.

3.石学敏.针灸治疗学［M］//中医药学高级丛书.北京：人民卫生出版社，2001.

4.周幸来，白婧，周举.实用灸疗手册［M］.北京：人民军医出版社，2010.

5.陆寿康.刺法灸法学［M］.北京：中国中医药出版社，2003.

6.孙光荣.中风康复研究［M］.北京：中医古籍出版社，2000.

7.杨维益，吴伯平，陈淑长［M］.北京：人民卫生出版社，1994.

8.李凌山.中风及其相关疾病诊治要点［M］.北京：人民卫生出版社，2002.

9.范刚启，张道斌，罗伟.针灸治疗中风病［M］.上海：第二军医大学出版社，2001.

10.白兴华.慢性难治性疾病穴位贴敷疗法［M］.北京：科学技术文献出版社，2002.

11.刘保延，彭锦.常见病中医穴位贴敷疗法［M］.北京：中医古籍出版社，2010.

12.周黎明，徐重明.穴位温灸疗百病［M］.上海：上海中医药大学出版社，1996.

13.田纪钧.刃针疗法［M］//中医外治疗法治百病丛书.北京：人民卫生出版社，2014.

14.符仲华.浮针医学纲要［M］.北京：人民卫生出版社，2016.

15.钟海泉.中国梅花针［M］.北京：人民卫生出版社，1984.

16.喻喜春，杨秀娟.实用中华刺络疗法［M］.北京：北京医科大学中国协和医科大学联合出版社，1995.

17.隋邦森.威胁生命的"文明病"——冠心病 癌症 脑血管病的预防与早期发现［M］.重庆：新华出版社，1988.

18.朱平.实用激光针灸手册［M］.北京：人民军医出版社，2010.

19.薄智云.腹针疗法［M］.北京：中国科学技术出版社，1999.

20.杨维杰.董氏奇穴针灸学［M］.北京：中医古籍出版社，1995.

21.黄丽春.耳穴诊断治疗学［M］.北京：科学技术文献出版社，2000.

22.于文明.中医临床基层适宜技术（国家中医药管理局第一批中医临床适宜技术推广计划项目）［M］.北京：吉林科学技术出版社，2008.

23.冉春风.脑血管病家庭与自我防治［M］.北京：科学技术文献出版社，1988.

24.陈彦洪.偏瘫治疗与家庭康复［M］.北京：北京科学技术出版社，1997.

附　录

一、中风常用临床评价量表

（一）改良Rankin量表（modified Rankin Scale，mRS）

改良Rankin量表是用来衡量患者脑卒中后的功能恢复的结果。量表共分六级，下面黑体字显示了每一级别的正式定义。斜体字则给予了进一步指导，以期减少不同观察者间可能产生的误差，但对面谈的架构没有要求。请注意仅考虑自脑卒中以后发生的症状。假如患者无须外界帮助，可在某些辅助装置的帮助下行走，则被视为能够独立行走。

如果两个级别对患者似乎同样适用，并且进一步提问亦不太可能做出绝对正确的选择，则应选择较为严重的一级。

0级：完全没有症状

尽管可能会有轻微症状，但患者自脑卒中后，没有察觉到任何新发生的功能受限和症状。

1级：尽管有症状，但未见明显残疾：能完成所有经常从事的职责和活动。

患者有由脑卒中引起的某些症状，无论是身体上或是认知上的（比如影响到讲话、读书、写字；或身体运动；或感觉；或视觉；或吞咽；或情感），但可继续从事所有脑卒中以前从事的工作、社会和休闲活动。用于区分级别1和2（见下）的关键问题可以是，"是否有些事情你过去经常做，但直到脑卒中以后你不能再做？"。频率超过每月一次的活动被认为是经常活动。

2级：轻度残疾：不能完成所有以前的活动，但能处理个人事务不需要帮助。

某些脑卒中以前可以完成的活动（如开车、跳舞、读书或工作），脑卒中后患者不能再从事，但仍能够每日照顾自己而不需他人协助。患者能够不需别人的帮助穿衣服、行走、吃饭、去卫生间、准备简单的食物、购物、本地出行等。患者生活无需监督。设想这一级别的患者可在无人照顾的情况下单独居家一周或更长的时间。

3级：中度残疾：需要一些协助，但行走不需要协助。

在这一级别，患者可以独立的行走（可借助辅助行走的机械）能够独立穿衣、去卫生间、吃饭等，但是更复杂的任务需要在别人协助下完成。例如，需要他人代替完成购物、做饭或打扫卫生的工作，和一周不止一次看望患者以确保完成上述活动。需要协助的不仅是照顾身体，更多的是给予建议：比如，在这一级别的患者将需要监督或鼓励来处理财务。

4级：重度残疾：离开他人协助不能行走，以及不能照顾自己的身体需要。

患者需要其他人帮助订理日常生活，无论是行走、穿衣、去卫生间或吃饭。患者需要每天照看至少一次、通常是二次或更多次，或必须和看护者住得很近。为区分级别4和5（见下），考虑患者是否能够在一天当中，常规单独生活适当的时间。

5级：严重残疾：卧床不起、大小便失禁、须持续护理和照顾。

虽然不需要受过培训的护士，但需要有人整个白天和夜间数次照看。

优点/缺点

优点包括容易应用，修订的 Rankin 量表可有神经科医生或其他卫生护理人员进行检查完成。缺点主要是每个分级间的界限模糊不清。

完全无症状		0
尽管有症状	但并不是很严重，无显著残疾；能完成一般事情或行为	1
轻度残疾	失去部分能力，不能全部完成上述行为，但无他人帮助能照顾好自己	2
中度残疾	失去了大部分能力，很多事情需要别人的帮助才能完成，但不需要帮助可以自己行走	3
中重度残疾	无别人的帮助，不能步行，也不能照顾自己	4
严重残疾	卧床不起，二便失禁，时时离不开别人的照顾和关注	5

（二）日常生活能力量表巴氏指数（Bathel–Index，BI）

Barthel 指数普遍用于检查功能预后，不仅用于卒中而且用于多种神经系统疾病。

概述

Barthel 指数从 1955 年开始就在美国 Maryland 州的部分医院中使用，主要针对一些慢性患者的 ADL 能力进行评定，1965 年，美国学者 Mahoney 和 Barthel 正式发表。因其评定简单、可信度及灵敏度高，而且可用于预测治疗效果、住院时间和预后，在康复医学中被广泛使用。BI指数包括10个项目，检查进食、洗浴、修饰行为、着装、大便功能、小便功能、上卫生间、椅子转换、行走和上楼。正常是100分。

改良Barthel指数评定量表（modified Barthel index，MBI）是由Shah等于1989年在BI的基础上改良而来，但有多个版本，其中，由Shah，Vanclay和Cooper（1989）等改良的MBI和BI一样，具有良好的信度和效度，并且比BI分级计分标准更细，客观性和准确性更强，临床也可作为主要功能评价量表使用。

管理

任何卫生护理人员均可进行Barthel指数检查。大约需要5分钟。

效度

人们已经深入研究了Barthel指数，有很高的结构效度。除了独立生活的机会，量表也显示住院时间长度。从电话问诊获得的Barthel指数分数，与从直接检查获得的分数有很高的相关性。也显示评定者间有很高的可靠性。

优点/缺点

优点包括容易应用，检查和评价时间短。缺点包括仅能检查以运动为主的非常基本的功能。患者有明显的认知功能损害和部分残疾，但Barthel指数仍可以是100分，本量表存在天花板效应。

总结

Barthel指数是广泛应用的ADL量表，有很高的可靠性和结构效度。在许多临床治疗试验中普遍用作主要终点。

Barthel指数

1.吃饭	10=独立。能应用任何必要的工具。在合理时间进食。 5=需要部分帮助（例如夹菜、盛饭、搅拌、切割食物等） 0=完全依赖他人。
2.洗浴	5=无帮助下可以进行。 0=需要他人帮助。
3.梳洗	5=自主洗脸、梳头、刷牙、剃须（如果是电动剃须刀可以用插座）。 0=需要他人帮助。
4.穿衣	10=独立。系鞋带、扣扣件、应用支具。 5=部分需要帮助但至少有一半的任务在合理时间做。 0=需要他人帮助。

5.大便	10＝无意外。如果需要可以应用灌肠或栓剂。 5＝偶尔有意外，或需要帮助灌肠或栓剂。 0＝经常失禁或昏迷。
6.小便	10＝无意外，如果应用器具可以自己护理收拾。 5＝偶尔意外或需要帮助应用器具。 0＝经常失禁或昏迷。
7.如厕	10＝独立到卫生间或应用便盆、完成脱穿衣服或卫生清洁。 5＝需要帮助平衡、完成脱穿衣服或卫生清洁。 0＝依赖他人。
8.椅子/床转换	15＝独立，包括锁轮椅和升脚踏板。 10＝最小帮助或监管。 5＝能坐，但需要最大的帮助转换。 0＝完全不能。
9.行走	15＝独立行走50米。也许应用辅助装置，除了滚动的行走器械。 10＝帮助可行走50米。 5＝如果不能行走，独立用轮椅行走50米。 0＝完全不能，用轮椅也不能独立行走。
10.上楼	10＝独立。也许应用辅助装置。 5＝需要部分帮助（如搀扶等）或监管。 0＝在帮助（搀扶等）下也不能完成。

　　BI测量的是患者的十项基本日常活动，例如进食，转移，独立使用厕所，洗澡，行走或穿衣。根据任务的难易程度将每个项目分为0、5、10、15分四个等级，以此对患者进行评定。如果患者不能完成活动，每个项目的分值将由实际所需要的帮助时间与数量决定。如果患者需要帮助，即使只是很少的帮助或监督，就不能得满分。当患者不能达到所规定的标准时，记为0分。患者若得最高分（100分），应达到能控制便意，自己进食，起床或离开椅子，独立洗澡，行走至少50米，以及能上下楼梯。然而，这仅仅代表他能独处，并不意味着他能够独立生活（他可能不能做饭或打扫房间）。

评定指导

　　•这项指标应用来记录患者做了什么，而不是患者能做什么。

　　•其主要目的是判定在没有任何帮助（无论口头上或行动上，无论多小或什么原因）的情况下，患者的独立程度。

　　•在所测试的各项中，患者需要监督时即为不独立。

　　•患者表现应来源于最可靠的证据。通常来源于患者的朋友、亲戚以及护士，但直接观察与共识也很重要。

• 通常而言，患者在之前24~48小时内的表现很重要，但偶尔也与较长时间有关（例如，上周的大便）。

• 意识不清的患者应记0分，即使未出现二便失禁。

• 中级意味着患者作出的努力超过50%。

• 如果能自行控制尿意，中等分数意味仅偶尔出现小便失禁（少于等于1次/24小时）。

• 允许使用辅助独立的用具（如拐杖）。

使用指南

1.吃饭：独立进食是指患者能够在正常的时间内独立进食准备好的食物，食物包括任何正常饮食（不仅是软饭），食物可有其他人做好或端来；夹菜，盛饭、搅拌、切割食物等均可自主完成，计10分；如果夹菜，盛饭、搅拌、切割食物等之中的少部分需帮助才能完成，计5分，否则计0分。

2.洗澡：无需指导、监督和帮助能自行进出浴室，自己擦洗，淋浴不需要帮助或监督，独立完成，计5分，否则计0分。

3.梳洗：指24~48小时内情况，独立完成洗脸、梳头、刷牙、剃须等个人卫生，有看护者提供工具如挤好牙膏、准备好水等，也可计5分，否则计0分。

4.穿衣：指能如病前一样自行穿脱各种衣服、鞋袜等，包括个人能系扣、开并拉链、穿鞋等，计10分；需要别人帮助系扣、鞋带、开并拉链等复杂功能，但能独立披上外衣、穿鞋等简单功能计5分，否则计0分。

5.大便控制：指一周的情况。能完全控制，计10分；偶尔（每周少于等于1次）失禁，计5分；每周大于1次的失禁或昏迷计为0分。

6.小便控制：指24~48小时的情况。能完全控制，计10分；偶尔（每24小时内少于等于1次，每周多于1次尿失禁）失禁，计5分；小便经常（每24小时大于1次者）失禁，应计0分。导尿患者划分尿失禁。

7.上厕所：能自行出入厕所或便桶处，无需他人脱穿衣或处理卫生，计10分；以上活动部分功能如需要帮助则计5分；主要功能如脱穿衣和处理卫生均需要帮助则计0分。

8.坐椅/床转运：患者能独立安全从床上到椅子上移动并返回，计15分；为保证安全需1人搀扶或语言指导，计10分；需2人或1个强壮且动作熟练的人帮助，计5分；不能坐起，或需2人以上帮助，计0分。

9.平地行走（步行）：指在家中或病房、院内可以借助辅助工具（包括拐杖等，但不包括滚动的行走工具如轮椅等）活动，在不需要监督和看护的情况下，能独立行走50米，属独立完成，计15分；需要1个未经训练的人帮助（体力或语言指导），包括在监督和看护下，能行走50米，计10分；能在轮椅上独立活动，独立用轮椅行走50米计5分，不能完成则计0分。

10.上下楼梯：能独立上下楼梯，包括借助辅助器（如拐杖等）才能上下楼梯，仍视为能独立完成，计10分；在他人部分帮助（如搀扶等）或监管下可以完成上下楼梯，计5分，否则计0分。

（三）美国国立卫生研究院卒中量表（NIH Stroke Scale，NIHSS）

Cincinnati大学卒中中心的研究者通过定量卒中患者的神经功能状态，制定了NIHSS。这个量表普遍用于各种卒中治疗试验。

概述

根据Cincinnati大学卒中中心设计的原始量表，制定NIHSS来定量卒中患者神经功能缺失状态，1944年修订为同时检查患侧和健侧。主要用于确定药物效果，比较急性卒中患者基线的原始评估和随访3个月的评估，这由同一个检查者进行评估。NIHSS是24分量表（11项）。患者得分情况取决于不同方面的功能缺失。评分根据起始急性期的表现，而不是评估者认为他们应该能做什么。总的来说，如果患者不能执行一个任务，也可能给最差的分数。患者严重失语而完全缄默也可以2分，严重构音障碍导致的根本不能讲话也可以给2分。大体上，高于15分的患者是个大卒中，4~15分是个中度卒中，小于4分的是小卒中。小于4分经常用于卒中研究排除最小缺失的患者。在数个研究中，增加了肢体远端运动功能的评估。

效度

神经科医生、急诊室医生、家庭卫生员和研究卒中的护士作为NIHSS评定者、他们之间有很高的可靠性。通过预测脑CT上卒中病灶的大小也显示很高的标准效度。

管理

在床旁神经系统检查时进行NIHSS评估。虽然有神经科检查经验的人都可进行检查，但现在推荐只有通过资格认证的人才能进行检查。虽然许多卒中研究需要委员会认证的神经科医生执行检查，但是假如通过认证测验，实际上由神经科医生、急诊室医生、神经科护士执行检查。这个认证过程改善了评定者内的可靠性。

特殊考虑

NIHSS主要优点是有训练录像带和认证测验。录像带包括六个患者，神经科医生指出每例患者适当的分数。看完这些训练录像带，需要观看六个新病例并适当评分。分数单送到认证中心，检查是否通过测验。这个认证测验极大地提高了量表的可靠性。

优点/缺点

大量研究已经验证。NIHSS的优点是可以快速检查急性卒中。训练录像带和认证测验增加了评定者间的可靠性。本量表容易学习。在训练录像带的帮助下，训练一个下午就可以完全胜任检查。

NIHSS的缺点是对后循环卒中不是很好。量表对语言功能进行加权，例如，主要以脑干损害的患者尽管明显功能缺失，但评分也不是很严重。

摘要

NIHSS是最常用于急性卒中患者临床评分的量表。在卒中患者已经很好地验证了这个量表，提供训练录像带是额外的优点。它容易应用，它是最普遍的推荐评估美国急性卒中患者的量表。

使用说明：必须具备NIHSS使用证书的研究者才能进行评价。

应该按量表中项目的顺序检查，每个项目检查完要记录结果，不要返回前面改变得分。遵循每一项检查的指导。得分要反映患者做了什么，而不是临床医生认为患者能做什么。医生要一边检查一边记录，快速评定。不能辅导患者如何做，也就是说明不能让患者重复你的要求，从而表现一次比一次好，影响分数的准确性。

除了"语言功能"亚项目外，所有检查项目都应记录该患者的第一个反应，即使后面的反应可能更好，也不能使用；

项目11"忽视症检查"一项，国内临床医生容易忽略，忽视项的检查主要为空间视觉忽视和触觉忽视，视觉忽视项可在检查"视野项"时一并检查，如果患者有严重的视野缺损妨碍两侧的视觉信号刺激时，继续检查皮肤触觉忽视情况，如若正常，则记为正常。如果患者失语但能关注两侧也是正常的。

对于无法评价的项目，请记录评分设定为定义好的数值，如国际通常设定为"UN"或"9"，但在计算机统计学处理时也应将其"UN"或"9"设定为缺省值处理。

• 按表评分，记录结果。不要更改记分，记分所反映的是患者实际情况，而不是医生认为患者应该是什么情况。快速检查同时记录结果。除非必要的指点，不要训练患者（如反复要求患者作某种努力）。

• 如部分项目未评定，应在表格中详细说明。

文字说明 1a.意识水平：调查者选定一个答案，即使有些困难如气管内插管，语言障碍、气管创伤、包扎绷带也要给出评分。如果患者在外界强刺激下，无任何反应（或无反射活动）则给3分。	评分标准： 0分：清醒，能迅速作出反应 1分：欠清醒，能在轻微刺激下服从、回答并作出相应的反应 2分：不清醒，需要反复刺激才能作出反应或反应迟钝，需强烈、疼痛的刺激才能有反应（非刻板的） 3分：仅有反射性运动或植物效应或完全无反应，软瘫，无反射
1b.意识水平提问：要求患者回答当前月份和他的年龄。答案必须正确—不能按接近程度给予部分打分；不能理解问题的失语或昏睡者记2分。患者由于气管插管、气管切开、任何原因引起的严重构音障碍、语言障碍或不是继发于任何其他原因导致的不能言语，就记1分。特别重要的是仅对最初回答评分，检查者不能给予其他语言或非语言的提示。	评分标准： 0分：两个问题回答都正确 1分：有一个问题回答正确 2分：两个问题回答都不正确
1c.意识水平指令：先让患者睁眼和闭眼，再让患者用健侧手抓紧和松开。如果手不能使用，就换另外一种指令替代。如果患者有一个明确的去完成要求的意识但由于体弱没有完成，评判也应该得出。如果患者对这些要求没有反应，就应该把要求做的事情示范给他们（用手势），然后根据结果（如：完成了0个、一个或两个指令）打分。外伤或进行了肢体手术、或有其他的机体功能障碍的患者应该给予其一个合适的单一指令。根据其第一反应划出相应分值。	评分标准： 0分：两项指令都有反应 1分：有一项指令有反应 2分：两项指令都没有反应
2.凝视： 　　只测试眼球水平运动功能。有随意或反射性（眼头反射）眼球运动计分，但不需要测试冷热水实验。若患者能自主反射或条件反射克服双眼凝视，记1分。若患者周围神经（第Ⅲ、Ⅳ、Ⅵ对颅神经）麻痹，仍记1分。凝视测试适用于所有的失语症患者。那些眼科手术、扎着绷带、已经失明者或各种原因引起的视力视野损害的患者，测试者都应该通过眼条件反射进行凝视测试，如让患者视线固定在一个物体上，然后让患者从一边走到另一边，将有可能发现患者的部分眼球凝视麻痹。	评分标准： 0分：正常 1分：部分凝视麻痹，一侧或两侧眼球凝视功能不全，但并非所有眼球凝视能力全部瘫痪 2分：强迫性斜视，或凝视功能瘫痪，不能通过眼头反射克服的完全凝视麻痹

3.视野 　　视野（上下象限）的测试是测试者在患者的正面，让其判断手指的数目或者合适的物体来判定患者的视觉能力。如果患者能看清移动手指的方向，就可以判断为正常。如果患者一侧眼睛失明，或者摘除了一个眼球，应当对另一只眼睛进行视野测试，视野不对称或者象限盲记1分。不管任何原因引起的双眼失明记3分。光感丧失的患者需回答问题11。	评分标准： 0分：视野正常，无偏盲 1分：部分偏盲 2分：完全偏盲 3分：双眼偏盲（包括皮质性失明）
4.面瘫 　　语言指令或动作示意，要求患者示齿和皱眉或者闭眼。反应差的或无理解能力的患者则根据刺激下所产生面部表情是否对称来作出判断。如果面部有损伤或包扎着绷带或气管固定带或其他机体障碍妨碍了面部的表情，应尽可能移开。	评分标准： 0分：能正常协调做出表情 1分：轻微瘫痪（鼻唇沟变浅，微笑时双侧不对称） 2分：部分瘫痪（下半部脸完全或几乎完全瘫痪） 3分：脸的一侧或两侧完全瘫痪（上下面部都不能做出表情）
5和6.上下肢运动功能 　　将四肢放在合适的位置，伸开手臂（手掌向下）与身体成90°（如果坐着）或者45°（仰卧），伸出腿与身体成30°（斜卧），如果手臂能保持10秒钟以上，腿能保持5秒钟以上，则可以根据此情况作出评判。对于失语患者在无其他刺激情况下，可通过语言或手势鼓励患者完成手臂与腿的运动。测试中首先测试未瘫痪的手臂，其他肢体轮流进行。如果是截肢者或在肩关节、髋关节有关关节融合者，就记为无法测（如标为UN或其预先设定的数值如"9"），要写明原因。	评分标准： 0分：在10秒钟内，手臂保持90°或45°没动 1分：有动，虽然手臂能保持在90°或45°，但在满10秒钟前有晃动，未落在床或其他支撑物上 2分：虽然能克服自身重力抬起手臂，但手臂不能保持在90°或45°，且很快落在床上 3分：手臂无力抬起 4分：没有反应 无法测（如标为UN或其预先设定的数值如"9"）=截肢者或在肩关节髋关节有关节融合者
5a.左臂 5b.右臂 6a.左腿 6b.右腿	评分标准： 0分：腿能保持30°5秒内无晃动 1分：有晃动，腿能保持在30°，未持续到5秒钟就向下移动，但未落到床或其他支撑物上 2分：有力量抬起腿，但不能保持在30°，并且放下时要寻求床或其他支撑物 3分：没有力量抬腿，立即落在床上 4分：没有反应 UN或"9"=切肢者或在肩关节髋关节有关节融合者
7.共济失调 此项目的是测试单侧小脑功能损害的程度。测试时睁开双眼，如果视觉在有损伤的情况下，确保在完整的视野内进行测试，双侧都应进行指鼻试验和跟膝胫试验的测试。除非测试时手臂非常软弱无力，其余情况下都应进行共济失调测试。若患者不能理解或肢体瘫痪，记为0分。如果是截肢或关节融合的患者则记为无法测试，并写明原因。对失明者的测试则要求用手指轻触鼻子以确定他手臂有无共济失调。	评分标准： 0分：无共济失调 1分：一侧肢体共济失调 2分：两侧肢体共济失调 不能测定=截肢或关节融合

8.感觉： 检查针刺引起的感觉和痛苦表情，昏睡及或失语患者对伤害性刺激的躲避（肌肉有收缩）。如果没有感觉则是病理性的，只有脑卒中引起的感觉缺失才记为异常。为精确检查全身感觉缺失，应涉及尽可能多的身体区域。测试者就应该对患者身体的一些区域，如臂（不是手）、腿、躯干、脸等部位进行准确检测，以确定是否有偏身感觉功能的丧失。"严重或完全的感觉缺失"是指那些感觉功能严重缺乏或全部丧失的患者，记2分；昏睡和失语症者也有可能被记1或0分；脑干中风的患者双侧肢体感觉丧失，记2分；如果患者一点没有反应或者四肢瘫痪，记2分；昏迷患者（1a项中记3分）应记2分。	评分标准： 0分：正常；无感觉丧失 1分：轻度到中度的感觉功能丧失，患者患侧对针刺感觉迟钝或者患者毫无疼痛感，仅意识到他或她的身体被触及（有触觉） 2分：严重或者全部感觉丧失；当在患者的脸上、手臂上和腿上针刺时，患者毫无感觉
9.语言表达能力： 在测试进行过程中，通过简短的问候语可以获得有关患者语言表达能力和情况。患者要求去描述贴着的一幅画正在发生什么，并且给这张画命名，读出此画中的文字。从患者执行测试指令的情况就可以判断出他的理解力和语言表达能力。如果视觉问题妨碍了测试，则要求患者通过触摸区分放在手上的物体，重复多放几次并要求患者说出。如果是对气管插管患者，则令他写出相应的内容。昏迷中（1a项中记3分）的患者应填写答案3。对于昏睡状态或合作有限的患者，测试者应该为患者选择一个合适的评分，但仅仅针对那些不能说话且一个指令都不能执行的患者才记3分。	评分标准： 0分：无失语；正常 1分：轻度或中度失语：有流利的语言表达能力和理解能力，没有很大的思想表达和语法表达错误。但由于理解力和语言能力减退，根据提供的物质进行对话很困难或不可能。但是在与患者就某一物体进行谈话中，测试者能够从患者的反应中，判断出他所指的图片或卡片 2分：严重失语：所有的表达都是只言片语的，听者要花很大的力气去理解、询问、猜测，和患者能够相互交流的范围很有限，并且交流起来很困难，对听者是一个很重的负担，测试者不能从患者的反应中看出他所指的是哪个物体 3分：失语：不能说话或完全失语，无语言或听、说、理解能力
10.构音障碍： 如果患者能够反复读出指定的句子，则应认为是一个说话表达正常的人。如果患者有严重的失语，则可以通过测定他无意识地说一些音节清晰度来进行评判。患者若有气管插管或其他机体障碍妨碍了患者发音则记UN分或"9"，测试者必须明确写出解释为什么没有得分。不要告诉患者为什么要对他或她进行测试。	评分标准： 0分：正常 1分：轻度或中度：患者含糊不清，断断续续地可以说出一些句子或单词。虽然有一定困难，但表达的意思基本可以被理解 2分：严重者：患者语言含糊以致无法理解，但无失语或与失语不构成比例，或失音 UN或"9"=进行了插管或机体障碍引起的
11.消退和不注意（忽视症）： 在上述检查中已经充分获取了关于忽视的信息。如果患者有严重的视觉缺失以致无法进行视觉双侧同时刺激，并且皮肤刺激正常，记为正常。若失语，但确实注意到双侧，记分正常。视空间忽视或疾病失认也可被作为异常的证据。因为只有表现异常时才记录异常，所以此项一定是可测的。	评分标准： 0分：正常 1分：视觉、触觉、听觉、空间的几种感官的刺激，当两种同时刺激时能够识别其中的一种 2分：刺激时几乎没有感觉，对自己的手和空间感没有识别

测定言语和构音障碍的汉语化单词和句子：

```
请您读出下列句子：          请您读出下列单词：
    知道                      妈妈
   下楼梯                     大地
  回家做饭                    飞机
 在学校复习                   丝绸
发表精彩演讲                按时开工
```

二、治疗中风病的常用腧穴

1.常用腧穴拼音索引

A

安眠　ān mian EX-HN22

【**归经**】经外奇穴。

【**定位**】在翳风穴与风池穴连线之中点处。

【**功效**】醒脑开窍、镇静安神。

【**主治**】失眠，眩晕，耳鸣，心悸，烦躁，癫痫等。

【**操作**】直刺0.4~0.8寸；可灸。

B

八风　bā fēng EX-LE10

【**归经**】经外奇穴。

【**别名**】八冲。

【**定位**】在足背侧，第1~5趾间，趾蹼缘后方赤白肉际处，一侧4穴，左右共8穴。

【**功效**】祛风通络，清热解毒。

【**主治**】足跗肿痛，脚弱无力，头痛，牙痛，疟疾，毒蛇咬伤，足趾青紫症，月经不调。

【**操作**】斜刺0.5~0.8寸，或用三棱针点刺出血；艾灸灸3~5壮。

八邪　bā xié EX-UE9

【**归经**】经外奇穴名。

【**别名**】八关、八关大刺。

【定位】微握拳，在手背侧，第1~5指间指蹼缘后方赤白肉际处，左右共8个穴位。

【功效】清热解毒、通络止痛。

【主治】局部病症，手背肿痛，手指麻木，手指关节疾患；头项五官病症，头痛、项痛、咽痛、目痛，牙痛等；还可用于烦热、疟疾、毒蛇咬伤等。

【操作】向下斜刺0.5~0.8寸，或点刺出血。艾炷灸3~5壮；或艾条灸5~10分钟。

白环俞 bái huán shū BL30

【归经】足太阳膀胱经。

【别名】玉环俞、玉房俞。

【定位】在骶部，当骶正中嵴旁1.5寸，平第4骶后孔。

【功效】利湿健脾，益肾调经。

【主治】遗精、遗尿、月经不调，带下，腰骶疼痛等。

【操作】直刺0.8~1.2寸；可灸。

百会 bǎi huì DU20　督脉、足太阳经交会穴

【归经】督脉。

【别名】三阳五会、天满、巅上。

【定位】在头部，当前发际正中直上5寸，或两耳尖连线的中点处。

【功效】息风醒脑，升阳固脱。

【主治】头痛，眩晕，中风失语，癫狂痫，失眠，健忘，脱肛，阴挺，久泻，痴呆等。

【操作】平刺0.5~0.8寸；可灸。

本神 běn shéng GB13　足少阳经与阳维脉交会穴

【归经】足少阳胆经。

【定位】在头部，当前发际上0.5寸，神庭穴（督脉）旁开3寸，神庭与头维连线的内2/3与外1/3交点处。

【功效】祛风止痛，安神定惊。

【主治】头痛，眩晕，目赤肿痛，中风昏迷，癫痫，神志病等。

【操作】平刺0.5~0.8寸；可灸。

髀关 bì guān ST31

【归经】足阳明胃经。

【定位】位于人体大腿前面，当髂前上棘与髌底外侧端的连线上，屈股时，

平会阴，居缝匠肌外侧凹陷处。即股前区，股直肌近端、缝匠肌与阔筋膜张肌3条肌肉之间凹陷中。

【功效】强腰膝，通经络；健脾除湿，固化脾土。

【主治】膝（髋、股）痛、麻痹、瘫痪、腿膝肿痛、下肢麻木、下肢屈伸不利、股外侧皮神经炎等。

【操作】直刺1.5~2.5寸，局部酸胀，可向膝部传导，向股外侧部扩散；艾条灸5~10分钟，艾炷灸3~5壮。

臂臑　bì nào LI14

【归经】手阳明大肠经。

【别名】头冲、颈冲、别阳、臂脑。

【定位】位于人体的臂外侧，三角肌止点处，当曲池穴与肩髃穴连线上，曲池穴上7寸处。

【功效】通经活络，理气消痰等。

【主治】肩臂疼痛，颈项强急，瘰疬，目疾等。

【操作】直刺或向上斜刺0.8~1.5寸；艾炷灸或温针灸3~7壮，艾条温和灸10~20分钟。

臂中　bi zhong EX–UE

【归经】经外奇穴。

【别名】手逆注，治瘫穴。

【定位】在前臂内侧，当腕掌横纹与肘横纹中点，两筋（掌长肌与桡侧腕屈肌）之间；伸臂仰掌取之。

【功效】安神定惊，通络止痛。

【主治】癫病，狂痫哭泣，前臂疼痛，上肢麻痹或痉挛，腓肠肌痉挛，胸胁疼痛，风湿性心脏病，不安腿综合征，催乳。

【操作】直刺1~1.2寸。艾炷灸5~10壮；艾条灸10~20分钟。

秉风　bǐng fēng SI12　手三阳与足少阳经交会穴

【归经】手太阳小肠经。

【别名】肩解。

【定位】在肩胛部，冈上窝中央，天宗直上，举臂有凹陷处。

【功效】散风活络，止咳化痰，通经活络，舒筋利节。

【主治】肩臂疼痛，肩胛痛，上肢酸麻等。

【操作】直刺或斜刺0.5~1.0寸。可灸，艾炷灸或温针灸3~5壮，艾条灸10~20分钟。

C

长强 cháng qiáng DU1　络穴，督脉、足少阳、足少阴经交会穴

【归经】督脉。

【别名】龟尾、气之阴郄、穷骨、鱼尾、尾骶、脊骶端。

【定位】跪伏，或膝胸位。在尾骨端与肛门连线的中点处。

【功效】宁神镇痉，通便消痔。

【主治】痔疾，脱肛，便秘，泄泻，癫狂痫，瘛疭，腰痛，尾骶骨痛等。

【操作】斜刺，针尖向上与骶骨平行刺入0.5~1.0寸。不得刺穿直肠，以防感染。不灸。

承光 chéng guāng BL6

【归经】足太阳膀胱经。

【定位】在头部，当前发际正中直上2.5寸，旁开1.5寸。

【功效】祛风，降逆。

【主治】头痛，眩晕，癫痫，目视不明，鼻塞等。

【操作】平刺0.5~0.8寸；可灸。

承扶 chéng fú BL36

【归经】属足太阳膀胱经。

【别名】肉郄、阴关、皮部。又名扶承。

【定位】在大腿后面，臀下横纹的中点。

【功效】通便消痔，舒筋活络。

【主治】腰、骶、臀、股部疼痛，下肢痿痹，痔疾，大便难，及坐骨神经痛，下肢瘫痪等。

【操作】直刺1~2.5寸。

承浆 chéng jiàng RN24　任脉、足阳明交会穴

【归经】任脉。

【别名】天池、鬼市。

【定位】仰靠坐位，在面部，当颏唇沟的正中凹陷处。

【功效】生津敛液，舒筋活络。

【主治】口喎，唇紧，齿龈肿痛，流涎，暴喑，口舌生疮，面痛，消渴，癫痫，痛经，落枕。

【操作】斜刺0.3~0.5寸；可灸。

承泣 chéng qì ST1　足阳明、阳跷、任脉交会穴

【归经】足阳明胃经。

【别名】鼷穴、面髎、豁穴。

【定位】在面部，瞳孔直下，当眼球与眶下缘之间。

【功效】祛风明目，通经活络。

【主治】目赤肿痛，迎风流泪，夜盲，色盲，近视，远视，眼睑𥅳动，口喎，面肌痉挛及急、慢性结膜炎，白内障，青光眼，斜视，视神经萎缩等。

【操作】嘱患者闭目，轻轻固定眼球，沿眶下壁缓慢直刺0.5~1寸，不宜过深。勿大幅度捻转提插，出针后局部压迫1~2分钟，以防出血。禁灸。

承山 chéng shān BL57

【归经】足太阳膀胱经。

【别名】鱼腹，肉柱，伤山，鱼肠，肠山，鱼腹山，玉柱，鱼腰穴。

【定位】位于人体的小腿后面正中，委中与昆仑穴之间，当伸直小腿或足跟上提时，腓肠肌肌腹下出现的尖角凹陷处即是。

【功效】运化水湿，固化脾土。

【主治】小腿肚抽筋（腓肠肌痉挛）、脚部劳累、膝盖劳累、腰背痛、腰腿痛。便秘、脱肛、痔疮等。该穴为人体足太阳膀胱经上的重要穴道之一，为治疗小腿痉挛，腿部转筋的常用效穴。

【操作】直刺1~2寸。不宜作过强的刺激，以免引起腓肠肌痉挛。艾炷灸3~5壮；或艾条灸5~10分钟。

承灵 chéng shān BL57　足少阳、阳维脉交会穴

【归经】足少阳胆经。

【定位】在头部，当前发际上4寸，头正中线旁开2.25寸。

【功效】通利官窍，散风清热。

【主治】头痛，眩晕，目痛，鼻渊，鼻衄，耳鸣，项强等。

【操作】沿皮刺0.3~0.5寸。

尺泽 chǐ zé LU5　合穴

【归经】手太阴肺经。

【定位】仰掌，微屈肘，在肘横纹中，肱二头肌桡侧凹陷处。

【功效】清肺润肺，肃理肺气。

【主治】咳嗽，气喘，咳血，潮热，胸部胀满，咽喉肿痛，肘臂挛痛等。

【操作】直刺0.5~1寸；或点刺出血；可灸。

冲阳 chōng yáng ST42　原穴

【归经】足阳明胃经。

【定位】在足背最高处，当踇长伸肌腱与趾长伸肌腱之间，足背动脉搏动处。

【功效】健脾和胃，镇惊安神。

【主治】胃痛，腹胀，口喎，面肿，齿痛，足背肿痛，足痿无力等。

【操作】避开动脉，直刺0.3~0.5寸；可灸。

次髎 cì liáo BL32

【归经】足太阳膀胱经。

【定位】在骶部，当髂后上棘内下方，适对第2骶后孔处。

【功效】健腰调经，清利下焦。

【主治】腰痛，下肢痿痹，月经不调，痛经，带下，小便不利，遗尿，遗精，阳痿等。

【操作】直刺1~1.5寸；可灸。

攒竹 cuàn zhú BL2

【归经】足太阳膀胱经。

【定位】眉头凹陷中。

【功效】祛风清热，行气解郁。

【主治】头痛，眉棱骨痛，目视不明，目赤肿痛，眼睑瞤动、下垂，迎风流泪，面痛，面瘫，腰痛等。

【操作】平刺0.3~0.5寸。

D

大肠俞 dà cháng shù BL25　大肠之背俞穴，

【归经】足太阳膀胱经。

【别名】裂结窬。

【定位】在腰部，当第4腰椎棘突下，旁开1.5寸。

【功效】理气降逆，调和肠胃。

【主治】腰痛，腹痛，腹胀，肠鸣，泻痢，便秘，以及细菌性痢疾，肠梗阻，坐骨神经痛等。

【操作】直刺1.0~1.5寸。艾炷灸5~10壮；或艾条灸10~20分钟。

大敦 dà dūn LR1 井穴

【归经】足厥阴肝经。

【别名】三毛、水泉穴，大训穴，大顺穴。

【定位】在足踇指趾末节（靠第二趾一侧）甲根边缘外侧0.1寸（约2mm）处。

【功效】疏肝理气，调经止淋，回阳救逆，息风开窍，安神定痫，镇痉宁神，调理肝肾，理血。

【主治】疝气，遗尿，癃闭，经闭，崩漏，月经不调，阴挺，痫证。自古以来本穴被视为镇静及恢复神智的要穴。

【操作】浅刺0.1~0.2寸。可灸。艾炷灸3~5壮；或艾条灸5~10分钟。艾炷灸3~5壮，艾条灸5~10分钟。不宜用瘢痕灸。取三棱针点刺大敦穴出血，然后用手指从膝关推揉此穴出血。寒则点刺出血或灸之，热则泻针出气。

大都 dà dū SP2 荥穴

【归经】足太阴脾经。

【别名】太都。

【定位】仰卧或正坐平放足底。在足内侧缘，当足大趾本节前下方赤白肉际凹陷处。

【功效】健脾利湿，和胃宁神。

【主治】腹胀，胃痛，泄泻，便秘，不得卧，心烦，热病无汗等。

【操作】直刺0.3~0.5寸；可灸。

大赫 dà hè KI12 足少阴、冲脉交会穴

【归经】足少阴肾经。

【定位】在下腹部，当脐中下4寸，前正中线旁开0.5寸。

【功效】补肾固经，调经种子。

【主治】遗精，阳痿，阴挺，带下。

【操作】直刺0.8~1.5寸；可灸。

大横 dà héng SP15 足太阴、阴维之会

【归经】属足太阴脾经。

【别名】肾气。

【定位】在腹中部，距脐中4寸。

【功效】温中散寒，调理肠胃。

【主治】腹痛，泄泻，便秘，痢疾，以及肠蛔虫症等。

【操作】直刺1~2寸。艾炷灸3~5壮，或艾条灸5~10分钟。

【备注】针刺大横得气后，施提插捻转补法，可治疗尿失禁、尿潴留。

大巨 dà jù ST27

【归经】足阳明胃经。

【定位】在下腹部，当脐中下2寸，距前正中线2寸。

【功效】理气消胀，通肠利水。

【主治】小腹胀，小便不利，遗精，早泄，惊悸不眠等。

【操作】直刺1.0~1.5寸；可灸。

大陵 dà líng PC7 输穴、原穴

【归经】手厥阴心包经。

【别名】心主、鬼心。

【定位】在腕掌横纹的中点处，当掌长肌腱与桡侧腕屈肌腱之间。

【功效】宁心安神，宽胸和胃。

【主治】心痛，心悸，癫狂，痫证，胃痛，呕吐，手腕麻痛，胸胁胀痛等。

【操作】直刺0.3~0.5寸；可灸。

大迎 dà yíng ST5

【归经】足阳明胃经。

【别名】髓孔穴。

【定位】在头部侧面下颌骨部位，嘴唇斜下、下巴骨的凹处，下颌角前方，咬肌附着部前缘，当面动脉搏动处。

【功效】祛风通络，消肿止痛，开关利窍、止痛消肿。

【主治】口喎，口噤，颊肿，齿痛。

【操作】避开动脉，直刺0.3~0.5寸，或斜向地仓方向刺，或平刺。艾条灸3~5分钟。

大钟 dà zhōng KI4 络穴

【归经】足少阴肾经。

【定位】正坐平放足底，在足内侧内踝后下方，当跟腱附着部的内侧前下方凹陷处。

【功效】益肾平喘，通调二便。

【主治】癃闭，遗尿，便秘，咳血，气喘，痴呆，嗜卧，足跟痛。

【操作】直刺0.5~0.8寸；可灸。

【备注】据现代报道，针刺大钟对治疗多发性脑梗死痴呆疗效显著，能提高本病患者的智力和记忆力，其机理与针刺后皮层兴奋性提高有关。

　　大杼　dà zhù BL11　骨会，手足太阳经交会穴

【归经】足太阳膀胱经。

【别名】背俞、本神、百劳、大腧、杼骨。

【定位】在背部，当第1胸椎棘突下，旁开1.5寸。

【功效】宣肺清热，疏风通络，强筋壮骨。

【主治】咳嗽，发热，头痛，肩背痛等。

【操作】向棘突或向下斜刺0.5~0.8寸；可灸；本经背部腧穴切不可垂直深刺，以免伤及内部重要脏器。

　　大椎　dà zhuī DU14　督脉、手足三阳经交会穴

【归经】督脉。

【别名】百劳、上杼。

【定位】俯伏坐位。在后正中线上，第7颈椎棘突下凹陷中。

【功效】清热解表，截疟止痛。

【主治】热盛烦呕，虚汗盗汗，咳嗽，气喘，癫痫，感冒，畏寒，风疹，颈强不得回顾等。

【操作】直刺0.5~1.0寸；可灸。

　　兑端　duì duān GV27

【归经】督脉。

【别名】兑骨。

【定位】在面部，当上唇的尖端，人中沟下端的皮肤与唇的移行部。

【功效】清热、定惊、止痛。

【主治】口喎，齿痛，口噤，鼻塞，昏迷，晕厥，癫狂，癔症，消渴嗜饮，口疮臭秽。

【操作】向上斜刺0.2~0.3寸，或点刺出血；禁灸。

　　胆俞　dǎn shū BL19　胆之背俞穴

【归经】足太阳膀胱经。

【定位】在背部，当第十胸椎棘突下，旁开1.5寸处。

【功效】疏肝利胆，清热化湿。

【主治】胆经疾病，如胆囊炎、坐骨神经痛、风湿性关节炎、肝炎、黄疸、口苦、胁痛、肺痨、潮热等。

【操作】斜刺0.5~0.8寸。艾炷灸3~7壮，或艾条灸5~15分钟。

地仓 dì cāng ST4

【归经】足阳明胃经。

【别名】会维、胃维。

【定位】在面部，口角外侧，口角旁开0.4寸，上直对瞳孔。

【功效】祛风止痛，舒筋活络，活血化瘀。

【主治】口歪，流涎，眼睑𥉁动，齿痛，颊肿，三叉神经痛等。

【操作】斜刺或平刺0.5~0.8寸。可向颊车穴透刺1.0~2.0寸。

地机 fēi yóng BL58　　郄穴

【归经】足太阴脾经。

【别名】脾舍、太阴郄、地箕。

【定位】在小腿内侧，当内踝尖与阴陵泉的连线上，阴陵泉下3寸。

【功效】健脾渗湿，调经止带、理血行水。

【主治】腹痛，腹胀，食欲不振、泄泻，水肿，小便不利，月经不调，痛经，阴部疼痛，遗精，腰痛，下肢痿痹等。

【操作】直刺1~2寸，可灸，直接灸3~5壮；温和灸10~15分钟。

F

飞扬 fēi yóng BL58　　络穴

【归经】足太阳膀胱经。

【别名】厥阳。

【定位】在小腿后面，当外踝后，昆仑穴直上7寸，承山外下方1寸处。

【功效】祛风清热，宁神通络。

【主治】头痛，目眩，鼻塞，鼻衄，腰背痛，腿软无力，痔疾等。

【操作】直刺1~1.5寸；可灸。

肺俞 fèi shū BL13　　肺背俞穴

【归经】足太阳膀胱经。

【定位】在背部，当第3胸椎棘突下，旁开1.5寸。

【功效】宣肺平喘理气。

【主治】咳嗽，气喘，咳血，鼻塞，胸满，骨蒸潮热，盗汗，皮肤瘙痒，瘾疹等。

【操作】向棘突或向下斜刺0.5~0.8寸；可灸。

风池　fēng chí GB20　足少阳、阳维脉交会穴

【归经】足少阳胆经。

【别名】热府。

【定位】在项部，当枕骨之下，与风府相平，胸锁乳突肌与斜方肌上端之间的凹陷处。

【功效】平肝息风，清热解表，清头明目。

【主治】头痛，眩晕，失眠，癫痫，中风，目赤肿痛，视物不明，鼻塞，鼻衄，鼻渊，耳鸣，耳聋，咽喉肿痛，感冒，热病，颈项强痛，瘿症等。

【操作】针尖微下，向鼻尖斜刺0.8~1.2寸；或平刺透风府穴，深部为延髓，必须严格掌握针刺角度与深度。可灸。

风府　fēng fǔ DU16　督脉、阳维脉交会穴

【归经】督脉。

【别名】鬼枕、鬼林。

【定位】在项部，当后发际正中直上1寸，枕外隆突直下，两侧斜方肌之间凹陷中。

【功效】散风息风，通关开窍。

【主治】头痛，眩晕，项强，中风不语，半身不遂，癫狂痫，目痛，鼻衄，咽喉肿痛等。

【操作】头微前倾，向下颌方向缓慢刺入0.5~1.0寸，针尖不可向上，以免刺入枕骨大孔，误伤延髓；可灸。

风市　fēng shì GB31

【归经】足少阳胆经。

【别名】垂手。

【定位】在大腿外侧部的中线上，当腘横纹水平线上9寸（当髌底水平线上7寸）。或简便定位法：直立，手下垂于体侧，中指尖所到处即是。

【功效】祛风化湿，通经活络，祛风寒，强筋骨，祛风湿、调气血。

【主治】半身不遂、下肢痿痹、遍身瘙痒，股外侧皮神经痛、腰病及脚气等。

【操作】直刺1~1.5寸；可灸。

丰隆 fēng lóng ST40 络穴

【归经】足阳明胃经。

【定位】在小腿前外侧，当外踝尖上8寸，条口外，距胫骨前缘二横指（中指）。

【功效】化痰定喘，宁心安神。

【主治】咳嗽，痰多，哮喘，头痛，眩晕，癫狂痫，下肢痿痹。

【操作】直刺1~1.5寸；可灸。

复溜 fù liū KI7 经穴

【归经】足少阴肾经。

【定位】在小腿内侧，太溪直上2寸，跟腱的前方。

【功效】补肾益阴，通调水道。

【主治】水肿，腹胀，泄泻，盗汗，热病无汗或汗出不止，下肢痿痹，腿肿等。

【操作】直刺0.8~1.2寸；可灸。

伏兔 fú tù ST32

【归经】足阳明胃经。

【别名】外丘、外勾。

【定位】在大腿前面，当髂前上棘与髌骨外侧端的连线上，髌骨上缘上6寸。

【功效】祛风除湿、通经活络、散寒止痛。

【主治】膝腿麻痹，酸痛，屈伸不利，下肢不遂；腰痛，寒疝，腹胀腹痛；脚气，荨麻疹。

【操作】直刺1.0~2.0寸；可灸。

跗阳 fū yáng BL59 阳跷郄穴

【归经】足太阳膀胱经。

【别名】付阳、附阳、外阳、阳跷。

【定位】在小腿后面，外踝后，昆仑穴直上3寸。

【功效】舒筋活络，退热散风。清头风、疏筋络。

【主治】头重，头痛，外踝肿痛，脚气，腰腿痛，下肢痿痹等。

【操作】直刺0.8~1.2寸。

G

肝俞　gān shū BL18　肝背俞穴

【归经】足太阳膀胱经。

【定位】在背部，当第9胸椎棘突下，旁开1.5寸。

【功效】疏肝，利胆，明目，镇静，和血。

【主治】黄疸，胁痛，脊背痛，目赤，目视不明，吐血，衄血，眩晕，癫狂痫等。

【操作】向棘突或向下斜刺0.5~0.8寸；可灸。

膏肓　gāo huāng BL43

【归经】足太阳膀胱经。

【别名】膏肓俞。

【定位】在背部，当第4胸椎棘突下，旁开3寸。

【功效】理肺补虚，养阴调心。

【主治】咳嗽，气喘，盗汗，肺痨，遗精、健忘、羸瘦，虚劳，神经衰弱等。

【操作】斜刺0.5~0.8寸；可灸。

光明　guāng míng GB37　络穴

【归经】足少阳胆经。

【定位】小腿外侧，当外踝尖上5寸，腓骨前缘。

【功效】疏肝明目，活络消肿，祛风利湿，清热泻火。

【主治】目痛，夜盲，乳房胀痛、乳汁不足，膝痛，下肢痿痹，颊肿，视神经萎缩，视物不明。

【操作】直刺1~1.5寸。可灸。艾炷灸或温针灸3~5壮；或艾条灸10~20分钟。

膈俞　gé shū BL17　血会

【归经】足太阳膀胱经。

【定位】在背部，当第7胸椎棘突下，旁开1.5寸。

【功效】养血和营、活血化瘀，理气止痛，宽胸凉膈。

【主治】胃脘痛，呕吐，呃逆，饮食不下，便血，气喘，咳嗽，吐血，潮热，盗汗，瘾疹。

【备注】现代报道：针刺本穴，用泻法对糖尿病有一定疗效；三棱针点刺加拔罐放血本穴，对偏头痛有效。

公孙 gōng sūn SP4　络穴，八脉交会穴，通冲脉

【归经】足太阴脾经。

【定位】仰卧或正坐平放足底。在足内侧缘，当第1跖骨基底的前下方。

【功效】健脾化湿，和胃理中。

【主治】胃痛，呕吐，腹胀，腹痛，泄泻，痢疾，烦心失眠，心痛，胸闷。

【操作】直刺0.5~1.0寸；可灸。

【备注】现代报道：针刺本穴可治疗单纯性肥胖、原发性低血压。

供血 gōng xuè

【归经】经外奇穴。

【定位】风池直下1.5寸，平下口唇处。

【功效】补血活血、化瘀补虚。

【主治】该穴被广泛运用于椎-基底动脉系统脑缺血发作、吞咽困难、构音障碍、肌紧张性头痛、功能性震颤、失眠等症。

【操作】向对侧口唇直刺约40mm。

【备注】来源于高维滨主编《神经病针灸新疗法》。

关冲 guān chōng SJ1　井穴

【归经】手少阳三焦经。

【定位】在手环指（无名指）尺侧端，距指甲角0.1寸。

【功效】泻热开窍，清利喉舌，活血通络。

【主治】热病，昏厥，咽喉肿痛，头痛，目赤，耳聋及脑血管病等。

【操作】浅刺0.1寸，或三棱针点刺出血。可灸。艾炷灸3~5壮，艾条灸5~10分钟。

关元 guān yuán RN4　小肠募穴，任脉、足三阴经交会穴

【归经】任脉。

【别名】丹田。

【定位】在下腹部，前正中线上，当脐中下3寸。

【功效】培补元气，补肾壮阳。

【主治】虚劳羸瘦，中风脱证，眩晕，阳痿，遗精，早泄，月经不调，痛经，闭经，崩漏，带下，不孕，遗尿，小便频数，癃闭，腹痛，泄泻等。

【操作】直刺1.0~2.0寸；需排尿后进行针刺。可灸。

H

海泉　hǎi quán EX-HN11

【归经】经外奇穴。

【定位】位于口腔内，当舌下系带中点处。

【功效】清热散风，祛邪开窍。

【主治】舌体肿胀，舌缓不收，消渴。

【操作】用圆利针或三棱针点刺出血。

颔厌　hàn yàn GB4　手足少阳、足阳明交会穴

【归经】足少阳胆经。

【定位】在头部鬓发上，当头维与曲鬓弧形连线的上四分之一与下四分之三交点处。

【功效】清热散风，通络止痛。

【主治】偏头痛、眩晕、耳鸣、齿痛，口眼㖞斜，瘛疭惊痫等。

【操作】沿皮刺0.5~0.8寸。

合谷　hé gǔ LI4　原穴

【归经】手阳明大肠经。

【定位】在手背，第1、2掌骨之间，约相当于第2掌骨桡骨侧之中点。

【功效】清热解表，明目聪耳，通络镇痛。

【主治】头痛，齿痛，目赤肿痛，咽喉肿痛，鼻衄，耳聋，痄腮，牙关紧闭，口㖞，热病，无汗，多汗，滞产，经闭，腹痛，便秘，上肢疼痛、不遂，眩晕等。

【操作】直刺0.5~1寸；可灸。

【备注】现代报道电针本穴可以明显减轻脑缺血后细胞性水肿及线粒体肿胀程度，有明显改善脑缺血的作用。其机制可能与神经调节有关。

合阳　hé yáng BL55

【归经】足太阳膀胱经。

【定位】在小腿后面，腘窝横纹中点直下2寸处，当腓肠肌二头之间，即委中与承山的连线上。

【功效】舒筋通络、调经止带、强健腰膝，调血理气、活络止痛。

【主治】腰脊强痛，脚腨酸重，腿筋挛急，足跗痛，疝气，崩漏，带下，阴

暴痛，癫疾，瘛疭，腹痛，肠游，下肢痿痹，膝胫酸重，寒疝。现代又多用于治疗腓肠肌痉挛，痔疾，功能性子宫出血，月经不调，子宫内膜炎，睾丸炎，前列腺炎，脑血管病后遗症，肠出血等。

【操作】直刺1~2寸，局部有酸胀感，有触电感向足底放散。可灸。艾炷灸或温针灸3~5壮；艾条灸5~10分钟。注意：合阳穴深部正当腘动、静脉处，故针刺时应避开。

后顶 hòu dǐng DU19

【归经】督脉。

【别名】交冲。

【定位】在头部，当后发际正中直上5.5寸（脑户上3寸）。

【功效】醒脑安神，息风镇痉。

【主治】头痛，项强，眩晕，心烦失眠，癫狂痫等。

【操作】平刺0.5~1寸；可灸。

后溪 hòu xī SI3　输穴，八脉交会穴，通督脉

【归经】手太阳小肠经。

【定位】在手掌尺侧，微握拳，当小指本节（第5掌指关节）后的尺侧掌横纹之赤白肉际处。

【功效】清心解郁，清热截疟，散风舒筋。

【主治】头项强痛，腰背痛，目赤，耳聋，咽喉肿痛，癫狂痫，盗汗，目眩，手指及肘臂挛急等。

【操作】直刺0.5~0.8寸，或向合谷方向透刺。可灸。

【备注】本穴治疗落枕、面肌痉挛、急性腰扭伤有效。

滑肉门 huá ròu mén ST24

【归经】足阳明胃经。

【定位】在上腹部，当脐中上1寸，距前正中线2寸。

【功效】化痰安神，和胃止吐。

【主治】胃痛，呕吐，癫狂，吐舌等。

【操作】直刺0.8~1.2寸；可灸。

华佗夹脊 huá tuó jiá jǐ EX–B2

【归经】经外奇穴。

【别名】华佗穴、佗脊、脊旁。

【定位】第1~5腰椎，各椎棘突下旁开0.5寸，共34个穴位。（也有定位：第1~5腰椎，每椎下正中旁开0.5~1寸）

【功效】调理脏腑气血，为调理枢纽穴。

【主治】颈椎1　C_1眩晕、偏头痛、失眠、嗜睡、头昏沉、颈性高血压、脑供血缺乏、摇头。

颈椎2　C_2眩晕、头痛、失眠、嗜睡、眼干涩、耳鸣、心动过速、腮腺炎、过敏性鼻炎。

颈椎3　C_3眩晕、头昏沉、偏头痛、颈肩综合征、神经痛、湿疹、牙痛、张口不能。

颈椎4　C_4头昏、恶心、呃逆、双手麻痹、肩周炎、落枕、鼻塞、牙痛。

颈椎5　C_5胸痛、心跳过缓、恶心、呃逆，颈、肩、手掌胀痛，口臭、火气大。

颈椎6　C_6血压动摇、肩部疼痛、拇食二指麻、扁桃体肿大、肩膀痛、上肢外侧麻痛。

颈椎7　C_7气短胸闷，第4、5指麻痛，颈根、肩胛痛，咽喉痛、肩膀硬化、上肢后内侧麻痛。

胸椎1　T_1气短、气急，肘手痛、凉，早博、手软有力、上臂后侧麻痛。

胸椎2　T_2气短胸痛、心律正常、冠心病（心绞痛）、肩膀硬化、上臂后侧麻痛。

胸椎3　T_3肺部、支气管症状、易患感冒。

胸椎4　T_4胸背痛、胸闷、冠心病（心绞痛）、长叹息。

胸椎5　T_5口苦、低血压、胃痉挛、癫痫。

胸椎6　T_6胃痛、消化不良、胃痉挛。

胸椎7　T_7胃溃疡症状、消化不良、胃下垂、口臭。

胸椎8　T_8免疫功用低下、肝胆疾病、糖尿病。

胸椎9　T_9肾功能减退、小便白浊、尿不畅、过敏症、身体手脚冰冷、癫痫。

胸椎10　T_{10}肾功能减退、性功能减退。

胸椎11　T_{11}肾功能减退、泌尿系统疾病、皮肤病。

胸椎12　T_{12}下腹疼凉、疲劳综合征、不孕症、风湿病、生殖器官外表痛痒、胃胀。

腰椎1　L_1结肠功能失调、便秘、腹泻、腰痛、下腹痛。

腰椎2　L₂下腹痛、腰酸痛、性功能减退。

腰椎3　L₃膀胱、尿少、腰、膝内侧痛而有力。

腰椎4　L₄腰痛、坐骨神经痛、排尿困难、尿频或尿少、腿痛放射至腿肚外侧、痔疮。

腰椎5　L₅腿血液循环不良、下肢有力而怕冰冷、腰腿痛麻至腿肚后/外侧、月经不调。

骶椎　腰骶关节病变、足跟痛麻凉感、膀胱病、前列腺炎。

【操作】直刺0.3~0.5寸，或用梅花针叩刺。向内斜刺0.5~1寸，局部有酸胀感，或向胸腹部放散。可灸。

注意：因本穴深部有脊髓和胸腹腔脏器，故针刺时应注意针刺方向、角度和深度，且出现麻胀感应立即停止进针。

环跳　huán tiào GB30　足少阳、太阳经交会穴

【归经】足少阳胆经。

【定位】在股外侧部，侧卧屈股，当股骨大转子最凸点与骶管裂孔连线的外1/3与中1/3交点处。

【功效】祛风湿，利腰腿，通经络。

【主治】下肢痿痹，半身不遂，腰腿痛等。

【操作】直刺2~3寸；可灸。

会阳　huì yáng BL35

【归经】足太阳膀胱经。

【别名】利机。

【定位】在骶部，尾骨端旁开0.5寸。

【功效】清热利湿，益肾固带，补阳益气。

【主治】腹痛、泄泻，痢疾，便血，痔疮，带下，阳痿，阴部湿痒等。

【操作】直刺1~1.5寸。局部有酸胀感，可扩散到会阴部。可灸。艾炷灸或温针灸3~5壮，艾条温灸10~15分钟。

会阴　huì yīn RN1　任脉、督脉、冲脉交会穴

【归经】任脉。

【别名】下阴别、下极、屏翳、平翳、金门、海底。

【定位】在会阴部，男性当阴囊根部与肛门连线的中点。女性当大阴唇后联合与肛门连线的中点。

【功效】调经强肾、苏厥回阳、醒神镇静、清利湿热。

【主治】小便不利，遗尿，遗精，阳痿，月经不调，阴部瘙痒、阴门肿痛，带下，溺水窒息，昏迷，癫狂，脱肛，痔疮，大便闭结等。

【操作】直刺0.5~1寸。艾炷灸3壮，或艾条灸5~10分钟。

【备注】针刺会阴、秩边等穴对先天性腰椎裂引起的排尿困难有一定疗效。

魂门 hún mén BL47

【归经】足太阳膀胱经。

【定位】在背部，当第9胸椎棘突下，旁开3寸。

【功效】疏肝利胆，和中健胃。

【主治】胸胁痛，呕吐，泄泻，黄疸，背痛等。

【操作】斜刺0.5~0.8寸；可灸。

J

极泉 jí quán HT1

【归经】手少阴心经。

【定位】上臂外展，在腋窝顶点，腋动脉搏动处。

【功效】舒筋活血，宽胸理气。

【主治】心痛，心悸，胸闷气短，胁肋疼痛，肩臂疼痛，上肢不遂等。

【操作】上臂外展，避开腋动脉，向肩峰方向直刺或斜刺0.5~1寸；不灸。

急脉 jí mài LR12

【归经】足厥阴肝经。

【定位】在耻骨结节的外侧，当气冲外下方腹股沟股动脉搏动处，前正中线旁开2.5寸。

【功效】调肝止痛，理气导疝。

【主治】疝气，少腹痛，阴挺，阴茎痛，外阴肿痛等。

【操作】直刺0.5~0.8寸，避开动脉；可灸。

箕门 jī mén SP11

【归经】足太阴脾经。

【定位】在大腿内侧，当血海与冲门连线上，血海上6寸。

【功效】健脾渗湿，通利下焦。

【主治】小便不利，遗溺，鼠溪肿痛，阴囊湿痒等。

【操作】直刺0.5~1寸，注意：针刺时必须避开动脉，忌深刺。艾炷灸3~5壮，或艾条灸5~10分钟。

颊车　jiá chē ST6

【归经】足阳明胃经。

【定位】在面颊部，下颌角前上方约一横指，当咀嚼时咬肌隆起，按之凹陷处。

【功效】散风清热，开关通络。

【主治】口歪、颊肿、齿痛、中风口噤不语、面肌痉挛等。

【操作】直刺0.3~0.5寸，或向地仓方向斜刺1.5~2.0寸。

颈臂　jǐng bì

【归经】经外奇穴。

【别名】臂丛穴。

【定位】在颈部，位于锁骨内1/3与外2/3交点处直上1寸，胸锁乳突肌锁骨头肌腹后缘处取穴，左右计2穴。

【功效】祛风止痛，舒经活络。

【主治】上肢麻木，偏瘫，臂丛神经痛，肩周炎，肱骨外上髁炎，腱鞘炎，肩背风湿症，上肢肌肉萎缩等。

【操作】沿水平方向直刺0.5~0.8寸，针感除局部酸麻胀外，可有麻电感向上肢远端放散，不可深刺或向下斜刺，以防刺伤肺尖，造成气胸；一般不灸。

建里　jiàn lǐ RN11

【归经】任脉。

【定位】在上腹部，前正中线上，当脐中上3寸。

【功效】健脾和胃，降逆利水。

【主治】胃痛、腹胀，肠鸣，呕吐，不嗜食，水肿，胸中苦闷等。

【操作】直刺0.8~1寸；可灸。

间使　jiān shǐ PC5　经穴

【归经】手厥阴心包经。

【别名】鬼营、鬼路。

【定位】在前臂掌侧，腕横纹上3寸，当曲泽与大陵的连线上，掌长肌腱与桡侧腕屈肌腱之间。

【功效】宽胸解郁，宁心，和胃祛痰。

【主治】心痛，心悸，癫狂痫，热病，疟疾，胃痛，呕吐，肘臂痛。

【操作】直刺0.5~1寸。

筋缩　jīn suō GV8

【归经】督脉。

【定位】在背部，当后正中线上，第9胸椎棘突下凹陷中。

【功效】平肝息风、宁神镇痉。

【主治】脊强，癫痫，抽搐，腰背痛，胃痛等。

【操作】向上斜刺0.5~1寸。艾炷灸3~5壮；或艾条灸5~10分钟。

肩髎　jiān liáo SJ 14

【归经】手少阳三焦经。

【定位】在肩部，肩髃后方，当臂外展时，于肩峰后下方呈现凹陷处。

【功效】祛风湿，调气血、通经络、舒筋利节。

【主治】肩臂挛痛不遂。肩关节周围炎，脑血管后遗症，上肢麻痹或瘫痪，肩臂痛及荨麻疹等。

【操作】直刺1~1.5寸。①透极泉：直刺1.0~3.0寸，臂外展，沿肩峰与肱骨大结节之间进针，深刺右透极泉，酸胀感可扩散至整个关节腔，可有麻电感向下扩散。②"合谷刺"：向下斜刺2.0~3.0寸，退针至浅层，再依次向两旁斜刺，即"合谷刺"，酸胀感可扩散至肩部，或麻电感放散至手指。艾炷灸或温针灸3~7壮，艾条灸5~15分钟。

肩井　jiān jǐng GB21　手少阳、足少阳、足阳明与阳维脉交会穴

【归经】足少阳胆经。

【别名】膊井，髆井，肩解。

【定位】在肩上，前直乳中，当大椎穴（督脉）与肩峰连线的中点上。

【功效】祛风清热，活络消肿。通经活络、豁痰开窍。调理气机，疏利肝胆。

【主治】①循环系统疾病：高血压，脑卒中；②精神神经系统疾病：神经衰弱，副神经麻痹；③妇产科系统疾病：乳腺炎，异常子宫出血；④运动系统疾病：落枕，颈项肌痉挛，肩背痛，小儿麻痹后遗症；⑤亚健康系列：肩周炎、颈椎炎、头疼。

【操作】直刺0.3~0.5寸，局部酸胀。深部正当肺尖，慎不可深刺、捣刺，以防刺伤肺尖造成气胸。灸法：艾炷灸3~5壮，艾条灸10~20分钟。

肩前　jiān qián

【归经】经外奇穴。

【**别名**】肩内陵。

【**定位**】在肩部，正坐垂臂，当腋前皱襞顶端与肩髃穴连线的中点。

【**功效**】疏筋活络。

【**主治**】上肢瘫痪，肩关节周围炎，臂不能举，肩臂内侧痛。

【**操作**】直刺1~1.5寸；可灸。灸5~7壮，或艾条灸5~15分钟。

肩髃 jiān yú LI15 手阳明、阳跷交会穴

【**归经**】手阳明大肠经。

【**定位**】在肩部，三角肌上，臂外展或向前平伸时，当肩峰前下方凹陷处。

【**功效**】清热祛风，通利关节。

【**主治**】上臂不遂，肩臂不举等。

【**操作**】直刺或向下斜刺0.8~1.5寸；可灸。

交信 jiāo xìn KI8 阴跷之郄穴

【**归经**】足少阴肾经。

【**别名**】阴跷。

【**定位**】在小腿内侧，当太溪直上2寸，复溜前0.5寸，胫骨内侧缘的后方。

【**功效**】益肾调经，调理二便。

【**主治**】月经不调，崩漏，带下，阴挺，闭经，泄泻，便秘，痢疾，疝气，睾丸肿痛等。

【**操作**】直刺0.5~1寸。艾炷灸3~5壮；或艾条灸5~10分钟。

肩贞 jiān zhēn SI9

【**归经**】手太阳小肠经。

【**定位**】在肩关节后下方，臂内收时，腋后纹头上1寸。

【**功效**】清头聪耳，通经活络，活血散结，舒筋利节。

【**主治**】肩胛疼痛，手臂不举，上肢麻木，耳鸣，齿疼，瘰疬，肩关节周围炎等。

【**操作**】向外斜刺1~1.5寸，或向前腋缝方向透刺。不宜向胸部深刺。可灸。艾炷灸或温针灸5~7壮，艾条灸10~20分钟。

肩中俞 jiān zhōng shu SI15

【**归经**】手太阳小肠经。

【**定位**】在背部，当第7颈椎棘突下，旁开2寸。

【**功效**】解表宣肺。

【主治】支气管炎，哮喘，支气管扩张，吐血；视力减退，肩背疼痛等。

【操作】斜刺0.5~0.8寸，局部酸胀。注意不可深刺，以防气胸。艾炷灸3~5壮，或温和灸10~15分钟。

解溪 jiě xī ST41 经穴

【归经】足阳明胃经。

【定位】在足背与小腿交界处的横纹中央凹陷中，当姆长伸肌腱与趾长伸肌腱之间。

【功效】清胃降逆，镇惊宁神。

【主治】头痛，眩晕，癫狂，腹胀，便秘，下肢痿痹，足踝肿痛等。

【操作】直刺0.5~1.0寸；可灸。

颈百劳 jǐng bǎi láo EX-HN14

【归经】经外奇穴。

【别名】面劳。

【定位】在颈部，在大椎直上2寸。后正中线旁开1寸。

【功效】滋补肺阴，舒筋活络。

【主治】颈项强痛，咳嗽，气喘，骨蒸潮热，盗汗，落枕，失眠，神经衰弱等。

【操作】直刺0.5~1寸，局部酸胀，向颈肩手臂放散。可灸。灸3~7壮，或温灸5~15分钟。

睛明 jīng míng BL1 手足太阳、足阳明、阴跷、阳跷五脉交会穴

【归经】足太阳膀胱经。

【定位】目内眦旁0.1寸。

【功效】祛风，清热，明目。

【主治】目赤肿痛，目视不明，迎风流泪，急性腰痛，头痛，坐骨神经痛等。

【操作】闭目，医者用左手轻推眼球向外侧固定，缓慢进针，紧靠眶缘直刺0.5~1寸。不捻转，不提插。不宜灸。

金津、玉液 jīn jīn、yù yè，EX-HN12、EX-HN13

【归经】经外奇穴

【别名】华池金津、神水玉液。

【定位】在口腔内，于舌面下，舌系带两侧静脉上取穴。左为金津，右为玉液。

【功效】清泻热邪，生津止渴。

【主治】舌强不语，舌肿，失语，口疮，呕吐，消渴，喉痹，喉蛾痧，黄疸，腹泻。

【操作】用三棱针点刺出血。注意：有出血倾向者忌用。

鸠尾 jiū wěi RN15　络穴，膏之原穴

【归经】任脉。

【别名】尾翳、神府、骬尾、骬鹘、骬骬、臆前。

【定位】在上腹部，前正中线上，当胸剑结合部下1寸。

【功效】安心宁神，宽胸定喘。

【主治】胸闷，心悸，心烦，心痛，噎膈，呕吐，腹胀，癫狂痫等。

【操作】直刺0.3~0.6寸，向下斜刺；可灸。

聚泉 jù quán EX-HN10

【归经】经外奇穴。

【别名】语门。

【定位】位于口腔内，舌背正中缝之中点处，共1穴。

【功效】利窍通关，止咳平喘。

【主治】舌强，舌缓，味觉减退，久嗽不愈，哮喘，消渴等。

【操作】直刺0.1~0.2寸，或用三棱针点刺出血。

巨髎 jù liáo ST3　手足阳明、阳跷之会

【归经】足阳明胃经。

【定位】面部，瞳孔直下，平鼻翼下缘处，当鼻唇沟外侧。

【功效】清热息风，明目退翳。

【主治】口㖞，眼睑瞤动，鼻塞，鼻衄，齿痛，以及三叉神经痛等。

【操作】斜刺或平刺0.3~0.5寸。艾条灸3~5分钟。

巨骨 jù gǔ LI16

【归经】手阳明大肠经。

【定位】在肩上部，当锁骨肩峰端与肩胛冈之间凹陷处。

【功效】通经活络，化痰散结。

【主治】肩臂挛痛、臂不举，瘰疬，瘿气等病症。

【操作】直刺0.5~1寸，或微斜向外下方，深约1~1.5寸，肩关节周围酸胀。不可深刺，以免刺入胸腔造成气胸。艾炷灸或温针灸3~5壮，艾条灸5~10分钟。

巨阙　jù qué RN14　心募穴

【归经】任脉。

【定位】在上腹部，前正中线上，当脐中上6寸。

【功效】安神宁心，宽胸止痛。

【主治】胃痛，吞酸，呕吐，胸痛，心悸，癫狂痫等。

【操作】直刺0.3~0.6寸，向下斜刺；可灸。

居髎　jū liáo GB29　足少阳、阳跷脉的交会穴

【归经】足少阳胆经。

【定位】在髋部，当髂前上棘与股骨大转子最凸点连线的中点处。

【功效】舒筋活络，益肾强健，清利湿热，舒筋利节。

【主治】腰痛，下肢痿痹，疝气等。

【操作】一般直刺1~2寸。局部有胀重感。注意：结核病、溃疡病患者及孕妇禁用。可灸。艾炷灸或温针灸5~7壮，艾条灸10~20分钟。

厥阴俞　jué yīn shū BL14　心包背俞穴

【归经】足太阳膀胱经。

【别名】厥腧、阙俞、心包腧。

【定位】在背部，当第4胸椎棘突下，旁开1.5寸。

【功效】宽胸理气，宁心安神。

【主治】心痛，心悸，咳嗽，胸闷，呕吐等。

【操作】向棘突或向下斜刺0.5~0.8寸；可灸。

K

昆仑　kūn lún BL60　经穴

【归经】足太阳膀胱经。

【别名】下昆仑。

【定位】在足部外踝后方，当外踝尖与跟腱之间的凹陷处。

【功效】安神清热，舒筋活络。

【主治】头痛，目眩，项强，鼻衄，腰痛，脚跟痛，癫痫，难产，下肢麻痹或瘫痪，及坐骨神经痛，足踝关节及周围软组织疾患等。

【操作】直刺0.5~0.8寸。艾炷灸3~5壮；或艾条灸5~10分钟。

孔最　kóng zuì LU6　郄穴

【归经】手太阴肺经。

【定位】在前臂掌面桡侧，当尺泽与太渊连线上，腕横纹上7寸。

【功效】清热止血，润肺理气。

【主治】咳嗽，气喘，咯血，咽痛，肘臂挛痛。

【操作】直刺0.5~0.8寸，局部酸胀沉重，有针感向前臂放散。针刺时避开桡动、静脉，防止刺破血管，引起出血。艾炷灸或温针灸5~7壮，艾条灸10~20分钟。

L

劳宫　láo gōng PC8　荥穴

【归经】手厥阴心包经。

【定位】在手掌心，当2、3掌骨之间偏于第3掌骨，握拳屈指时中指尖处。

【功效】清心泻热，醒神开窍。

【主治】心痛，呕吐，癫痫狂，中风昏迷，中暑，口疮，口臭，鼻衄等。

【操作】直刺0.3~0.5寸；可灸。

厉兑　lì duì ST45　井穴

【归经】足阳明胃经。

【定位】在足第2趾末节外侧，距指甲角0.1寸。

【功效】清化湿热，调胃安神，苏厥醒神。

【主治】齿痛，口喎，咽喉肿痛，鼻衄，心烦，热病，多梦，癫狂，足背肿痛等。

【操作】浅刺0.1~0.2寸，或用三棱针点刺出血。

蠡沟　lí gōu LR5　络穴

【归经】足厥阴肝经。

【别名】交仪。

【定位】在小腿内侧，当足内踝尖上5寸，胫骨内侧面的中央。

【功效】疏肝理气，调经止带，调理经脉，清热利湿，消肿止痒。

【主治】胫部酸痛，下肢痿痹，性功能亢进，月经不调，子宫内膜炎，子宫脱垂，功能性子宫出血，阴痒，带下，睾丸肿痛，疝气，小便不利，遗尿。

【操作】平刺0.5~0.8寸，局部酸胀。沿胫骨后缘向上斜刺1.0~1.5寸，酸胀感可放散至膝。艾炷灸3~5壮，艾条灸5~10分钟。

廉泉　lián quán RN23　任脉、阴维脉交会穴

【归经】任脉。

【别名】本池，舌本，结本。

【定位】仰靠坐位，在颈部，当前正中线上，结喉上方，舌骨上缘凹陷处。在颈部正中线与喉结正上方横皱纹交叉处。

【功效】清音利喉，疏风泄热，清咽利舌。

【主治】舌强不语，舌下肿痛，舌肿涎出，舌根急缩，暴喑，吞咽困难，口舌生疮，咽喉肿痛等。

【操作】向舌根方向斜刺0.5~1寸，使局部酸胀（或退针至皮下，再向左右两侧斜刺1~1.5寸）。一般不灸。

梁丘　liáng qīu ST34　郄穴

【归经】足阳明胃经。

【别名】跨骨，鹤顶。

【定位】在大腿前面，当髂前上棘与髌底外侧端的连线上，髌底上2寸。伸展膝盖用力时，筋肉凸出处的凹洼；从膝盖骨外侧端，约三个手指左右的上方也是该穴。

【功效】调胃降逆、祛风化湿，疏肝和胃、通经活络。

【主治】胃痉挛，腹泻，膝关节肿痛，下肢不遂，浮肿，乳痈，怯寒症等。

【操作】直刺1~1.5寸，局部有酸胀感，扩散至膝关节。注意：不能刺激过强，以免损伤肌肉、筋膜。可灸。艾炷灸或温针灸5~9壮，艾条灸10~20分钟。

列缺　liè quē LU7　络穴；八脉交会穴，通于任脉

【归经】手太阴肺经。

【别名】童玄、腕劳。

【定位】微屈时，侧腕掌心相对。在前臂桡侧缘，桡骨茎突上方，腕横纹上1.5寸。当肱桡肌与拇长展肌腱之间。

【主治】外感头痛，项强，咳嗽，气喘，咽喉肿痛，口㖞，齿痛等。

【操作】向肘部斜刺0.5~0.8寸；可灸。

【备注】本穴埋针，可用于治疗血管性头痛。

灵道　líng dào HT4　经穴

【归经】手少阴心经。

【定位】仰掌，在前臂掌侧，当尺侧腕屈肌腱的桡侧缘，腕横纹上1.5寸。

【功效】理气宁心安神。

【主治】心痛，心悸怔忡，暴喑，肘臂挛痛，手指麻木。

【操作】直刺0.3~0.5寸；可灸。

灵台　líng tái DU10

【归经】督脉。

【定位】在背部，当后正中线上，第6胸椎棘突下凹陷中。

【功效】清热化湿。

【主治】气喘，咳嗽，心悸，怔忡，胃痛，脊背强痛等。

【操作】直刺0.5~0.8寸；可灸。

颅息　lú xī TE19

【归经】手少阳三焦经。

【定位】在耳后，当角孙穴至翳风穴之间，沿耳轮连线的上、中1/3的交点处。

【功效】通窍聪耳，清热散风，镇惊止痫，醒脑安神。

【主治】头痛，耳聋，耳鸣；小儿惊风。现代常用于治疗头痛、中耳炎等。

【操作】平刺0.3~0.5寸，局部有酸胀感。或三棱针点刺出血。可灸。艾炷灸3壮；或艾条灸5~10分钟。

络却　luò què BL8

【归经】足太阳膀胱经。

【别名】强阳、脑盖、络郄、及行。

【定位】在头部，当前发际正中直上5.5寸，旁开1.5寸。

【功效】息风明目，清心安神。

【主治】头眩，癫狂痫，耳鸣，鼻塞，目视不明，肩痛等。

【操作】平刺0.3~0.5寸；可灸。

M

眉冲　méi chōng BL3

【归经】足太阳膀胱经。

【定位】攒竹穴直上，入发际0.5寸。

【功效】祛风通窍，明目醒神。

【主治】头痛，眩晕，鼻塞，癫痫等。

【操作】平刺0.3~0.5寸。

命门　mìng mén DU4

【归经】督脉。

【定位】在腰部，当后正中线上，第2腰椎棘突穴下凹陷中。

【功效】补益肝肾，滋养五脏。

【主治】腰痛，下肢痿痹，遗精，阳痿，早泄，月经不调，带下，遗尿，尿频，泄泻等。

【操作】直刺0.5~1.0寸；可灸。

【备注】《难经》：命门者，诸神精之所舍，原气之所系也。

目窗　mù chuāng GB16　足少阳、阳维脉交会穴

【归经】足少阳胆经。

【定位】在头部，当前发际上1.5寸，头正中线旁开2.25寸。

【功效】开窍明目，息风镇惊。

【主治】目赤肿痛，青盲，视物模糊，鼻塞，头痛眩晕等。

【操作】平刺0.5~0.8寸；可灸。

拇展　mǔ zhǎn

【归经】经外奇穴。

【定位】曲肘90°，当肘尖与阳溪穴连线的中点处。

【功效】伸展拇指。

【主治】中风偏瘫患者瘫侧拇指功能活动差，其余四指活动尚可，握拳时拇指被压于四指之内，伸展时拇指伸展困难或无法伸展等状态。

【操作】毫针直刺0.3~0.5寸，加电刺激（脉冲刺激，频率120~180次/分）后，拇指应有向外伸展的抽动动作，强度以病人能耐受为度，留针30~60分钟，每日1次，10次为1个疗程，2个疗程中间可休息1周。

N

脑户　nǎo hù DU17　督脉、足太阳经交会穴

【归经】督脉。

【别名】匝风、合颅、会额、仰风、会颅。

【定位】在头部，后发际正中直上2.5寸，风府上1.5寸，枕外隆突的上缘凹陷处。

【功效】醒神开窍，平肝息风。

【主治】头痛头重，项强，眩晕，癫痫等。

【操作】平刺0.5~1寸；可灸。

脑空 nǎo kōng GB19   足少阳、阳维脉交会穴

【归经】足少阳胆经。

【别名】颞颥。

【定位】在头部，当枕外隆凸的上缘外侧，头正中线旁开2.25寸，平脑户穴。

【功效】清热止痛，宁神镇惊，祛风开窍。

【主治】头痛，目眩；颈项强痛；癫狂痫，惊悸，瘛症等。

【操作】平刺0.5~0.8寸，局部有酸胀感，或向周围扩散。可灸。艾条灸5~10分钟。

臑会 nàohuì TE13   手少阳、阳维之会，手阳明之络

【归经】手少阳三焦经。

【别名】臑交，臑窌，臑髎。

【定位】在臂外侧，当肘尖与肩髎的连线上，肩髎穴下3寸，三角肌的后下缘。

【功效】降浊除湿，舒筋活血、化痰散结，通络止痛。

【主治】上肢痿痹，瘰疬，瘿气。

【操作】直刺1~1.5寸，局部有酸胀感，可扩散至肩部，或有麻电感向指端方向放散。可灸。艾炷灸或温针灸3~5壮，艾条灸10~20分钟。

内关 nèi guān PC6   络穴；八脉交会穴，通阴维脉

【归经】手厥阴心包经。

【别名】阴维。

【定位】在前臂掌侧，当曲泽与大陵的连线上，腕横纹上2寸，掌长肌腱与桡侧腕屈肌腱之间。

【功效】宁心安神，疏肝和胃，止痛。

【主治】心痛，心悸，胸闷，眩晕，癫痫，失眠，偏头痛，胃痛，呕吐，呃逆，肘臂挛痛等。

【操作】直刺0.5~1寸；可灸。

内庭 nèi tíng ST44   荥穴

【归经】足阳明胃经。

【定位】在足背当第2、3跖骨结合部的前方凹陷处。

【功效】清降胃火、通涤腑气。

【主治】齿痛，咽喉肿病，口歪，鼻衄，胃病吐酸，腹胀，泄泻，痢疾，便秘，热病，足背肿痛等病症，还可以治疗三叉神经痛，急慢性肠炎，肠疝痛，脚气。

【操作】直刺或斜刺0.5~0.8寸，局部有酸胀感；针尖向上斜刺，其针感可沿本经上行。可灸。艾炷灸3~5壮；或艾条灸5~10分钟。

P

脾俞　pí shū BL20　脾背俞穴

【归经】足太阳膀胱经。

【定位】在背部，当第11胸椎棘突下，旁开1.5寸。

【功效】健脾和胃化湿。

【主治】腹胀，呕吐，泄泻，便血，纳呆，食不化，水肿，黄疸，背痛，失眠，嗜卧等。

【操作】向棘突或向下斜刺0.5~0.8寸；可灸。

【备注】本穴治糖尿病有效。

偏历　piān lì LI6　络穴

【归经】手阳明大肠经。

【定位】位于前臂，腕背侧远端横纹上3寸，阳溪与曲池连线的下1/4与上3/4的交接处取穴。

【功效】清热解毒，利水消肿，通经活络。

【主治】耳鸣、鼻衄、手臂酸痛、腹部胀满、水肿。现代常用于治疗面神经麻痹、扁桃体炎、前臂神经痛、耳聋、耳鸣、牙痛等。

【操作】直刺0.3~0.5寸，或针尖向肘部方向斜刺0.5~0.8寸，局部有酸胀感。艾炷灸3~5壮，或艾条灸5~10分钟。

魄户　pò hù BL42

【归经】足太阳膀胱经。

【定位】在背部，当第3胸椎棘突下，旁开3寸。

【功效】止咳平喘，利肺通络。

【主治】咳嗽，气喘，肩背痛，项强等。

【操作】斜刺0.5~0.8寸；可灸。

Q

气海　qì hǎi RN6　肓之原穴

【归经】任脉。

【定位】在下腹部，前正中线上，当脐下1.5寸。

【功效】益气助阳，调经固精。

【主治】中风脱证，虚劳赢瘦，腹痛，泄泻，便秘，遗尿，遗精，阳痿，闭经，痛经，崩漏，带下，阴挺，疝气等。

【操作】直刺1.0~2.0寸。可灸。

期门 qī mén LR14　肝募穴，足厥阴、足太阴与阴维脉交会穴

【归经】足厥阴肝经。

【定位】在胸部，当乳头直下，第六肋间隙，前正中线旁开4寸。

【功效】健脾疏肝，和胃健逆。

【主治】胸胁胀痛，腹胀，呃逆，吐酸，乳痈，郁闷等。

【操作】直刺0.5~0.8寸；可灸。

前顶 qián dǐng GV21

【归经】督脉。

【定位】在头部，当前发际正中直上3.5寸；或于百会穴前1.5寸取穴。

【功效】清头散风。平肝潜阳，息风醒脑，宁神镇静。

【主治】头痛，眩晕，中风偏瘫，癫痫，鼻渊，目赤肿痛，颜面浮肿等。

【操作】平刺0.3~0.5寸，或向百会、悬厘方向透刺，局部酸胀。艾炷灸3~5壮或温灸5~10分钟。

前谷 qián gǔ SI2　荥穴

【归经】手太阳小肠经。

【定位】在手尺侧，微握拳，当小指本节（第5掌指关节）前的掌指横纹头赤白肉际。

【功效】疏肝清心，明目聪耳。

【主治】头痛，目痛，耳鸣，咽喉肿痛，癫狂，痫证等。

【操作】直刺0.2~0.3寸；可灸。

强间 qiáng jiān DU18

【归经】督脉。

【别名】大羽。

【定位】在头部，当后发际正中直上4寸（脑户上1.5寸）。

【功效】醒神宁心，平肝息风。

【主治】头痛，目眩，项强，烦心，失眠，癫狂，瘛症等。

【操作】平刺0.5~0.8寸；可灸。

窍明　qiào míng

【归经】经外奇穴。

【定位】在头后枕骨粗隆0.5cm向上、左、右各2cm的椭圆形部位（枕视皮质对应区）。

【功效】能增强视觉中枢的功能。

【主治】视神经萎缩、青光眼等各种视力障碍。

【操作】从右侧枕骨粗隆上0.5cm处向左侧枕骨粗隆上方直刺、深刺6~10针，并可在距离前排针向上一横食指处再平行直刺、深刺6~10针，留针10个小时。

球后　qiú hòu EX-HN7

【归经】经外奇穴。

【定位】在面部，当眶下缘外1/4与内3/4交界。

【功效】清热明目。

【主治】视神经炎，视神经萎缩，视网膜色素变性，青光眼，目翳，早期白内障，近视，玻璃体混浊，内斜视，目赤肿痛，麦粒肿等。

【操作】选30号以上毫针，医者左手向上推动眼球固定，右手持针沿下眶缘略向内上方朝视神经方向缓慢刺入0.5~1.5寸。整个眼球有酸胀及突出感；刺入后不宜捻转，可轻度提插。禁灸。

丘墟　qiū xū GB40　原穴

【归经】足少阳胆经。

【定位】在足外踝的前下方，当趾长伸肌腱的外凹陷处。

【功效】扶正祛邪，疏肝健脾。

【主治】胸胁胀痛，下肢痿痹，外踝肿痛，脚气等。

【操作】直刺0.5~0.8寸；可灸。

曲鬓　qū bīn GB7　足少阳、太阳经之交会穴

【归经】足少阳胆经。

【别名】曲发。

【定位】在耳前鬓角发际后缘的垂线与角孙穴水平线交点处。

【功效】清热止痛、散风消肿、活络通窍。

【主治】血管（神经）性头痛，脑血管病，三叉神经痛，齿痛，颔颊肿，目赤肿痛，暴喑，眩晕。

【操作】向后平刺0.5~0.8寸，局部有胀重感；可灸。间接灸3~5壮，艾条灸5~10分钟。

曲池　qǔ chí LI11　合穴

【归经】手阳明大肠经。

【别名】鬼臣、阳泽。

【定位】侧腕屈肘，在肘横纹外侧端，当尺泽与肱骨外上髁连线的中点取穴。

【功效】清热疏风，消肿止痒。

【主治】热病，咽喉肿痛，齿痛，目赤痛，头痛，眩晕，癫狂，上肢不遂，手臂肿痛，瘾疹，腹痛，吐泻，月经不调等。

【操作】直刺10~1.5寸；可灸。

曲骨　qū gǔ RN2　任脉、足厥阴之会

【归经】任脉。

【别名】尿胞，回骨，屈骨，屈骨端。

【定位】在前正中线上，腹下部耻骨联合上缘的中点处。

【功效】通利小便、调经止痛。

【主治】少腹胀满，小便淋沥，遗尿，遗精，阳痿，阴囊湿痒，月经不调，赤白带下，痛经，前列腺炎等。

【操作】直刺0.5~1.0寸，穴位深部为膀胱，故应在排尿后进行针刺；可灸。孕妇禁针。

曲泉　qū quán LR8　合穴

【归经】足厥阴肝经。

【定位】有膝内侧，屈膝，当膝关节内侧面横纹内侧端，股骨内侧踝后缘，半腱肌、半膜肌止端的前缘凹陷处。

【功效】疏肝解郁，通调前阴。

【主治】小腹痛，小便不利，淋证，癃闭，月经不调，痛经，带下，阴挺，阴痒，阳痿，遗精，膝股疼痛等。

【操作】直刺1~1.5寸；可灸。

曲泽　qū zé PC3　合穴

【归经】手厥阴心包经。

【定位】微屈肘，在肘横纹中，当肱二头肌腱的尺侧缘。

【功效】宁心清热，和中降逆。

【主治】心痛心悸，心烦身热，胃痛，呕吐，泄泻，肘臂疼痛等。

【操作】直刺1.0~1.5寸；或用三棱针点刺出血；可灸。

颧髎 quán liáo SI18　手少阳、太阳之交会穴

【归经】手太阳小肠经。

【别名】权髎，兑骨，兑端。

【定位】在目外眦直下，颧骨凹陷处。

【功效】祛风消肿。

【主治】口眼㖞斜，眼睑眴动，唇肿，面赤，目黄，目赤，三叉神经痛，颊肿，面肌痉挛，鼻炎，鼻窦炎，牙痛等。

【操作】直刺0.3~0.5寸，斜刺或平刺0.5~1寸。可灸。艾炷灸1~3壮，艾条灸5~10分钟。

R

人中　为水沟穴的别名。见"水沟"条。

然谷 rán gǔ KI2　荥穴

【归经】足少阴肾经。

【别名】龙渊，然骨。

【定位】在内踝前下方赤白肉际，足舟骨粗隆下方凹陷中。

【功效】升清降浊，益气固肾，清热利湿，宁神。

【主治】月经不调，带下，阴挺，阴痒，遗精，阳痿，小便不利，咯血，咽喉肿痛，消渴，小儿脐风，口噤不开，下肢痿痹、足跗痛。

【操作】直刺0.5~1.0寸，局部有胀痛感，有时可传至足底。可灸。艾炷灸或温针灸3~5壮，艾条温灸5~10分钟。不宜瘢痕灸。

【备注】据报道，针刺然谷对原发性高血压有降压作用，并能提高内分泌系统功能。

S

三阴交 sān yīn jiāo SP6　足太阴、少阴、厥阴经交会穴

【归经】足太阴脾经。

【别名】太阴、承命、下三里。

【定位】正坐或仰卧。在小腿内侧，当足内踝尖上3寸，胫骨内侧缘后方。

【功效】健脾化湿，肃降肺气。

【主治】月经不调，崩漏，带下，阴挺，经闭，难产，产后血晕，恶露不尽，不孕，遗精，阳痿，阴痉痛，疝气，小便不利，遗尿，水肿，肠鸣腹胀，泄泻，便秘，下肢痿痹，脚气，失眠等。

【操作】直刺1.0~1.5寸，可灸。

三间　sān jiān LI3　输穴

【归经】手阳明大肠经。

【别名】少谷，少骨。

【定位】微握拳，在手食指本节（第2掌指关节）后，桡侧凹陷处。

【功效】清泻阳明，通调腑气，通经活络，利咽。

【主治】身热头痛、咽喉肿痛、口干齿痛、鼻衄目痛；胸闷气喘、腹胀肠鸣、泄泻痢疾；肩臂疼痛、上肢瘫痪；手指及手背肿痛、手指屈伸不利。扁桃体炎，牙痛，三叉神经痛，急性结膜炎，青光眼，手指肿痛，肩关节周围炎等。

【操作】直刺0.3~0.5寸，局部麻胀，或向手背放散；若手指屈伸不利或瘫痪可透刺后溪1.5~2寸；透刺后溪时，不可大幅度提插捻转，以免损伤血管。艾炷灸或温针灸3~5壮，艾条灸5~10分钟。

商丘　shāng qiū SP5　经穴

【归经】足太阴脾经。

【定位】正坐平放足底仰卧。在足内踝前下主凹陷中，当舟骨结节与内踝尖连线的中点处。

【功效】健脾化湿，肃降肺气。

【主治】腹胀，泄泻，便秘，痔疾，足踝肿痛，舌本强痛，怠情嗜卧，癫狂，善笑等。

【操作】直刺0.3~0.5；可灸。

商曲　shāng qū KI17

【归经】足少阴肾经。

【定位】在上腹部，当脐中上2寸，距前正中线0.5寸。

【功效】健脾和胃，消积止痛。

【主治】腹中积聚，腹痛，泄泻，便秘等。

【操作】直刺1.0~1.5寸；可灸。

商阳 shāng yáng LI1 井穴

【归经】手阳明大肠经。

【别名】绝阳、而明。

【定位】在手食指末节桡侧，距指甲角0.1寸（指寸）。

【功效】清阳明之热、醒脑苏厥。

【主治】咽喉肿痛、齿痛、腮肿、目赤、耳鸣耳聋；热病汗不出、胸中热满、咳喘；晕厥、中风昏迷；手指麻木等。

【操作】浅刺0.1寸，或点刺出血。米粒灸1~3壮，艾条灸5~10分钟。

上明 shàng míng

【归经】经外奇穴。

【别名】上承泣、上清明、东明三、望北京、鱼下、鱼腰下。

【定位】在额部，眉弓中点垂线，眶上缘下凹陷中。

【功效】明目利窍。

【主治】各种眼病，屈光不正、近视、复视、白内障、迎风流泪、眼底出血、上睑下垂、视神经萎缩、面瘫等。

【操作】轻压眼球向下，向眶缘缓慢直刺0.5~1寸。不提插，禁灸。

上星 shàng xīng DU23

【归经】督脉。

【别名】名堂、鬼堂、神堂。

【定位】在头部，当前发际正中直上1寸。

【功效】息风清热，宁神通便。

【主治】眩晕，头痛，癫狂，鼻渊，鼻衄，目痛，热病，神经衰弱等。

【操作】平刺0.5~0.8寸；可灸。

少冲 shào chōng HT9 井穴

【归经】手少阴心经。

【别名】经始。

【定位】在手小指末节尺侧，距甲角0.1寸。

【功效】开窍，泻热，醒神。

【主治】心悸，心痛，癫狂，热病，昏迷，胸满气急等。

【操作】浅刺0.1~0.2寸，或三棱针点刺出血；可灸。

少府 shào fǔ HT8 荥穴

【归经】手少阴心经。

【别名】兑骨。

【定位】仰掌屈指，掌面，第4、5掌骨之间，握掌时，当小指尖处。

【功效】清心泻在手热，行气活血。

【主治】心悸，胸痛，小便不利，遗尿，阴痒痛，小指挛痛，掌中热。

【操作】直刺0.3~0.5寸；可灸。

少商 shào shāng LU11 井穴

【归经】手太阴肺经。

【别名】鬼信。

【定位】伸拇指，在手拇指末节桡侧，距指甲角0.1寸（指寸）。

【主治】咽喉肿痛，发热，咳嗽，失音，鼻衄，癫狂，心下烦满，晕厥，指肿、麻木等。

【操作】直刺0.1~0.2寸，或向腕平刺0.2~0.3寸，或三棱针点刺出血；可灸。

少海 shào hǎi HT3 合穴

【归经】手少阴心经。

【定位】屈肘，在肘横纹内侧端与肱骨内上髁连线的中点处。

【功效】宁心安神，舒筋活络。

【主治】头痛，目眩，癫狂，痫症，健忘，癔症，精神分裂症等。

【操作】直刺或斜刺0.5~1.0寸；可灸。

少泽 shào zé SI1 井穴

【归经】手太阳小肠经。

【别名】小吉穴，少吉穴。

【定位】在小指末节尺侧，距指甲角0.1寸。

【功效】清热利咽，通乳开窍。

【主治】神经性头痛、目翳、咽喉肿痛，乳汁分泌不足、乳痈，中风昏迷、热病、耳鸣、耳聋，肩臂外后侧疼痛。

【操作】浅刺0.1寸或点刺出血。

申脉 shēn mài BL62 八脉交会穴，通阳跷脉

【归经】足太阳膀胱经。

【别名】鬼路、阳跷、巨阳。

【定位】在足外侧部，外踝正下方凹陷中。

【攻效】镇静安神，舒筋通络。

【主治】头痛，眩晕，失眠，嗜卧，癫狂痫，目赤痛，眼睑下垂，腰腿痛，项强，足外翻等。

【操作】直刺0.3~0.5寸；可灸。

神道　shén dào GV11，DU11

【归经】督脉。

【别名】冲道。

【定位】在背部，当后正中线上，第5胸椎棘突下凹陷中。

【功效】宁神安心、清热平喘、壮阳益气。

【主治】心惊，心悸，健忘，肩背痛，咳喘，小儿风痫，癫痫。

【操作】向上斜刺0.5~1.0寸。艾炷灸3~5壮；或艾条灸5~10分钟。

神门　shén mén HT7　输穴；原穴

【归经】手少阴心经。

【别名】兑冲、中都、兑骨锐、中兑后。

【定位】仰掌，在腕部，腕掌侧横纹尺侧端，尺侧腕屈肌腱的桡侧凹陷处。

【功效】宁心安神，清心调气。

【主治】心痛，心烦，惊悸怔忡，健忘，失眠，癫狂痫，呆痴。

【操作】直刺0.3~0.5寸；可灸。

神阙　shén què RN8

【归经】任脉。

【别名】脐中。

【定位】在腹中部。脐中央。

【功效】培元固本，开窍复苏。

【主治】腹痛，久泻，脱肛，痢疾，水肿，虚脱。

【操作】禁刺。可灸。

【备注】《道藏》：神者，变化之极也，故名之以"神"。"穴"为中间的大门，以示尊贵，人身以神志为最贵，此穴为元神居住的地方，心肾（心藏神，肾藏志，实含五脏）交通之门户，故称以"神阙穴"。

神堂　shén táng BL44

【归经】足太阳膀胱经。

【定位】在背部，当第5胸椎棘突下，旁开3寸。

【功效】宽胸理气，宁心安神。

【主治】心痛，心悸；咳嗽，气喘，胸闷，背痛，神经衰弱等。

【操作】斜刺0.5~0.8寸；可灸。

神庭　shén tíng DU24　督脉、足太阳、足阳明经交会穴

【归经】督脉。

【别名】发际、天庭。

【定位】在头部，当前发际正中直上0.5寸。

【功效】宁神醒脑，降逆平喘。

【主治】头痛，眩晕，失眠，癫痫，鼻渊，流泪，目痛等。

【操作】平刺0.3~0.5寸；可灸。

【备注】《针灸资生经》：神庭，治惊悸不得安寝。

身柱　shēn zhù DU12

【归经】督脉。

【定位】在背部，当后正中线上，第3胸椎棘突下凹陷中。

【功效】宣肺清热，宁神镇痉。

【主治】咳嗽，气喘，身热，癫痫，脊背强痛等。

【操作】直刺0.5~0.8寸；可灸。

【备注】艾灸身柱能提高痛阈。

肾俞　shèn shū BL23　肾背俞穴

【归经】足太阳膀胱经。

【定位】在腰部，当第2腰椎棘突下，旁开1.5寸。

【功效】交通心肾，安神固精。

【主治】遗精、阳痿、月经不调，带下，遗尿，小便不利，水肿，耳鸣，耳聋，气喘，腰痛癫狂痫证、神经衰弱等。

【操作】直刺0.5~1.0寸；可灸。

十二井穴　shí èr jǐng xué

【归经】经外奇穴，十二经井穴的总称。

【定位】

1.肺经少商：在手拇指末节桡侧，距指甲角0.1寸。

2.心包经中冲：在手中指末节尖端中央。

3.心经少冲：在手小指末节桡侧，距指甲角0.1寸。

4.大肠经商阳：在手食指末节桡侧，距指甲角0.1寸。

5.三焦经关冲：在手环指末节尺侧，距指甲角0.1寸。

6.小肠经少泽：在手小指末节尺侧，距指甲角0.1寸。

7.脾经隐白：在足大趾末节内侧，距趾甲角0.1寸。

8.肾经涌泉：在足底部，卷足时足前部凹陷处，约当足底2、3趾趾缝纹头端与足跟连线的前1/3与后2/3交点上。

9.肝经大敦：在足大趾末节外侧，距趾甲角0.1寸。

10.胃经厉兑：在足第2趾末节外侧，距趾甲角0.1寸。

11.胆经足窍阴：在足第4趾末节外侧，距趾甲角0.1寸。

12.膀胱经至阴：在足小趾末节外侧，距趾甲角0.1寸。

【功效】泄诸经之热。

【主治】

少商：①咽喉肿痛，发热，咳嗽，失音，鼻衄。②昏迷，癫狂。

中冲：①中风昏迷，中暑，小儿惊风，热病。②心烦，心痛。③舌强肿痛。

少冲：①心悸，心痛。②癫狂，热病，昏迷。③胸胁痛。

商阳：①咽喉肿痛，齿痛，耳聋。②热病，昏迷。③手指麻木。

关冲：①热病，昏厥，中暑。②头痛，目赤，耳聋，咽喉肿痛。

少泽：①头痛，目翳，咽喉肿痛，耳聋，耳鸣。②乳痈，乳汁少。③昏迷，热病。

隐白：①月经过多，崩漏，尿血，便血。②腹胀。③疯狂，梦魇，多梦，惊风。

涌泉：①顶心头痛，眩晕，昏厥，癫狂，小儿惊风，失眠。②便秘，小便不利。③咽喉肿痛，舌干，失音。④足心热。

大敦：①疝气，遗尿，癃闭，经闭，崩漏，月经不调，阴挺。②癫病。

厉兑：①齿痛，口㖞，咽喉肿痛，鼻衄，癫狂，热病。②足背肿痛。

足窍阴：①目赤肿痛，耳鸣，耳聋。②头痛，失眠，多梦。③胁痛，足跗肿痛。④热病。

至阴：①胎位不正，难产，胞衣不下。②头痛，目痛，鼻塞，鼻衄。

【操作】针0.1~0.2寸，或浅刺出血，或用三棱针点刺出血，艾炷灸1~5灸，或温灸5~20分钟。

十宣　shí xuān EX-UE11

【归经】经外奇穴。

【别名】鬼城，指端，手十指头。

【定位】仰掌，十指微屈。在手十指尖端，距离手指甲与手指肉边缘0.1寸（指寸），左右共10个穴位。

【功效】清热，开窍，醒神。

【主治】昏迷，高热，癫痫，小儿惊风，失眠，休克、中暑、癔病、惊厥等。急性咽喉炎、急性胃肠炎、高血压、手指麻木。

【操作】刺法：直刺0.1~0.2寸，或用三棱针点刺出血；灸法：可灸，艾炷灸1~3壮，或艾条灸5~10分钟。

四白　sì bái ST2

【归经】足阳明胃经。

【别名】面鼽、骨空。

【定位】目正视，瞳孔直下，当眶下孔凹陷处；在眶下孔处，当眼轮匝肌和上唇方肌之间。有面动、静脉分支，眶下动、静脉有面神经分支，当眶下神经处。

【功效】祛风明目，通经活络，疏肝利胆等。

【主治】目赤痛痒，目翳，眼睑瞤动，面痛，口㖞，头痛，眩晕，面肌痉挛。

【操作】直刺或斜刺0.3~0.5寸，或沿皮透刺睛明；或向外上方斜刺0.5寸入眶下孔。

四渎　sì dú TE9

【归经】手少阳三焦经。

【定位】在前臂背侧，当阳池与肘尖的连线上，肘尖下5寸，尺骨与桡骨之间。

【功效】开窍聪耳，清利咽喉。

【主治】头痛，偏头痛，耳聋，齿痛，暴喑，臂痛，上肢麻痹等。

【操作】直刺0.5~1.0寸，局部有酸胀感，可向肘部和手背放散。可灸。艾炷灸或温针灸3~5壮；或艾条灸5~10分钟。

四缝　sì fèng EX-UE10

【归经】经外奇穴。

【定位】仰掌伸指。位于第2~5指掌侧，近端指关节的中央，一侧4个穴位。

【功效】健脾行气、活血消瘀止痛、调节阴阳平衡、提高免疫力、促进生长发育，消食导滞，祛痰化积。

【主治】除了小儿疳积、百日咳外，其治疗范围在逐渐扩大，如胃脘痛、腹痛、腹胀、咽痛、恶心呕吐，消化不良、呃逆、中暑、发热、感冒哮喘、小儿惊风等症均有奇效。还有人发现可治疗失眠、神经衰弱、疖肿、痛风、月经不调等症。

【操作】用三棱针或粗毫针点刺0.1~0.2寸，挤出少许黄白色透明黏液或出血。一般不灸。

【备注】针刺四缝能使肠中胰蛋白酶、胰淀粉酶和胰脂肪酶的含量增加，而且可以促进肠管蠕动，解除肠管痉挛，并且有调节肝脏分泌胆汁的作用。

四神聪 sì shén cōng EX-HN1

【归经】经外奇穴。

【别名】神聪。

【定位】在头顶部，当百会前后左右各1寸，共4个穴位。

【功效】宁心安神，明目聪耳。

【主治】头痛，眩晕，失眠，健忘，癫痫等。

【操作】平刺0.5~0.8寸；可灸。

石门 shí mén RN5　三焦募穴

【归经】任脉。

【别名】利机，精露，丹田，命门，端田。

【定位】在下腹部，前正中线上，当脐中下2寸。

【功效】理气止痛、通利水道。

【主治】腹痛，腹胀，泄利，绕脐疼痛，奔豚疝气，水肿，小便不利，遗精，阳痿，闭经，带下，崩漏，产后恶露不止。

【操作】直刺1~2.5寸；可灸。孕妇慎用。

丝竹空 sī zhú kōng TE23　三焦经和胆经之会穴

【归经】手少阳三焦经。

【定位】位于眉梢凹陷处；在眼轮匝肌处。

【功效】降浊除湿，清头明目，散骨镇惊，散风止痛。

【主治】目赤肿痛，眼睑瞤动；头痛，齿痛；癫狂痫。

【操作】平刺0.5~1寸。向攒竹方向透刺、平刺0.3~0.5寸；或用三棱针点刺出血。艾条灸5~10分钟。

束骨 shù gǔ BL65 输穴

【归经】足太阳膀胱经。

【定位】在足外侧，足小趾本节（第5跖趾关节）的后方，赤白肉际处。

【攻效】祛风清热，宁心通络。

【主治】头痛，癫狂，神经性头痛，精神分裂症等。

【操作】直刺0.3~0.5寸；可灸。

水道 shuǐ dào ST28

【归经】足阳明胃经。

【定位】在下腹部，脐中下3寸，前正中线旁开2寸，当腹直肌及其鞘处。

【功效】利水消肿，调经止痛。清湿热、利膀胱、通水道。

【主治】小腹胀满，下身浮肿，小便不利，遗尿，痛经，不孕，疝气。现代常用于治疗肾炎、膀胱炎、尿潴留、卵巢炎等。

【操作】直刺1.0~1.5寸；温灸5~10分钟。

水沟 shuǐ gōu DU26

【归经】督脉。

【别名】人中、鬼宫、鬼市、鬼客厅。

【定位】在面部，当人中沟的上1/3与中1/3的交点处。

【功效】醒神开窍，回阳救逆，清热息风。

【主治】昏迷，晕厥，中风，癫狂痫，抽搐，口眼㖞斜，唇肿，齿痛，鼻塞，鼻衄，牙关紧闭，闪挫腰痛，脊膂强痛，消渴，黄疸，遍身水肿。

【操作】向上斜刺0.3~0.5寸（或用指甲按掐）；不灸。

水分 shuǐ fēn RN9

【归经】任脉。

【别名】中守穴，中管穴，分水穴，风水。

【定位】在上腹部，前正中线上，当脐中上1寸。

【功效】通调水道、理气止痛。健脾胃，利水湿。

【主治】腹胀、腹痛、恶心呕吐、肠鸣泄泻、水肿、腹水等。

【操作】直刺1.0~2.0寸。可灸。艾炷灸5~7壮；或艾条灸10~20分钟。孕妇慎用。

手三里 shǒu sān lǐ LI10

【归经】手阳明大肠经。

【定位】侧腕屈肘，在前臂背面桡侧，当阳溪穴与曲池穴连线上，肘横纹下2寸。

【功效】清热明目，理气通腑。

【主治】肩臂麻痛，上肢不遂，腹痛，腹泻，齿痛，颊肿，失喑等。

【操作】直刺0.8~1.2寸；可灸。

率谷　shuài gǔ GB8　足少阳、足太阳经交会穴

【归经】足少阳胆经。

【定位】在头部，当耳尖直上入发际1.5寸。

【功效】平肝息风，宁神止吐。

【主治】偏正头痛，眩晕，耳鸣，耳聋等。

【操作】平刺0.5~0.8寸；可灸。

丝竹空　sī zhú kōng SJ23

【归经】手少阳三焦经。

【定位】在面部，当眉梢凹陷处。

【功效】散风清热，清头明目。

【主治】目赤肿痛，眼睑瞤动，头痛，眩晕，癫狂痫等。

【操作】平刺0.3~0.5寸。

素髎　sù liáo DU25

【归经】督脉。

【别名】面王，面正，正面，面土。

【定位】在面部，当鼻尖的正中央。在鼻尖软骨中。

【功效】清热开窍、回阳救逆。

【主治】鼻塞，鼻衄，鼻流清涕，鼻中息肉，鼻渊，酒皶鼻，目痛，惊厥，昏迷，窒息。

【操作】向上斜刺0.3~0.5寸，或点刺出血；不灸。

鼠溪　shǔ qī

【归经】经外奇穴。

【别名】抬腿。

【定位】在腹股沟部，腹股沟中外1/3的交点处，左右计2穴。

【功效】补肾，舒筋活络。

【主治】抬腿无力，腹股沟淋巴结炎等。

【操作】直刺2~3寸，针感麻抽至耻骨联合或下肢。

T

太白 tài bái SP3　输穴、原穴

【归经】足太阴脾经。

【定位】在足内侧缘，当足大趾本节后下方赤白肉际凹陷处。

【功效】健脾化湿，理气和胃。

【主治】足痛，足肿，胃痛，腹胀，纳呆，泄泻，便秘等。

【操作】直刺0.5~1.0寸；可灸。

太冲 tài chōng LR3　输穴、原穴

【归经】足厥阴肝经。

【定位】在足背侧，当第1跖骨间隙的后方凹陷处。

【功效】平肝息风，健脾化湿。

【主治】头痛，眩晕，目赤肿痛，口㖞，咽喉干痛，耳鸣，耳聋，月经不调，崩漏，疝气，遗尿，癫痫，中风，胁痛，郁闷，急躁易怒，下肢痿痹等。

【操作】直刺0.5~1.0寸；可灸。

太溪 tài xī KI3　输穴 原穴

【归经】足少阴肾经。

【定位】在足内侧，内踝后方，当内踝尖与跟腱之间的凹陷处。

【功效】益肾纳气，培土生金。

【主治】月经不调，遗精，阳痿，小便频数，消渴，泄泻，腰痛，头痛，目眩，耳聋，耳鸣，咽喉肿痛，齿痛，失眠，咳喘，咳血等。

【操作】直刺0.5~1.5寸；可灸。

太阳 tài yáng EX–HN5

【归经】经外奇穴。

【定位】在颞部，当眉梢与目外眦之间，向后约1横指的凹陷处。

【功效】清热消肿，止痛舒络。

【主治】头痛，目疾，齿痛，面痛等。

【操作】直刺或斜刺0.3~0.5寸；或点刺出血。

太乙 tài yǐ ST23

【归经】足阳明胃经。

【定位】在上腹部，当脐中上2寸，距前正中线2寸。

【功效】除湿散热。

【主治】胃痛，心烦，癫狂等。

【操作】直刺0.8~1.2寸；可灸。

太渊 tài yuān LU9　输穴；原穴；八会穴之脉会

【归经】手太阴肺经。

【定位】伸臂仰掌。在腕横纹桡侧，桡动脉搏动处。

【功效】宣肺平喘，通脉理血。

【主治】咳嗽气喘，胸中烦满，咽喉肿痛，腕臂痛等。

【操作】避开血管，直刺0.3~0.5寸；可灸。

膻中 tán zhōng RN17　心包募穴，气会

【归经】任脉。

【别名】胸堂、上气海，元儿，气会。

【定位】在胸部，前正中线上，平第四肋间，两乳头连线中点。

【功效】理气止痛，生津增液。

【主治】胸闷，气短，胸痛，心悸，心烦，咳嗽，气喘，乳汁少，乳痈，呕逆，呕吐等。

【操作】直刺0.3~0.5寸，或平刺；可灸。

天冲 tiān chōng GB9　足少阳、足太阳经交会穴

【归经】足少阳胆经。

【定位】在头部，当耳根后缘直上入发际2寸，率谷后0.5寸处。

【功效】消肿止痛，祛风定惊。

【主治】头痛，耳鸣，耳聋，牙龈肿痛，癫痫等。

【操作】平刺0.5~0.8寸；可灸。

天窗 tiān chuāng SI16

【归经】手太阳小肠经。

【别名】窗笼。

【定位】在颈外侧部，胸锁乳突肌的后缘，扶突后，与喉结相平。

【功效】聪耳利窍，息风宁神。

【主治】耳鸣耳聋，咽喉肿痛，暴喑，颈项强痛等。

【操作】直刺或向下斜刺0.5~1.0寸；可灸。

天鼎　tiān dǐng LI17

【归经】手阳明大肠经。

【别名】天顶。

【定位】在颈外侧部，胸锁乳突肌后缘，当喉结旁，扶突穴与缺盆连线中点。

【功效】理气化痰，利咽消肿。

【主治】咽喉肿痛，暴暗，气梗，梅核气等。

【操作】直刺0.5~0.8寸；可灸。

天井　tiān jǐng TE10　合穴

【归经】手少阳三焦经。

【定位】在臂外侧，屈肘时当肘尖直上1寸凹陷处。

【功效】行气散结，安神通络。清热散风，通经活络，宽胸理气。

【主治】手背无力，上肢不遂，耳聋，癫痫，瘰疬，瘿气，偏头痛，胁肋痛、颈项肩臂痛等。

【操作】直刺0.5~1寸。艾炷灸或温针灸3~5壮，艾条灸10~20分钟。

【备注】《备急千金要方》：主肩痛，痿痹不仁，肩不可屈伸，肩肉麻木。

天泉　tiān quán PC2

【归经】手厥阴心包经。

【别名】天温，天湿。

【定位】在臂内侧，当腋前纹头下2寸，肱二头肌的长、短头之间。

【功效】宁心宽胸，清热除烦，散瘀通乳。

【主治】心痛心悸，咳嗽、胸胁胀痛，腋下肿痛，上臂瘫痪，胸背及上臂内侧痛，乳痈，瘰疬。

【操作】直刺0.5~0.8寸，局部酸胀，针感可扩散至肩部。艾条灸5~10分钟，艾炷灸3~5壮。

天枢　tiān shū ST25　大肠募穴

【归经】足阳明胃经。

【定位】在腹中部，距脐中2寸。

【功效】调理肠腑，升降气机。

【主治】腹胀肠鸣，绕脐腹痛，便秘，泄泻，癥瘕，月经不调，痛经等。

【操作】直刺1.0~1.5寸；可灸。

天突 tiān tū RN22 任脉、阴维脉交会穴

【归经】任脉。

【别名】玉户。

【定位】仰靠坐位，在颈部，当前正中线上，胸骨上窝中央。

【功效】宣通肺气。

【主治】咳嗽，哮喘，胸痛，咽喉肿痛，暴喑，瘿气，梅核气，噎膈等。

【操作】先直刺0.2寸，当针尖超过胸骨柄内缘后，即向下沿胸骨柄后缘、气管前缘缓慢向下刺入0.5~1寸；可灸。

天宗 tiān zōng SI11

【归经】手太阳小肠经。

【定位】在肩胛区，肩胛冈中点与肩胛骨下角连线上1/3与下2/3交点凹陷中，在冈下窝中央冈下肌中，与第4胸椎相平。

【功效】舒筋活络，理气消肿，生发阳气。

【主治】肩胛部疼痛，肘臂外后侧部痛，肩关节周围炎，慢性支气管炎，落枕，乳腺炎、产后乳汁分泌不足等。

【操作】直刺或向四周斜刺0.5~1寸。艾炷灸或温针灸3~5壮，艾条灸5~15分钟。

天柱 tiān zhù BL10

【归经】足太阳膀胱经。

【定位】在项部，大筋（斜方肌）外缘之后发际陷中，约当后发际正中旁开1.3寸。

【功效】疏风通络，息风宁神

【主治】头痛，眩晕，项强，颈背痛，目赤肿痛，目视不明，鼻塞等。

【操作】直刺或斜刺0.5~0.8寸，不可向内上方深刺，以免伤及延髓；可灸。

天容 tiān róng SI17

【归经】手太阳小肠经。

【定位】在下颌角的后方，胸锁乳突肌的前缘凹陷中。

【功效】清热利咽，消肿降逆，疏经理气，清热化痰。

【主治】耳鸣、耳聋，咽喉肿痛，头痛，颈项强痛。现代常用于治疗扁桃体炎、耳聋、颈项部扭伤等

【操作】直刺0.5~1寸，局部有酸胀感，可扩散至舌根或咽喉部，注意避开

血管，不可深刺。艾炷灸1~3壮，艾条灸5~10分钟。

甜蜜 tián mì

【归经】经外奇穴。

【别名】甜美，戒烟。

【定位】位于腕关节处，在阳溪穴和列缺穴之间的中点。

【功效】戒烟。

【主治】戒烟。

【操作】用1.5寸毫针向上逆肺经方向斜刺1寸。捻转泻法（拇指向后.食指向前）。使其产生酸麻胀感。留针30分钟，隔日1次，3次为1个疗程。

听宫 tīng gōng SI19　手、足少阳和手太阳三经之会

【归经】手太阳小肠经。

【别名】多所闻、听多闻、窗笼。

【定位】位于面部，耳屏正中与下颌骨髁突之间的凹陷中。

【功效】开窍聪耳。

【主治】耳鸣，耳聋，聤耳，外耳道炎，耳源性眩晕，聋哑，神经性耳聋，中耳炎，耳痛，齿痛，癫狂，痫证，瘳疭，音哑，下颌关节炎，面神经麻痹，失音症等。

【操作】张口，直刺0.5~1寸，局部有酸胀感，可扩散至耳周部和半侧脸部，有时有鼓膜向外鼓胀感。注意：不能深刺，以免伤及颈内动、静脉。艾炷灸或温针灸3~5壮，艾条灸10~20分钟。不宜直接灸。

条口 tiáo kǒu ST38

【归经】足阳明胃经。

【定位】在小腿前外侧，当犊鼻下8寸，距胫骨前缘一横指（中指）。

【功效】舒筋活络，理气和中。祛风除湿，散寒通络。

【主治】膝胫酸痛，下肢麻木，脚气，转筋，跗肿，足缓不收，足底热，肩臂不得举，下肢冷痛，下肢痿痹，肠疝痛，腹痛，泄泻。现又用条口穴治疗膝关节炎，多发性神经炎，下肢瘫痪，肩关节周围炎，胃痉挛，肠炎，扁桃体炎等。

【操作】直刺1~1.5寸，深刺可透承山，局部有酸胀沉重感，可扩散至小腿足背；艾炷灸或温针灸3~5壮，艾条温灸5~20分钟。

通里 tōng lǐ HT5　络穴

【归经】手少阴心经。

【定位】仰掌，在前臂掌侧，当尺侧腕屈肌腱的桡侧缘，腕横纹上1寸。

【功效】宁心安神，活血通络开窍。

【主治】暴喑，舌强不语，心悸怔忡，腕臂痛。

【操作】直刺0.3~0.5寸；可灸。

通天 tōng tiān BL7

【归经】足太阳膀胱经。

【别名】天臼，天伯，天目，天白，天日，天归，天旧。

【定位】在头部，当前发际正中直上4寸，旁开1.5寸

【功效】宣肺利鼻，散风清热，开窍明目。

【主治】头痛，眩晕，鼻塞，鼻衄，鼻渊，口喎。

【操作】平刺0.3~0.5寸。间接灸3~5壮，艾条灸5~10分钟。

瞳子髎 tóng zǐ liáo GB1　手太阳和手、足少阳交会穴

【归经】足少阳胆经。

【别名】太阳穴，前关穴，后曲穴。

【定位】在面部，目外眦旁，当眶外侧缘处。

【功效】疏散风热、明目止痛，降浊去湿。

【主治】目赤、目痛、目翳；头痛，口眼㖞斜。

【操作】平刺0.3~0.5寸。或用三棱针点刺出血；禁直接灸，艾条灸5~10分钟。

头窍阴 tóu qiào yīn GB11

【归经】足少阳胆经。

【定位】在头部，当耳后乳突的后上方，天冲与完骨的中下1/3交点处。

【功效】平肝息风，开窍聪耳。

【主治】头痛等。

【操作】平刺0.5~0.8寸；可灸。

头临泣 tóu lín qì GB15　足太阳、足少阳、阳维脉的交会穴

【归经】足少阳胆经。

【定位】目正视，瞳孔直上，入前发际0.5寸，神庭穴与头维穴连线的中点处

【功效】降浊升清，聪耳明目，安神定志，宣通鼻窍。

【主治】头痛、目痛、目翳、鼻渊，小儿惊风，癫痫。

【操作】平刺0.5~0.8寸，局部有酸胀感，或向周围扩散；或用三棱针点刺出血。可灸。艾条灸5~10分钟。

头维 tóu wéi ST8 足阳明、少阳、阳维交会穴

【归经】足阳明胃经。

【定位】在头侧部，当额角发际上0.5寸，头正中线旁4.5寸。

【功效】息风镇痉，止痛明目。

【主治】头痛，眩晕，目痛，迎风流泪，眼睑瞤动等。

【操作】向后平刺1~1.5寸。

W

外关 wài guān SJ5 络穴；八脉交会穴，通阳维脉

【归经】手少阳三焦经。

【定位】在前臂背侧，当阳池与肘尖的连线上，腕背横纹上2寸，尺骨与桡骨之间。

【功效】解表清热，聪耳明目。

【主治】热病，头痛，目赤肿痛，耳鸣，耳聋，胸胁痛，上肢痿痹等。

【操作】直刺0.5~1.0寸；可灸。

外陵 wài líng ST26

【归经】足阳明胃经。

【定位】在下腹部，当脐中下1寸，距前正中线2寸。

【功效】通经止痛，调理肠胃。

【主治】腹痛，疝气，痛经等。

【操作】直刺1.0~1.5寸；可灸。

外丘 wài qiū GB36 郄穴

【归经】足少阳胆经。

【定位】在小腿外侧，当外踝尖上7寸，腓骨前缘，平阳交。

【功效】舒筋活络、传递风气。

【主治】坐骨神经痛、头项痛、胸胁痛、腿痛、下肢麻痹、脚气、胆囊炎、肝炎等。

【操作】直刺1~1.5寸；可灸。

完骨 wán gǔ GB12 足少阳、足太阳经交会穴

【归经】足少阳胆经。

【定位】在头部，当耳后乳突的后下方凹陷处。

【功效】平肝息风，宁神镇惊。

【主治】头痛，颈项强痛，失眠，齿痛，口㖞，口噤不开，颊肿，癫痫等。

【操作】斜刺0.5~0.8寸；可灸。

腕骨　wàn gǔ，SI4　原穴

【归经】手太阳小肠经。

【定位】腕骨在手掌尺侧，当第5掌骨基底与钩骨之间的凹陷处，赤白肉际。

【功效】舒筋活络，利胆退黄，疏太阳经邪、清小肠湿热。

【主治】头痛、项强、耳鸣耳聋、目翳、指挛臂痛、热病汗不出、消渴、疟疾、胁痛。

【操作】直刺0.3~0.5寸，局部酸胀，有时针感可扩散至手掌部。可灸。艾炷灸3~5壮，艾条灸5~10分钟。

【备注】《针灸甲乙经》："消渴，腕骨主之"。《玉龙歌》："腕中无力痛艰难，握物难移体不安，腕骨一针虽见效，莫将补泻等闲看。"

委阳　wěi yáng BL39　三焦下合穴

【归经】足太阳膀胱经。

【定位】在腘横纹外侧端，当股二头肌腱的内侧。

【功效】舒筋活络，通利水湿。

【主治】小便淋沥、遗溺、癃闭、便秘、腋下肿、胸腹胀、腰脊强痛、下肢挛痛、痿痹、癫疾等。

【操作】直刺1~1.5寸，局部有酸胀感，可向大腿和小腿放散。注意：委阳穴不能深刺，手法不能过强，以免造成下肢活动不利。可灸。艾炷灸或温针灸5~7壮，艾条温灸10~15分钟。

委中　wěi zhōng BL40　合穴，膀胱下合穴

【归经】足太阳膀胱经。

【别名】委中央，郄中，血郄，腘中，腿凹，中郄。

【定位】在腘横纹中点，当股二头肌腱与半腱肌肌腱的中间。

【功效】舒筋活络，泄热清暑，凉血解毒。

【主治】腰痛、下肢痿痹、中风昏迷、半身不遂、腹痛、呕吐、腹泻、小便不利、遗尿、丹毒。

【操作】直刺1~1.5寸，局部有沉、麻、胀感，可向下传导至足跟；或用三棱针点刺腘静脉出血。注意：委中穴浅层是神经，中层是静脉，深层是动脉，

故不能深刺，以免刺破大血管造成出血或下肢活动不利。可灸。艾炷灸或温针灸5~7壮，艾条温灸10~15分钟。

胃俞 wèi shù BL21　胃背俞穴

【归经】足太阳膀胱经。

【定位】在背部，当第12胸椎棘突下，旁开1.5寸

【功效】和胃健脾，理中降逆，祛湿消积。

【主治】胃脘痛，胸胁痛，呕吐，翻胃，腹胀，腹泻，痢疾，鼓胀；以及胃炎，消化性溃疡，胃下垂等。

【操作】直刺0.5~0.8寸，局部有酸胀感，可向腰部及腹部放散。注意：胃俞穴穴针刺时注意方向、角度和深度，以免造成气胸或损伤肾脏。可灸。艾炷灸或温针灸5~7壮，艾条温灸10~15分钟。

胃脘下俞 wèi wǎn xià shù EX-B3

【归经】经外奇穴

【别名】胃管下俞、胃下俞、胰俞、膵俞、下廉。

【定位】在背部，当第8胸椎棘突下，旁开1.5寸。

【功效】健脾和胃，理气止痛。

【主治】胃痛，腹痛，胸胁痛，消渴，胰腺炎，呕吐，咽喉干燥，腹痛呕逆，肋间神经痛等。

【操作】针向脊柱方向斜刺0.3~0.5寸，局部有酸胀感，或沿肋间传至前胸部。注意：胃脘下俞穴深部是胸膜和肺脏，针刺时不可直刺过深。可灸。

温溜 wēn liu LI7　郄穴

【归经】手阳明大肠经。

【别名】逆注、蛇头、池头。

【定位】侧腕屈肘，在胶臂背面桡侧，当阳溪穴与曲池穴的连线上，腕横纹上5寸处。

【功效】清热消肿，调理肠胃。

【主治】头痛，面肿，咽喉肿痛，肠鸣腹痛，肩背酸痛等。

【操作】直刺0.5~1寸；可灸。

五处 wǔ chù BL 5

【归经】足太阳膀胱经。

【定位】前正中线旁开1.5寸，入发际0.5寸。

【功效】散风清热。

【主治】头痛，目眩，目视不明，癫痫等。

【操作】平刺0.5~0.8寸。

维道 wéi dào GB28 足少阳、带脉的交会穴

【归经】足少阳胆经。

【别名】外枢。

【定位】在侧腹部，当髂前上棘的前下方，五枢前下0.5寸。

【功效】调理冲任，利水止痛，理肠化滞，束调带脉。

【主治】少腹痛，带下，阴挺，腰腿痛，呕吐，不思饮食，水肿，疝气，月经不调，便秘，肠痈。

【操作】直刺1~1.5寸，局部有胀重感。深刺可及子宫圆韧带治疗子宫下垂，局部酸胀可扩散至小腹和外阴部。可灸。艾炷灸或温针灸3~5壮，艾条灸10~20分钟。

X

下关 xià guān ST7 足阳明、少阳交会穴

【归经】足阳明胃经。

【别名】下手、下臂、下砂。

【定位】在面部耳前方，当颧弓与下颌切迹所形成的凹陷中。

【功效】消肿止痛，聪耳通络，疏风活络、开窍益智。

【主治】口眼㖞斜、牙车脱臼、耳鸣耳聋、聤耳以及三叉神经痛、颞颌关节炎、咬肌痉挛、齿神经痛等。

【操作】直刺0.5~1.2寸。注意：不能深刺，以免刺伤脑膜中动脉，引起出血。治疗颞颌关节不利用"齐刺"法。可灸。温针灸3~5壮，艾条灸10~20分钟或药物天灸。

下脘 xià wǎn RN10 任脉、足太阴经交会穴

【归经】属任脉。

【别名】下管，幽门。

【定位】在上腹部，前正中线上，当脐中上2寸。

【功效】健脾和胃，消积化滞，降逆止呕。

【主治】腹痛，腹胀，食谷不化，呕吐，泄泻，虚肿，消瘦。

【操作】直刺1.0~2.0寸。局部酸胀。可灸。艾炷灸5~7壮；或艾条灸10~20分钟。

下巨虚　xià jù xū ST39　小肠下合穴

【归经】足阳明胃经。

【别名】巨虚下廉、下廉。

【定位】在小腿前外侧，当犊鼻下9寸，距胫骨前缘一横指（中指）。

【功效】理气通腑，宁神镇惊。

【主治】小腹痛，腰脊痛引睾丸，泄泻，痢疾，乳痈，下肢痿痹。

【操作】直刺1.0~0.5寸；可灸。

小海　xiǎo hǎi SI8　合穴

【归经】手太阳小肠经。

【定位】在肘内侧，当尺骨鹰嘴与肱骨内上髁之间的凹陷处。

【功效】清热祛风，疏肝安神。

【主治】肘臂疼痛，癫痫，耳鸣，耳聋，头痛，目眩等。

【操作】直刺0.3~0.5寸；可灸。

消泺　xiāo luò TE12

【归经】手少阳三焦经。

【定位】在臂外侧，肘尖（EX-UEl）与肩峰角连线上，肘尖上5寸，当清冷渊与臑会连线的中点处。

【功效】清热安神，活络止痛。

【主治】头痛，偏头痛，头晕，齿痛，颈项痛，臂痛，背部肿痛，颈椎病，肩背痛。

【操作】直刺0.8~1.2寸，局部有酸胀感。可灸。艾炷灸或温针灸3~5壮，艾条灸5~10分钟。

膝关　xī guān LR7

【归经】足厥阴肝经。

【别名】膝开。

【定位】在小腿内侧，当胫骨内上髁的后下方，阴陵泉后1寸，腓肠肌内侧头的上部。

【功效】散风祛湿，宣痹通络，疏通关节。

【主治】膝髌肿痛、下肢痿痹。

【操作】直刺1~1.5寸，局部有酸胀感。可灸。艾炷灸3~5壮；或艾条灸5~10分钟。

郄门　xī mén PC4　郄穴

【归经】手厥阴心包经。

【别名】掌后。

【定位】在前臂掌侧，腕横纹上5寸，当曲泽穴与大陵穴的连线上。掌长肌腱与桡侧腕屈肌腱之间。

【功效】清心理气，宽胸止咳，凉血止血。

【主治】心痛，心悸，心烦，癫痫，呕血，咳血等。

【操作】直刺0.5~1.0寸；可灸。

侠溪　xiá xī GB43　荥穴

【归经】足少阳胆经。

【定位】在足背外侧，当第4、5趾间，趾蹼缘后方赤白肉际处。

【功效】平肝息风，消肿止痛。

【主治】头痛，眩晕，目赤肿痛，耳鸣，耳聋，颊肿；胸胁疼痛，膝股痛，足跗肿痛；热病，乳痈。脑卒中，高血压，下肢麻痹。

【操作】直刺或斜刺0.3~0.5寸，局部有酸胀感。可灸。艾炷灸或温针灸3~5壮，艾条灸5~10分钟。

囟会　xīn huì DU22

【归经】督脉。

【定位】在头部，当前发际正中直上2寸（百会前3寸）。

【功效】安神醒脑，清热消肿。

【主治】头痛，眩晕，鼻渊，鼻衄，癫痫，惊悸，嗜睡，记忆力减退等。

【操作】平刺0.3~0.5寸；可灸。

心俞　xīn shū BL15　心背俞穴

【归经】足太阳膀胱经。

【定位】在背部，当第5胸椎棘突下，旁开1.5寸。

【功效】宽胸理气，通络安神。

【主治】心痛，心悸，心烦，失眠，健忘，梦遗，癫狂痫，咳嗽，吐血，盗汗等。

【操作】向棘突或向下斜刺0.5~0.8寸；可灸。

兴奋 xīng fèn EX-HN23

【归经】经外奇穴。

【定位】乳突后上缘，安眠斜上0.5寸。

【功效】醒脑提神。

【主治】嗜睡，肢体无力等。

【操作】直刺1.5~2寸。

行间 xíng jiān LR2　荥穴

【归经】足厥阴肝经。

【定位】在足背侧，当第1、2趾间，趾蹼缘的后方赤白肉际处。

【功效】平肝息风，宁心安神。

【主治】头痛，目眩，目赤肿痛，口喝，月经过多，崩漏，痛经，经闭。带下，疝气，小便不利，尿痛，中风，癫痫，胁肋疼痛，急躁易怒，黄疸等。

【操作】直刺0.5~0.8寸；可灸。

陷谷 xiàn gǔ ST43　输穴

【归经】足阳明胃经。

【别名】陷骨。

【定位】在足背，当第2、3跖骨结合部前方凹陷处。

【功效】清热解表，和胃行水，理气止痛。

【主治】目赤肿痛，面浮水肿，下肢瘫痪，足背肿痛，足痿无力。

【操作】直刺0.3~0.5寸；或向上斜刺0.5~1.0寸，局部酸胀，可扩散到足背。艾炷灸3~5壮，艾条灸5~10分钟。

璇玑 xuán jī CV21，RN21

【归经】任脉。

【定位】在胸部，当前正中线上，胸骨上窝中央下1寸。

【功效】宽胸利肺、止咳平喘，清咽利喉。

【主治】咳嗽，气喘，胸痛，咽喉肿痛，胃中积滞。

【操作】平刺0.3~0.5寸，局部沉胀。可灸。艾炷3~5壮；或艾条灸5~10分钟。

悬厘 xuán lí GB6　手足少阳、足阳明交会穴

【归经】足少阳胆经。

【定位】在头部鬓发上，当头维与曲鬓弧形连线的上四分之三与下四分之一交点处。

【功效】疏通经络，清热散风。

【主治】偏头痛，目赤肿痛，，耳鸣，癫痫，目外眦痛，齿痛，面痛等。

【操作】向后平刺0.5~0.8寸。艾条灸5~10分钟。

悬钟 xuán zhōng GB39 八会穴之髓会

【归经】足少阳胆经。

【定位】在小腿外侧，当外踝尖上3寸，腓骨前缘。

【功效】平肝息风，益肾壮骨，通经活络。

【主治】颈项强痛，偏头痛，咽喉肿痛，胸胁胀痛，痔疾，便秘，下肢痿痹，脚气等。

【操作】直刺0.8~1寸；可灸。

Y

哑门 yǎ mén DU15 督脉、阳维脉的交会穴

【归经】督脉。

【别名】舌厌、舌横、喑门、横舌、舌根、舌肿。

【定位】在项部，当后发际正中直上0.5寸，第1颈椎下。

【功效】散风息风，开窍醒神。

【主治】暴喑，舌强不语，头痛，项强，中风，聋哑，癫狂痫等

【操作】伏案正坐位。使头微前倾，项肌放松，向下颌方向缓慢刺入0.5~1寸，不宜向前上方深刺，以免误伤延髓；可灸。

【备注】针刺哑门、风府穴可以使血液凝固程度显著降低（$P<0.01$），纤溶系统活性增强，使纤维蛋白原含量减少，有利于脑出血部位的血块溶解，吸收。

以哑门为主穴治疗假性延髓性麻痹疗效优于维生素类药物。

腰奇 yāo qí EX-B8

【归经】经外奇穴。

【定位】在骶部，当尾骨端直上2寸，骶角之间凹陷处。

【功效】镇痉止痛，宁神通便。

【主治】便秘，癫痫，头痛，失眠等。

【操作】向上平刺1~1.5寸；可灸。

腰俞 yāo shū GV2

【归经】督脉。

【别名】背鲜、髓空、腰户、腰柱、髓俞、背解、髓孔、腰注。

【定位】在骶部，当后正中线上，适对骶管裂孔。

【功效】强腰脊、理下焦、调经清热、散寒除湿。

【主治】腰脊疼痛，下肢痿痹，月经不调，脱肛，便秘，尿血，足清冷麻木，痔疮，癫痫。

【操作】向上斜刺0.5~1寸，局部酸胀，可扩散至腰骶部。艾炷灸3~7壮；或艾条灸5~15分钟。

腰阳关　yāo yáng guān GV3

【归经】督脉。

【别名】脊阳关，背阳关。

【定位】在腰部，当后正中线上，第4腰椎棘突下凹陷中。两髂嵴最高点连线的中点下方凹陷处。

【功效】祛寒除湿，舒筋活络。

【主治】腰骶疼痛，下肢痿痹，月经不调，赤白带下，遗精，阳痿，便血，类风湿病，小儿麻痹，盆腔炎等。

【操作】直刺或斜刺0.5~1.0寸，局部酸胀，深刺时可有麻电感向两下肢放散。注意：刺椎间腧穴有麻电感时应立即拔针或停止深刺。可灸。艾炷灸3~7壮；或艾条灸5~15分钟。

阳交　yáng jiāo GB35　阳维脉郄穴

【归经】足少阳胆经。

【别名】别阳、足髎。

【定位】在小腿外侧，当外踝尖上7寸，腓骨后缘。

【功效】疏肝利胆，安神定惊。

【主治】胸胁胀满，下肢痿痹，癫狂等。

【操作】直刺1~1.5寸，可灸。

阳溪　yáng xī LI5　经穴

【归经】手阳明大肠经。

【别名】中魁。

【定位】在腕背横纹桡侧，当拇指翘起时，拇短伸肌腱与拇长伸肌腱之间的凹陷中。

【功效】清热散风，明目利咽。

【主治】头痛，目赤肿痛，齿痛，咽喉肿痛，手腕痛等。

【操作】直刺0.5~0.8寸；可灸。

阳陵泉 *yáng líng quán* GB34　合穴，下合穴，八会穴之筋会

【归经】足少阳胆经

【别名】阳之陵泉，阳陵。

【定位】在小腿外侧，当腓骨头前下方凹陷处。

【功效】疏肝利胆、和解少阳、清热利湿、祛风散邪、舒筋活络、缓急止痛。

【主治】黄疸，口苦，呕吐，便秘，胁肋疼痛；肩痛，下肢痿痹，膝髌肿痛，脚气；小儿惊风；半身不遂。

【操作】直刺1~1.5寸，局部酸胀感明显，或向下肢远端放散。可灸。艾炷灸或温针灸5~7壮，艾条灸10~20分钟。

阳辅 *yáng fǔ* GB38　经穴

【归经】足少阳胆经。

【别名】分肉、绝骨。

【定位】在小腿外侧，当外踝尖上4寸，腓骨前缘稍前方。

【功效】清热散风，疏通经络，疏肝调气。

【主治】偏头痛、目外眦痛、咽喉肿痛、腋下肿痛，胸胁胀痛、脚气、下肢痿痹、半身不遂，恶寒发热。

【操作】直刺0.8~1.2寸，局部有酸胀感。可灸。艾炷灸或温针灸3~5壮，艾条灸10~20分钟。

阳池 *yáng chí* TE4　原穴

【归经】手少阳三焦经。

【别名】别阳。

【定位】在腕背横纹中，当指伸肌腱的尺侧缘凹陷处。

【功效】清热通络，通调三焦，益阴增液。

【主治】头痛，项强，耳聋，口干，喉痹，臂肘疼痛不能举，腕痛无力或红肿不可屈伸，手腕折伤，前臂及肘部疼痛，肩痛，颈痛，消渴，目赤肿痛，烦闷，热病无汗，疟病寒热。

【操作】直刺0.3~0.5寸，深刺可透大陵，局部有酸胀感，可扩散至中指；或向左、右平刺0.5~1.0寸，针感可扩散至整个腕关节，可治腕关节疾病。可灸。艾炷灸或温针灸3~5壮，艾条灸5~10分钟。不宜瘢痕灸。

养老 yǎng lǎo SI6　郄穴

【归经】手太阳小肠经。

【定位】以手掌面向胸，当尺骨茎突桡侧骨缝凹陷中，在尺骨背面，尺骨茎突上方，尺侧腕伸肌腱和小指固有伸肌腱之间。

【功效】充养阳气、清头明目，舒筋活络。

【主治】目视不明，头痛，面痛，肩、背、肘、臂酸痛，腰痛，项强。

【操作】以掌心向胸姿势，直刺或向上斜刺0.5~0.8寸，手腕有酸麻感，可向肩肘放散。凡用本穴，补多泻少。可灸。艾炷灸3~5壮，艾条灸10~20分钟。宜多灸。

液门　yè mén SJ2　荥穴

【归经】手少阳三焦经。

【定位】在手背部，第4、5指间，指蹼缘后赤白肉际处。

【功效】清头聪耳，和解表里。

【主治】头痛，目赤，耳聋，咽喉肿痛，不得眠等。

【操作】直刺0.3~0.5寸；可灸。

翳风　yī fēng SJ17

【归经】手少胆三焦经。

【定位】乳突前下方，平耳垂后下缘的凹陷中。

【功效】散风活络，聪耳消肿。

【主治】耳鸣，耳聋，口㖞，牙关紧闭，齿痛，呃逆，瘰疬，颊肿等。

【操作】直刺0.8~1寸；可灸。

翳明　yì míng EX–HN13

【归经】经外奇穴。

【定位】在项部，当翳风后1寸。

【功效】息风宁神，退翳明目。

【主治】目疾，眩晕，耳鸣，失眠，头痛等。

【操作】直刺0.5~1.0寸；可灸。

意舍　yì shě BL49

【归经】足太阳膀胱经。

【定位】在背部，当第11胸椎棘突下，旁开3寸。

【功效】健脾利湿，和中利胆。

【主治】腹胀，肠鸣，泄泻，呕吐食不下等。

【操作】斜刺0.5~0.8寸；可灸。

胰俞 yí shù EX-B5

【归经】经外奇穴。

【别名】胃管下俞、胃下俞、胰俞、膵俞。

【定位】在足太阳膀胱经循行路线上，定位在足太阳膀胱经第8胸椎棘突下旁开1.5寸处，膈俞穴与肝俞穴之间。

【功效】疏肝利胆，活血化瘀，养胰健脾，调和肠胃

【主治】胃脘痛，呃逆，口苦咽干，大便不调，多饮多尿，消食，盗汗遗精，肢体无力，肌肉酸楚。消渴，胰腺炎。

【操作】向椎体方向斜刺1~1.5寸。注意：胃脘下俞穴深部是胸膜和肺脏，针刺时不可直刺过深。可灸。

阴陵泉 yīn líng quán SP9　合穴

【归经】足太阴脾经。

【定位】在小腿内侧，当胫骨内侧髁后下方凹陷处。

【功效】健脾渗湿，益肾固精。

【主治】腹胀，泄泻，水肿，黄疸，小便不利或失禁，阴茎痛，遗精，妇人阴痛，带下，膝痛等。

【操作】直刺1.0~2.0寸；可灸。

阴包 yīn bāo LR9

【归经】足厥阴肝经。

【别名】阴胞。

【定位】在大腿内侧，当股骨内上髁上4寸，股内肌与缝匠肌之间。

【功效】调经止痛，利尿通淋。

【主治】小便不利，少腹疼痛，遗尿，癃闭，月经不调，两股生疮，腹痛，腰骶痛引小腹，腿痛，骶髂关节炎，腰肌劳损等。

【操作】直刺1.0~2.0寸，局部有酸胀感，或向周围放散。可灸。艾炷灸3~5壮，艾条灸10~20分钟。

阴谷 yīn gǔ KI10　合穴

【归经】足少阴肾经。

【定位】正坐微屈膝，在腘窝内侧，当半腱肌与半膜肌腱之间。

【功效】益肾兴阳，调理月经。

【主治】阳痿，疝气，崩漏，癫狂，膝股痛等。

【操作】直刺0.8~1.5寸；可灸。

阴市 yīn shì ST33

【归经】足阳明胃经。

【别名】阴鼎。

【定位】在大腿前面，当髂前上棘与髌底外侧端的连线上，髌底上3寸。股直肌肌腱外侧缘。

【功效】温经散寒，理气止痛，疏风通络。

【主治】膝关节痛、下肢伸屈不利、腰痛、下肢不遂、腹胀、腹痛。

【操作】直刺1~1.5寸，局部有酸胀感，可扩散至膝关节周围。艾炷灸或温针灸3~5壮，艾条灸10~20分钟。

【备注】《灵光赋》：两足拘挛觅阴市。

阴郄 yīn xī HT6　郄穴

【归经】手少阴心经。

【别名】少阴郄、手少阴郄、石宫。

【定位】仰掌，在前臂掌侧，当尺侧腕屈肌腱的桡侧缘，腕横纹上0.5寸。

【功效】宁心养血，安神固表。

【主治】心痛，心烦，心悸，健忘，失眠，神经衰弱等。

【操作】直刺0.3~0.5寸；可灸。

隐白 yǐn bái SP1　井穴

【归经】足太阴脾经。

【别名】鬼垒、鬼眼、阴白。

【定位】仰卧或正坐平放足底。在足趾末节内侧，距趾甲角0.1寸。

【功效】健脾宁神，调经统血。

【主治】月经过多，崩漏，尿血，便血，腹胀，多梦，梦魇，烦心善悲，昏厥，惊风等。

【操作】浅刺刺0.1~0.2寸，或用三棱针点刺出血；可灸。

印堂 yìn táng EX-HN3

【归经】经外奇穴。

【别名】曲眉。

【定位】在额部，当两眉头之中间。

【功效】镇痉清神，明目通鼻。

【主治】头痛，眩晕，失眠，神经衰弱，鼻塞，鼻渊，鼻衄，眉棱骨痛，目痛等。

【操作】提捏进针，向下平刺0.3~0.5寸，或用三棱针点刺出血；可灸。

【备注】《玉龙赋》："印堂治其惊搐。"

膺窗 yīng chuāng ST16

【归经】足阳明胃经。

【定位】在胸部，当第3肋间隙，距前正中线4寸。

【功效】宽胸理气，消痈止痛，止咳宁嗽，消肿清热。

【主治】咳嗽，气喘，气短，胸胁胀满；乳痈，乳癖。

【操作】沿肋间隙向外斜刺0.5~0.8寸。注意：不可深刺，以防引起气胸。可灸。艾炷灸3~5壮，艾条灸5~10分钟。

殷门 yīn mén BL37

【归经】足太阳膀胱经。

【定位】在大腿后面，当承扶与委中的连线上，承扶下6寸。

【功效】舒筋通络，强腰膝。

【主治】臀股麻木，腰脊疼痛，以及急性腰部扭挫伤，坐骨神经痛，下肢麻痹或瘫痪等。

【操作】直刺1~2寸，局部有酸胀感，可有触电感传导至足跟。可灸。艾炷灸或温针灸5~7壮，艾条温灸10~15分钟。

迎香 yíng xiāng LI20　手、足阳明交会穴。

【归经】手阳明大肠经。

【别名】冲阳。

【定位】在鼻翼外缘中点旁，当鼻唇沟中。

【功效】祛风通窍，理气止痛。

【主治】鼻塞不通，口眼㖞斜，鼻衄，鼻渊，鼻息肉，嗅觉减退，喘息不利，面痒浮肿、胆道蛔虫症，便秘等。

【操作】向鼻根部斜刺0.3~0.5寸。治胆道蛔虫病时应向外上平刺1~1.5寸，透四白穴。禁灸。

涌泉 yǒng quán KI1 井穴

【归经】足少阴肾经。

【别名】地冲、地衢、蹶心。

【定位】蜷足时，在足底二、三趾缝纹头端与足跟连线的前1/3与后2/3交点上。

【功效】益肾调便，平肝息风。

【主治】顶心头痛，眩晕，昏厥，失眠，癫狂，便秘，小便不利，咽喉肿痛，舌干，失音，足心热等。

【操作】直刺0.5~1.0寸；可灸。

鱼际 yú jì LU10 荥穴

【归经】手太阴肺经。

【定位】在手拇指本节（第1掌指关节）后凹陷处，约当第1掌骨中点桡侧，赤白肉际处。

【功效】清肺热、利咽喉。

【主治】咳嗽、哮喘、咳血、发热、咽喉肿痛、失音、掌中热。

【操作】直刺0.3~0.5寸，局部胀痛；或用三棱针点刺出血或挑刺。可灸。艾炷灸1~3壮；或艾条灸3~5分钟。注意：不宜瘢痕灸。

语门 yǔ mén

【归经】经外奇穴。

【定位】瘫侧舌体肌层顺舌下静脉走行。

【功效】开窍。

【主治】中风失语。

【操作】让病人张口，医生用左手将病人舌头牵出唇外，右手用28号3寸针在距舌尖约1cm处沿瘫侧舌体肌层，顺舌静脉走行方向，由舌尖向舌根平刺，平补平泻，当病人有气感或用力拽舌或喊啊字时出针即可。

玉堂 yù táng RN18

【归经】任脉。

【别名】玉英。

【定位】在胸部，当前正中线上，平第3肋间。

【功效】宽胸止痛，止咳平喘，降逆止呕。

【主治】咳嗽、气喘、胸痛、胸闷，呕吐。

【操作】向下平刺0.3~0.5寸，局部沉胀。可灸。艾炷灸3~5壮，或艾条灸5~15分钟。

玉枕　yù zhěn BL9

【归经】足太阳膀胱经。

【定位】后发际正中直上2.5寸，旁开1.3寸。

【功效】祛风通窍，明目。

【主治】头项痛，目痛，目视不明，鼻塞等。

【操作】平刺0.3~0.5寸；可灸。

Z

章门　zhāng mén LR13　脏会，脾募穴，足厥阴、足少阳经交会穴

【归经】足厥阴肝经。

【别名】脾募。

【定位】在侧腹部，当十一肋游离端的下方。

【功效】健脾消胀，和胃利胆。

【主治】腹胀，泄泻，痞块，胁痛，黄疸等。

【操作】斜刺0.8~1.0寸；可灸。

照海　zhào hǎi KI5　八脉交会穴，通阴跷脉

【归经】足少阴肾经。

【定位】在足内侧，正坐平放足底，足内踝尖下方凹陷处。

【功效】调阴宁神，通调二阴。

【主治】月经不调，痛经，带下，阴挺，阴痒，小便频数，癃闭，咽喉干痛，目赤肿痛，痫证，失眠等。

【操作】直刺0.5~0.8寸；可灸。

【备注】现代文献报道，针刺本穴对中风失语、不寐、嗜睡等病有效。

正营　zhèng yíng GB17　足少阳、阳维脉交会穴

【归经】足少阳胆经。

【定位】在头部，当前发际上2.5寸，头正中线旁开2.25寸。

【功效】平肝息风，活络止痛。

【主治】头痛，眩晕，项强，齿痛，唇吻急强等。

【操作】平刺0.5~0.8寸；可灸。

支沟 *zhī gōu* SJ6　　经穴

【归经】手少阳三焦经。

【定位】在前臂背侧，当阳池穴与肘尖的连线上，腕背横纹上3寸，尺骨与桡骨之间。

【功效】聪耳利胁，降逆润肠。

【主治】便秘，热病，胁肋痛，落枕，耳鸣，耳聋，暴喑等。

【操作】直刺0.5~1寸；可灸。

支正 *zhī zhèng* SI7　　络穴

【归经】手太阳小肠经。

【定位】在前臂背面尺侧，当阳谷与小海的连线上，腕背横纹上5寸。

【功效】清热解表，疏肝宁神。

【主治】头痛，目眩，好笑善忘，癫狂，惊恐悲愁；神经衰弱，神经性头痛，精神病等。

【操作】直刺0.3~0.5寸；可灸。

志室 *zhì shì* BL52

【归经】足太阳膀胱经。

【定位】在腰部，当第二腰椎棘突下，旁开3寸。

【功效】交通心肾，安神固精。

【主治】遗精，阳痿，遗尿，小便不利，水肿，月经不调，腰脊强痛，癫狂痫证等。

【操作】直刺0.5~1.0寸；可灸。

至阳 *zhì yáng* DU9

【归经】督脉。

【定位】在背部，当后正中线上，第七胸椎棘突下凹陷中。两肩胛下角连线的中点处。

【功效】宽胸利膈。

【主治】胸闷，心悸，黄疸，胸胁胀痛，身热，咳嗽，气喘，胃痛，脊背强痛等。

【操作】直刺0.5~1.0寸；可灸。

至阴 *zhì yīn* BL67　　井穴

【归经】足太阳膀胱经。

【别名】独阴。

【定位】在足小趾末节外侧，距趾甲角0.1寸（指寸）。

【功效】疏通经络、调整阴阳、清利头目、矫正胎位。

【主治】头痛，眩晕，目翳，鼻衄，耳鸣耳聋，项背疼痛，胸胁痛，膝肿，转筋，小便不利，疝气，失精，皮肤瘙痒，胎位不正。

【操作】针刺0.1~0.2寸；或点刺出血。可灸。艾炷灸3~7壮；或艾条灸10~15分钟。

秩边 zhì biān BL54

【归经】足太阳膀胱经。

【定位】在臀部，平第4骶后孔，骶正中嵴旁开3寸。

【功效】舒筋活络，强壮腰膝，调理下焦。

【主治】腰骶疼痛，下肢痿痹，阴肿疼痛，二便不利，痔肿，遗精白浊等。

【操作】直刺1.5~3寸，局部酸胀，有麻电感向下肢放散，用以治疗下肢痿痹，坐骨神经痛等；斜刺2.5~4寸，针尖向前阴方向呈80°角，针感向少腹及前阴方向放散，治疗前阴及少腹疾病；艾炷灸或温针灸7~9壮，艾条灸10~20分钟。

紫宫 zǐ gōng RN19

【归经】任脉。

【定位】在胸部，当前正中线上，平第2肋间。

【功效】宽胸理气，止咳平喘，清利咽喉。

【主治】咳嗽，气喘，胸闷，胸痛，胸胁支满；呕吐，吐血，食不下；心烦，呕吐，两乳肿痛。

【操作】平刺0.3~0.5寸，局部沉胀。可灸。艾炷灸3~5壮；或艾条灸5~10分钟。

中冲 zhōng chōng PC9　井穴

【归经】手厥阴心包经。

【定位】在手中指末节尖端中央。

【功效】苏厥开窍，清心泄热。

【主治】中风昏迷，心痛，心烦，中暑、热病汗不出，目赤；舌强不语、舌下肿痛等。

【操作】直刺0.1~0.2寸，或三棱针点刺出血。可灸。艾炷灸1~3壮；或艾条灸5~10分钟。注意：孕妇禁用。

中府 zhōng fǔ LU1　募穴，手、足太阴交会穴

【归经】属手太阴肺经。

【别名】膺俞、膺中俞、府中俞、膺中外俞、肺募。

【定位】在胸前壁的外上方，云门下1寸，平第1肋间隙，距前正中线6寸。

【功效】止咳平喘，清泻肺热，健脾补气。

【主治】咳嗽、气喘、胸中胀闷、胸痛、肩背痛。

【操作】向外斜刺或平刺0.5~0.8寸，局部有酸胀感，可向前胸及上肢放散。注意：不可向内深刺，以免伤及肺脏造成气胸。深刺进入腋窝内，应注意向外避开臂丛神经及腋动、静脉。可灸。艾炷灸3~5壮；或艾条灸5~10分钟。

中膂俞 *zhōng lǚ shù* BL29

【归经】足太阳膀胱经。

【别名】中膂、中膂内俞、脊内俞、旋俞、中胂俞。

【定位】在骶部，当骶正中嵴旁1.5寸，平第3骶后孔。

【功效】益肾温阳，调理下焦。

【主治】腰骶疼痛、痉痉反折、胁痛腹胀、疝痛、赤白痢疾、肾虚消渴等。

【操作】直刺0.8~1.2寸。注意：中膂俞针前排空小便，针刺宜缓慢，以免刺伤膀胱。艾炷灸或温针灸5~7壮，艾条温灸10~15分钟。

中魁 *zhōng kuí* EX-UE4

【归经】经外奇穴。

【定位】握拳，掌心向上。在中指背侧近侧指间关节的中点处。

【功效】和胃降逆，止呕。

【主治】噎膈，反胃，呕吐，食欲不振，呃逆，鼻衄，牙痛，白癜风等。

【操作】直刺0.2~0.3寸。宜灸。艾炷灸5~7壮。

中泉 *zhōng quán* EX-UE3

【归经】经外奇穴。

【别名】池泉、腕痛点。

【定位】伏掌。在腕背侧横纹中，当指总伸肌腱桡侧的凹陷处。

【功效】宽胸理气，和胃止痛。

【主治】胸胁胀痛，咳嗽，气喘，心痛；胃脘疼痛；掌中热。

【操作】直刺0.3~0.5寸，可灸。

中脘 *zhōng wǎn* RN12　胃募穴，腑会，任脉、手太阳、足阳明经交会穴

【归经】任脉。

【别名】胃脘、太仓、上纪、胃管、中管。

【定位】在上腹部，前正中线上，当脐中上4寸。

【功效】和胃健脾，通降腑气。

【主治】胃痛，呕吐，吞酸，腹胀，食不化，泄泻，黄疸，咳喘痰多，失眠，脏躁，癫痫等。

【操作】直刺1.0~1.5寸；可灸。

中极 zhōng jí RN3　膀胱募穴，任脉、足三阴经交会穴

【归经】任脉。

【别名】气原、玉泉、膀胱募。

【定位】在下腹部，前正中线上，当脐下4寸。

【功效】益肾兴阳，调经止带。

【主治】癃闭，遗尿，尿频，月经不调，带下，痛经，崩漏，阴挺，遗精，阳痿，疝气等。

【操作】直刺1.0~1.5寸，向下斜刺，需在排尿后进行针刺。可灸。

中封 zhōng fēng LR4　经穴

【归经】足厥阴肝经。

【别名】悬泉，垂泉。

【定位】在足背侧，当足内踝前，商丘与解溪连线之间，胫骨前肌腱的内侧凹陷处。

【功效】清泄肝胆，通利下焦，舒筋通络。

【主治】下肢痿痹，足踝肿痛；疝气，腹痛，小便不利，遗精。

【操作】直刺0.5~0.8寸，局部有酸胀感，可向足背放散。可灸。艾炷灸或温针灸3~5壮，艾条灸5~10分钟。

中渚 zhōng zhǔ TE3　输穴

【归经】手少阳三焦经。

【别名】中注，下都。

【定位】在手背部，当环指本节（掌指关节）的后方，第4、5掌骨间凹陷处。

【功效】清热通络，开窍益聪。

【主治】头痛、目赤、耳鸣、耳聋、喉痹、热病、消渴，手指不能屈伸，肘臂肩背疼痛。

【操作】直刺0.3~0.5寸，局部有酸胀感，或有麻电感向指端放散；若向上斜刺，酸胀感可向腕部扩散。艾炷灸或温针灸3~5壮，艾条灸5~10分钟。

肘髎 zhǒu liáo LI12

【归经】手阳明大肠经。

【别名】肘尖。

【定位】在臂外侧，屈肘，曲池上方1寸，当肱骨边缘处。

【功效】舒筋活络。

【主治】肩部酸痛，肘部酸痛，臂部酸痛，麻木，挛急，屈伸不利，臂神经痛，肱骨外上髁炎，肘关节周围软组织损伤，瘫痪，嗜卧等。

【操作】直刺0.5~0.8寸，局部有酸胀感，可向前臂放散；艾炷灸或温针灸3~7壮，艾条灸10~20分钟。

足三里 zú sān lǐ ST36　合穴，胃下合穴

【归经】足阳明胃经。

【定位】在小腿前外侧，当犊鼻下3寸，距胫骨前缘一横指（中指）。

【功效】和胃健脾，通腑化痰，升降气机。

【主治】胃痛，呕吐，噎膈，腹胀，腹痛，肠鸣，消化不良，泄泻，便秘，痢疾，乳痈，虚劳羸瘦，咳嗽气喘，失眠，癫狂，心悸气短，膝痛，下肢痿痹，脚气，水肿等。

【操作】直刺1.0~2.0寸；可灸。

【备注】本穴有强壮作用，为保健要穴。温针灸每日1次，可治疗高血压病。

足通谷 zù tōng gǔ BL66　荥穴

【归经】足太阴膀胱经。

【定位】在足外侧，小趾本节（第5跖趾关节）的前方，赤白肉际处。

【功效】祛风清热，宁神通络。

【主治】头痛，癫狂，善惊，精神病等。

【操作】直刺0.2~0.3寸；可灸。

足窍阴 zú qiào yīn GB44　井穴

【归经】足少阳胆经。

【定位】在足第4趾末节外侧，距指甲角0.1寸。

【功效】平肝息风，聪耳明目。

【主治】目赤肿痛，耳鸣，耳聋，咽喉肿痛，头痛，失眠，多梦，胁痛，足跗肿痛，热病等。

【操作】浅刺0.1~0.2寸，或点刺出血；可灸。

图附录-1 头面部腧穴

图附录-2 腰背部腧穴

膻中
鸠尾
巨阙
期门
日月
中脘
建里
商曲
太乙
骨肉门
神阙
天枢
外陵
气海
大巨
关元
中极
大赫
急脉

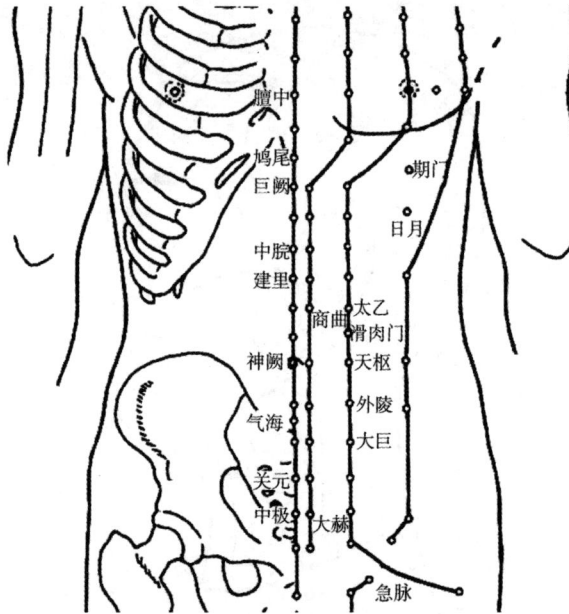

图附录-3 胸腹部腧穴

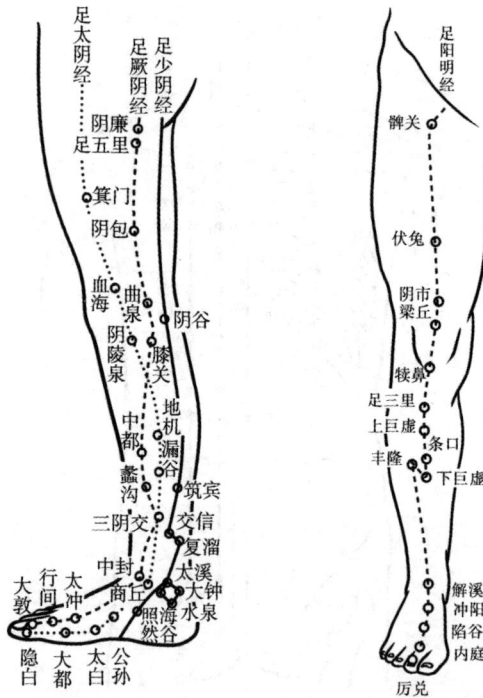

足太阴经
足厥阴经
足少阴经
足阳明经
髀关
阴廉
足五里
伏兔
箕门
阴市
阴包
梁丘
血海
曲泉
阴谷
阴陵泉
膝关
犊鼻
足三里
地机
上巨虚
中都
漏谷
条口
蠡沟
筑宾
丰隆
下巨虚
三阴交
交信
中封
复溜
商丘
太溪
行间
太冲
大钟
解溪
大敦
照海
水泉
冲阳
然谷
陷谷
隐白
大都
太白
公孙
内庭
厉兑

图附录-4　下肢部腧穴（内侧、前面）

足少阳经
环跳
风市
中渎
膝阳关
阳陵泉
阳交 外丘
光明
阳辅
悬钟
丘墟 地五会
足临泣
侠溪 足窍阴

足太阳经
会阳
承扶
殷门
浮郄
委中 委阳
合阳
承筋
承山
飞扬
跗阳 至阴
昆仑 足通谷
束骨
仆参 京骨
金门
申脉

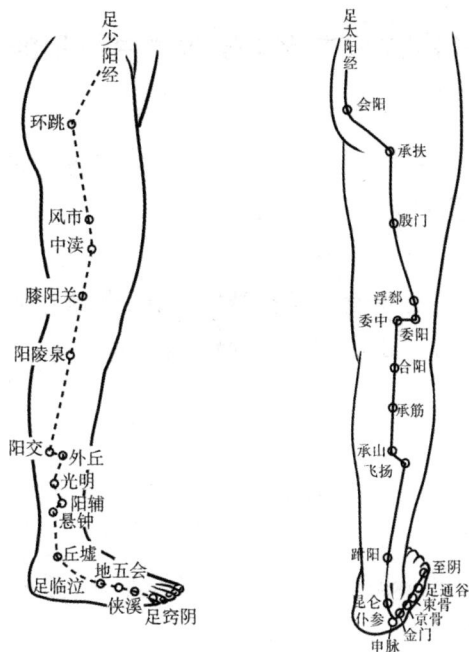

图附录-5 下肢部腧穴（外侧、后面）

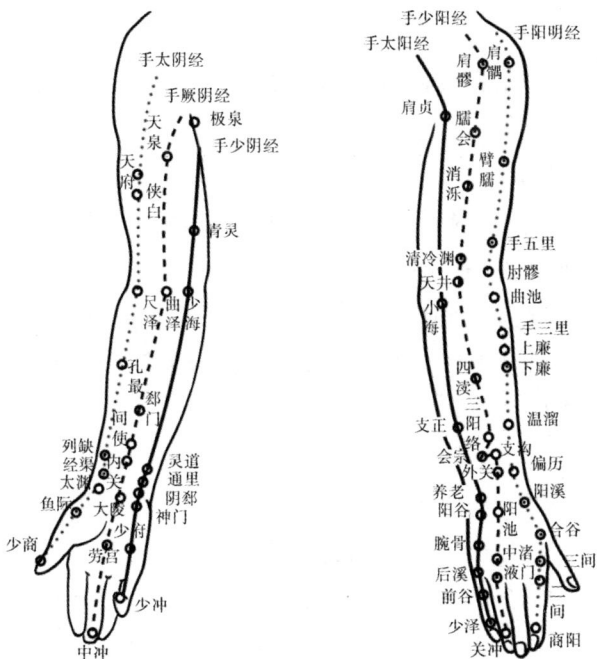

手太阴经
手厥阴经
天泉 极泉
天府 手少阴经
侠白
青灵
尺泽 少海
孔最
郄门
间使 灵道
列缺 内关 通里
经渠 大陵 阴郄
太渊 少府 神门
鱼际 劳宫
少商
中冲 少冲

手少阳经
手太阳经 肩髎 肩髃
肩贞 臑会 臑
消泺 臂臑
手五里
清冷渊 肘髎
天井 曲池
小海 手三里
四渎 上廉
三阳 下廉
支正 络 支沟 温溜
会宗 外关 偏历
养老 阳溪
阳谷 阳池
腕骨 合谷
后溪 中渚 三间
前谷 液门 二间
少泽 关冲 商阳

图附录-6 上肢部腧穴

三、董氏奇穴定位和主治（仅限本书引用的穴位）

三重

【定位】在外踝骨尖上7寸，向前横开1寸。悬钟穴向前1寸为一重，一重向上2寸为二重，二重直上2寸为本穴。

【功效】疏通脑络，祛风化痰。

【主治】偏头痛、三叉神经痛、面神经麻痹、甲状腺肿大、扁桃体炎、偏头痛、痞块、肝病、脑瘤、睡中磨牙、肩臂手腕痛。

【操作】直刺1~2寸。

侧三里

【定位】在膝眼下三寸，向外横开1.5寸，当胫骨前缘。

【功效】通经活络。

【主治】牙痛、面部麻痹、偏头痛、三叉神经痛、手腕扭伤疼痛、足跟痛。

【操作】直刺0.5~1寸。巨刺法。

侧下三里

【定位】在侧三里穴直下2寸。

【功效】通经活络。

【主治】牙痛、面部麻痹、偏头痛、三叉神经痛、手腕扭伤疼痛、脚跟痛。

【操作】直刺0.5~1寸。

肾关（天皇副穴）

【定位】在胫骨头之内侧（去膝关节2.5寸）陷中直下1.5寸。

【功效】健脾和胃，补肾强心。

【主治】胃酸过多，倒食症、眼球歪斜、散光、贫血、胸口闷痛、癫痫病、神经病、肩臂痛、肩关节周围炎、眉棱骨痛、鼻骨痛、头晕、夜尿多尿。

【操作】直刺1~2寸。

灵骨

【定位】在手背拇指与食指叉骨间，第1掌骨与第2掌骨接合处，与重仙穴相通。

【功效】调气，补气，温阳，疏通脑络。

【主治】坐骨神经痛、腰痛、脚痛、面神经麻痹、半身不遂、月经不调、闭经、难产、背痛、肩痛不举、耳鸣耳聋、头晕、偏头痛、痛经、头昏脑涨。

【操作】拳手取穴。直刺0.5~2寸。针健侧。深刺可透过重仙穴。孕妇禁针。

大白（即手阳明大肠经之三间穴）

【定位】在手背面，大指与食指叉骨间陷中，即第1掌骨与第2掌骨中间之凹处。

【功效】清热止痛。

【主治】坐骨神经痛，手背肿痛，目痛，高热，小儿气喘。

【操作】拳手取穴。治坐骨神经痛用1.5寸毫针，直刺0.5~1寸。治高热，小儿气喘用三棱针点刺出血。孕妇禁针。

木火

【定位】在中指背第三节横纹中央。

【功效】强心活血。

【主治】半身不遂。单用治中风后下肢无力，尚能治膝内侧痛及小腿肚酸痛。

【操作】皮下针间向（小指方向）横刺。第1次限用5分钟，5日后限用3分钟，又5日后限用1分钟，时间及次数均不可多用。

足三重（即一重、二重、三重穴）

【定位】悬钟穴向前1寸为一重，一重向上2寸为二重，二重直上2寸为三重穴。

【功效】祛风化痰，软坚散结。

【主治】甲状腺肿大（心脏病引起）、眼球突出、扁桃体炎、面神经麻痹、偏头痛、瘀块、肝病、脑瘤。三针同下，尚可治脾肿大、乳发炎、乳痛、乳房小叶增生。

【操作】直刺1~2寸，三穴同针（即所谓倒马针）。

重子

【定位】虎口下约1寸，即大指掌骨与食指掌骨之间。

【功效】宣肺止咳平喘。

【主治】背痛、肺炎、感冒、咳嗽、气喘。

【操作】手心向上，直刺0.5~1寸。

重仙

【定位】在大指骨与食指骨夹缝间，离虎口两寸，与手背灵骨穴正对相通。

【功效】舒筋活络，宣肺豁痰。

【主治】背痛、颈痛、肩痛、落枕、肺炎、支气管炎、退烧、心跳、膝盖痛、半身不遂、手指拘挛。

【操作】用1.5寸毫针，直刺1寸。

曲陵（手太阴肺经之尺泽）

【定位】在肘窝横纹上，试摸有一大筋，在筋之外侧。

【功效】宣肺止咳平喘，舒筋活络。

【主治】抽筋、阳霍乱、气喘、肘关节炎、心悸、胸闷、胸痛、肩痹痛。

【操作】平手取穴，肘伸屈时有一大凹陷处是穴，直刺0.5~1.5寸。或点刺放血。

搏球

【定位】在足后跟筋中央上距足底10寸。即腓肠肌之下缘，承山穴下1.5寸。

【功效】益肾舒筋，缓急止痛。

【主治】腿转筋、霍乱、便秘、胃痉挛、腰酸背痛、鼻出血。

【操作】直刺1~2寸。

中九里（即足少阳胆经之风市穴）

【定位】在大腿外侧中央线之中点。

【功效】镇定镇痛，疏风祛邪。

【主治】背痛、腰痛、腰脊椎骨痛、半身不遂、神经麻痹、脖颈痛、头晕、眼胀、手麻、臂麻、腿痛、耳鸣、风疹瘙痒。

【操作】直刺1~2寸。

驷马中穴

【定位】直立、两手下垂，中指尖所至之处向前横开3寸。

【功效】祛风活络，活血止痛。

【主治】肋痛、背痛、腰痛、坐骨神经痛、鼻炎、耳鸣耳聋、面神经麻痹目赤、哮喘、乳房疼、半身不遂、牛皮癣、皮肤病，下肢扭伤。

【操作】直刺0.8~2.5寸。

四花外穴

【定位】在四花中穴（膝眼下3寸、胫骨外廉为四花上穴，即足三里穴，再直下4.5寸为四花中穴）向外横开1.5寸。

【功效】疏理中焦，通经活络。

【主治】急性肠胃炎、牙痛、偏头痛、面神经麻痹、肋膜痛、高血压、肩臂痛、耳痛。

【操作】直刺1~1.5寸。三棱针点刺出血。

下三皇（天皇穴、人皇穴、地皇穴三穴共称）

【定位】天皇穴：当膝胫骨内侧下缘直下1寸处，即阴陵泉穴直下1寸处是穴；人皇穴：在胫骨之内侧前缘，内踝骨上缘3.5寸处，即三阴交穴上0.5处是穴；地皇穴：即人皇穴直上四寸是穴。

【功效】益肾固元，通利下焦，和胃降逆。

【主治】阳痿、早泄、遗精、梦遗、肾炎蛋白尿、四肢浮肿肾亏之腰痛。急慢性肾脏炎、肾衰尿毒症。淋病、膀胱炎、小便出血、糖尿病。胃酸过多，胃食管反流，反胃（倒食症）、呃逆。

【操作】直刺0.5~1.5寸。孕妇禁针。

驷马

【定位】大腿外侧正中线，髌骨上缘七寸处内开三寸五分（即胆经风市穴），或直立时手臂下垂，中指尖前开三寸五分是穴，其上下二寸处各一穴点，计三穴点。

【功效】祛风活络，调气血，强筋骨。

【主治】胁痛、背痛、腰痛、肺虚、肺病、胸部外伤、鼻炎、耳聋、耳鸣、耳炎、面神经麻痹、结膜炎、哮喘、半身不遂、牛皮癣、青春痘、乳房疼痛、下肢扭伤等。

【操作】针刺1~1.5寸。

肩中

【定位】当后臂肱骨之外侧，去肩骨缝2.5寸，肩臂三角肌中央。

【功效】舒筋活血。

【主治】膝盖痛，肩痛，颈项皮肤病，半身不遂，血管硬化，鼻出血，心悸。

【操作】直刺0.5~1寸。肩痛用巨刺法，左肩痛扎右穴，右肩痛扎左穴。

正会（即督脉之百会）

【定位】在头顶之正中央。

【功效】平肝潜阳，益气升阳，疏通全身经络。

【主治】四肢颤抖、各种风证、身体虚弱、眼斜嘴歪、半身不遂、中风不语。

【操作】直刺0.1~0.3寸，平刺1~1.2寸。